早产儿视网膜病变
——从基础到临床

陆 方 主编

科学出版社

北京

内 容 简 介

本书共 10 章，全面介绍了早产儿视网膜病变的相关知识，涵盖了早产儿视网膜病变的临床表现、分区分期、鉴别诊断、筛查策略及治疗手段。早产儿是一个非常脆弱的群体，对于早产儿视网膜病变的治疗并非只局限于眼科，需要多科的通力合作，如麻醉科和新生儿科等，同时早产儿护理也非常重要，因此本书也介绍了早产儿视网膜病变治疗过程中麻醉和护理的相关内容。由于不规范氧疗是早产儿视网膜病变的一个主要致病因素，本书对早产儿氧疗的相关知识和用氧规范也作了阐述。

本书内容丰富、图文并茂，可作为各级早产儿眼底病医生、相关麻醉科和新生儿科医护人员的参考用书。

图书在版编目（CIP）数据

早产儿视网膜病变：从基础到临床 / 陆方主编. —北京：科学出版社，
2022.6
　ISBN 978-7-03-072505-9

　Ⅰ. ①早…　Ⅱ. ①陆…　Ⅲ. ①早产儿疾病–视网膜疾病–诊疗–问题解答　Ⅳ. ①R722.6-44

　中国版本图书馆 CIP 数据核字（2022）第 099354 号

责任编辑：戚东桂 / 责任校对：张小霞
责任印制：赵　博 / 封面设计：龙　岩　叶圣旋

科学出版社 出版
北京东黄城根北街 16 号
邮政编码：100717
http://www.sciencep.com
北京建宏印刷有限公司印刷
科学出版社发行　各地新华书店经销
*
2022 年 6 月第　一　版　开本：787×1092　1/16
2025 年 3 月第四次印刷　印张：12
字数：268 000
定价：68.00 元
（如有印装质量问题，我社负责调换）

主 编 简 介

陆方　主任医师，教授，博士研究生导师，耶鲁大学医学院眼科访问副教授，四川大学华西医院眼科副主任。

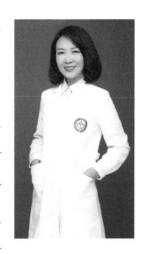

担任中华医学会眼科学分会神经眼科学组委员，中国医师协会眼科医师分会眼底病学组委员，中华医学会儿科学分会眼科学组委员，中国女医师协会眼科专业委员会常委，海峡两岸医药卫生交流协会眼科专业委员会小儿视网膜学组副组长，四川省医学会眼科学专业委员会副主任委员，《中华眼底病杂志》编辑部主任/副总编辑。

从事儿童眼底病临床和科研工作 12 年，负责多个儿童眼底病相关国家自然科学基金项目，教育部、四川省科技厅项目；于国内外期刊发表论文逾 60 篇，其中 SCI 论文 17 篇；参编、参译专著或教材 10 余部。

《早产儿视网膜病变——从基础到临床》
编 写 人 员

主　　编　　陆　方
副 主 编　　陈　果　胡艳玲　陈大鹏
编　　者　　（按姓氏笔画排序）

马尔丽　四川大学华西第二医院
石玉琢　四川大学华西医院
孙小惠　四川大学华西第二医院
杨依柳　四川大学华西医院
李　姣　四川大学华西第二医院
佘凯芩　四川大学华西医院
宋雨桐　四川大学华西医院
张沁月　眉山市妇幼保健院
陆　方　四川大学华西医院
陈　沁　四川大学华西医院
陈　果　四川大学华西第二医院
陈大鹏　四川大学华西第二医院
郑剑桥　四川大学华西第二医院
胡艳玲　四川大学华西第二医院
陶枳言　四川大学华西医院
崔　莹　四川大学华西第二医院
梁莉聪　四川大学华西医院
蔡　莉　四川大学华西第二医院

编写秘书　　陶枳言　四川大学华西医院

前　言

光明代表着美好，向往光明成为人类的一个基本愿望。眼睛是通向光明的唯一窗口，是光明的使者。

人脑具有复杂的结构，是一个真真切切的"黑箱"。在感知觉中，视觉毋庸置疑是很重要的。80%～90%的信息通过视觉输入到中枢神经系统——前脑。前脑为视觉信息的处理提供了优先"地位"，即当其他感觉系统（如前庭或触觉）提供的信息与视觉信息相左时，大脑果断地采纳视觉的"意见"。可以毫不夸张地说，人类文明是建立在高度发达的视觉基础上。家人的笑脸、美丽的鲜花、辽阔的旷野、优美的文字，都需要眼睛去感知。

眼睛，极为精致，以致反进化论者经常以眼睛为例，反驳达尔文的随机突变和自然选择。眼睛有复杂的结构和精巧的工作原理。其实，眼睛并不尽善尽美，人的视网膜是一种颠倒性结构，光进入眼球后要穿过血管、神经节细胞才能抵达感光细胞，这就降低了成像质量；另外，视神经纤维会聚成一束，统一穿过视网膜中层和外层连接中枢神经，视神经处形成了视觉盲点。为了克服这些缺陷，眼进化出微眼动和双眼互补及其相应的中枢神经处理等功能。这些缺陷不仅导致了成像障碍，从而加重了大脑的负担，还会造成一系列疾病，如眼底出血导致阴影和视网膜脱落等。无脊椎动物眼（如章鱼眼）与脊椎动物眼的整体结构相似，但不是"倒装"的。光透过晶状体后，就直接投射到感光细胞上，无须先穿过神经和血管层。章鱼眼的传入神经细胞位于感光细胞的后面，直接连接大脑而无须先穿透视网膜再折返。

眼科医务工作者是站在光明与黑暗之间的卫士，守护着这一缕光明。孩子是祖国的未来，保护好孩子的眼睛就是在守护人类的未来。然而，随着医学的发展，早产儿甚至极早产儿成活率的提升，早产儿视网膜病变（ROP）的发病率也在增加。值得注意的是，ROP在欠发达国家和发达国家的发病率不相伯仲，但背后的原因则各不相同。欠发达国家多是由于早产儿的用氧不规范或氧浓度调控不精准致使不该患病的婴儿患病；发达国家则是因为极早产儿的成活率提高而导致患ROP的风险增加。

随着社会的快速发展，眼科医务工作者将面临越来越多的存活下来的早产儿和极早产儿，而这些孩子在出生后早期就面临ROP风险。ROP不仅会影响孩子的命运，也可能会破坏家庭的和谐，而且一个盲童对社会所产生的经济负担也难以用一个简单的数字来表示。就目前的医学水平而言，一个高危早产儿发生 ROP 的可能性无法完全避免，但是经过严格的检查和及时的治疗，此病对视力的影响却可以避免。因此，正确认识 ROP，及时诊断、随访和治疗意义重大。本书不仅着重讲述 ROP 的发生、发展和治疗，还联合新生儿科、重症医学科和麻醉科等，对于早产儿这一特殊人群所需要的特殊监护和处理进行了全面讲述。

最后，对 ROP 这一疾病的认识进展离不开多学科的努力和贡献，感谢参与本书编写的各位同道，书中不足与欠妥之处，还望各位读者不吝指正。

陆　方

2021 年 12 月 10 日

目　　录

第一章　早产儿视网膜病变总论

第一节　概　　述

早产儿视网膜病变（retinopathy of prematurity，ROP）是一种发生于早产儿或低出生体重儿的增殖性视网膜病变。由于早产儿在出生时视网膜血管尚未完全覆盖视网膜，出生后的血管生长受到氧浓度波动的影响而发生病理改变，轻者可以自行消退，严重时异常的血管生长引起牵拉性视网膜脱离，从而致盲。这是现代医学在挽救早产儿生命时采取的干预措施，特别是辅助通气和高浓度用氧导致的疾病，在这种意义上，ROP 是一种医源性疾病。1942 年，Terry 首先在《美国医学会杂志》报道了早产儿出生后 4～6 个月时瞳孔区发白，且视力低下，这种白瞳改变并非先天性白内障，而是在晶状体后形成了一层白色纤维增殖膜，他称其为"晶状体后纤维增生症"（retrolental fibroplasia，RLF）。1951 年，Heath 称其为"未成熟儿视网膜病变"，直至 1984 年此病才被正式命名为"早产儿视网膜病变"，并沿用至今。

胎儿的视网膜血管生长始于妊娠的第 4 个月，从视盘开始逐渐向周边延伸，呈离心性、放射状生长，至足月分娩才达到视网膜的边缘——锯齿缘。ROP 的病理生理过程分两个阶段：早产儿在出生时血管生长尚未完全，由于出生后环境与子宫内环境相比是一个高氧环境，如果需要氧疗则氧浓度更高，而高氧浓度会反馈调节导致血管生长的停滞，此为第一阶段高氧期，血管生长迟缓甚至停止，在眼底表现为周边视网膜有血管与无血管区形成的白色分界线，因缺少血管覆盖，无血管区的视网膜更显苍白；而当患儿逐渐脱离辅助氧通气后，原有停止生长的血管受到因氧浓度降低刺激血管生长因子上调的影响，血管内皮细胞分化增殖形成不具备正常解剖结构和功能的病理性新生血管，此为第二阶段缺氧期，临床表现为杂乱的新生血管在周边有无血管的交界面上向玻璃体腔方向生长，并伴随纤维条索或纤维膜的增殖，直至发生部分或全部视网膜脱离（图 1-1-1）。第一次世界范围内的 ROP 大流行始于 20 世纪 50 年代，彼时封闭式氧箱的应用提高了早产儿的存活率，但也增加了失明风险。如今在发达国家，尽管对早产儿氧饱和度的精准控制可以较好地控制 ROP 的发生，但是极低出生胎龄和出生体重的早产儿的存活增加了 ROP 的风险。有研究发现，严格地控制早产儿用氧虽然可能引起早产儿死亡率轻微上升（从16%升至 20%），但是明显降低了 ROP 的发生（从19%降至 8%），当然此研究仅仅持续了一年，还缺乏长期的观察结果。相应的，在不发达国家对新生儿用氧的不规范则会导致更多低风险早产儿发生严重ROP。

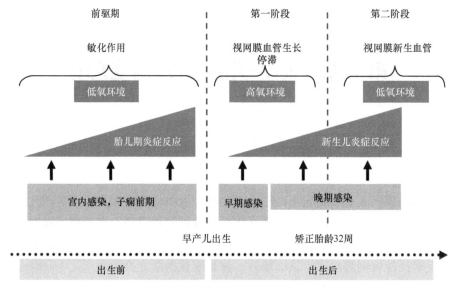

图 1-1-1 早产儿视网膜病变概述

ROP 的主要危险因素是早产和低体重，在美国出生体重低于 1251g 的早产儿约 68%发生 ROP，其中阈值前病变占 36.9%，而出生体重低于 750g 的早产儿约 98%发生 ROP。据 2010 年的数据统计，在高收入国家的 ROP 患者中，4%～5%的最终恶化致法定盲[视力＜0.05/（20/400）]，而全球约 20 000 名儿童因 ROP 致盲，约占儿童眼盲的 13%。至此，ROP 在医学进步的当下依然是儿童首位致盲性眼病。

第二节 早产儿视网膜病变流行病学

一、ROP 的历史

在 20 世纪 40 年代，为了提高早产儿的生存率，保育箱和高浓度的吸氧被广泛用于新生儿的护理。但随之而来的一种眼部疾病的发生引起了人们的注意。1942 年，波士顿病理学家 Terry 在一年内观察发现 7 名婴儿均存在一些永存玻璃体动脉和晶状体脉管膜、晶状体后的结缔组织增生（纤维化）等共同的临床表现，他将其总结为一种综合征，且同时发现这一综合征很少在足月儿中观察到，后将这种疾病称为"晶状体后纤维增生症"。Owens 等研究发现，早产儿的晶状体后纤维增生症并不是一出生就有的，而是在 6 个月或者更长时间后才出现。Heath 于 1951 年首次将 RLF 命名为"未成熟儿视网膜病变"，同时他观察到眼底病变的视网膜血管内皮细胞增生、出芽及新生血管产生，且病变早期没有细胞炎症的迹象，随着病程发展才出现出血、渗出，导致视网膜脱离，玻璃体中纤维增殖。这提示晶状体后的纤维增殖膜不是继发于视网膜病变而产生的。1951 年，Szewczyk 提及了晶状体后纤维增生症与氧的关系，他在报告中指出这种疾病是在婴儿脱离高浓度氧气后不久就出现。于是他把该疾病归因于缺氧损伤，这种损伤可能发生在从高氧环境转移至低氧环境的早产儿身上。Campbell 等和 Patz 等认为，新生儿的过度给氧是导致此疾病的重要原因。于是，医学界对于新生儿是否给氧及给氧的浓度和时机这些问题产生了极大的争论。Ashton用出生后 3 周的猫眼模拟早产儿眼睛，观察吸入不同浓度氧气对猫视网膜血管生长的影响后得出结论，高浓度的氧气能够使发育中的视网膜血管闭塞，在转移到空气中 3d 后，这些闭塞的血管重新开放，但形态却明显异常，正常的结构并没有恢复，重建的血液供应不足。然而转移到低氧状态，血管也没有像预期那样生长。他们也观察到玻璃体腔的血管是由异常的视网膜血管增生形成的，最终可以导致视网膜脱离。ROP 的病因逐渐被揭晓，人们对ROP 的认识也逐渐加深。1984 年 *Archives of Ophthalmology* 正式将该疾病命名为早产儿视网膜病变并发表了 ROP 的分区及分级、分期，自此 ROP 的分区、分期都以此为基础而不断优化完善。为了能够深入研究 ROP，需要建立一个 ROP 模型，于是 Smith 将出生后1 周的小鼠暴露在 75% 的氧气中 5d 后，再暴露在室内空气中，成功建立了氧诱导视网膜新生血管形成的小鼠模型，该模型对后来研究 ROP、视网膜新生血管形成的发病机制及其他视网膜血管疾病的医学干预研究打下了基础。1988 年 Palmer 报道了 ROP 冷冻治疗的 3 个月多中心随机试验的初步结果，当出现阈值疾病时，随机选择一只眼睛对视网膜无血管区进行经巩膜冷冻治疗，视网膜脱离、视网膜皱褶累及黄斑或晶状体后纤维增生等不良结果的频率明显低于未接受冷冻治疗的眼睛。自此，冷冻疗法成为第一个被广泛研究的 ROP 治疗方法。激光光凝等治疗手段也逐渐浮现并被广泛研究。随着血管内皮生长因子（vascular endothelial growth factor，VEGF）的发现及其在肿瘤等领域的研究，让人们思考 ROP 的发生发展是否也与 VEGF 有关。于是 Pierce 等在视网膜病变小鼠模型中研究了 VEGF mRNA和蛋白的表达。RNA 印迹分析显示，视网膜 VEGF mRNA 表达在视网膜相对缺氧的 6～12h 增加了 3 倍，并在新生血管形成过程中持续升高，说明视网膜中 VEGF 的表达在缺血诱导的视网膜新生血管形成中起着重要作用。Alon 等发现，暴露在高氧环境下的大鼠视网膜新生毛细血管的退化是由附近神经胶质细胞的 VEGF 停止产生引起的。在实验中高氧开始时，眼内注射 VEGF 可防止内皮细胞凋亡、死亡，挽救视网膜血管，说明VEGF 导致视网膜新生血管的产生在 ROP 中具有重要意义。这为 ROP 的抗 VEGF 药物治疗开辟了道路。

从一个历史的误会开始，我们对 ROP 的研究一波三折，逐渐发展。从探究病因开始，到现在分区、分期逐渐完善，治疗手段逐渐丰富，今后我们也会继续添砖加瓦，构筑完整的 ROP 知识体系。

二、ROP 的流行病学

与其他小儿视网膜疾病不同的是，ROP 的发病与医疗水平密切相关，因此其发病率在不同医疗水平的国家和地区有较大差异。国际上习惯从高收入国家和中低收入国家两个群体来调查 ROP 人群。

（一）高收入或发达国家的发病率

ROP 最早的报道见于 20 世纪 40 年代，到了 50 年代左右，在人们认识到 ROP 发病与高氧环境相关并采取限制措施后，ROP 的发病率开始下降。然而，70 年代后，由于极低出生体重儿的生存率提高，ROP 的发病率再次达到高峰。1981～1987 年，美国和澳大利亚的出生体重＜1500g 的新生儿中，急性 ROP 的发病率为 48%～53%。

近年来，发达国家 ROP 的发病率较为稳定。美国 2012 年的 ROP 发病率为 19.88%，其中出生体重＞2500g 的新生儿发病率为 2.40%，而出生体重在 750～999g 的新生儿发病率为 30.22%。根据英国国家数据库的调查，在 2011 年，英国出生体重＜1500g 新生儿的 ROP 发病率约为 12.5%。出生体重 1000～1500g 新生儿的 ROP 发病率在澳大利亚为 27.3%，葡萄牙为 15.3%。

（二）中低收入国家的发病率

20 世纪 90 年代以后，随着中低收入国家对早产儿和低出生体重儿救治水平的提高，更多的 ROP 报道出现在拉丁美洲、东欧及亚洲地区。时至今日，非洲地区逐渐上升的 ROP 发病率也在引起关注。

1. 中国　在一项涵盖 22 家有能力进行 ROP 筛查的医院的多中心调查中，ROP 在出生体重＜2500g 新生儿中的发病率为 15.2%，出生体重＜1500g 新生儿中的发病率为 30.6%，其中严重 ROP（3 期及以上）的比例为 7.7%。在 2018 年的一项单中心研究中，出生体重＜1500g 新生儿中 ROP 的发病率为 26.0%，严重 ROP 的发病率为 3.2%。

2. 非洲国家　肯尼亚的 ROP 发病率为 17%～30%。在出生体重＜1500g 的新生儿中，ROP 发病率在埃及为 33.7%～36.5%，在尼日利亚约为 47.2%。

3. 印度　在印度，低出生体重儿 ROP 的发病率为 21.7%～51.9%，其中严重 ROP（3 期或 4 期）的发病率为 5.0%～44.9%。

（三）视力损害和致盲率

ROP 对个体和社会危害最大的问题在于视力损害和致盲可能。1989～1999 年，在进行了有效治疗的前提下，ROP 仍是美国儿童盲的 3 种首要疾病之一。根据盲童基金会（Blind Babies Foundation）的统计，ROP 是美国可避免盲的首位疾病。近年来，ROP 占中国、东南亚、拉丁美洲和东欧部分地区的可避免盲比例也在上升。在 2010 年，全球的早产儿约有 184 700 人罹患 ROP，其中因 ROP 引起的严重视力损害和致盲数约为 20 000 人，约占所有患儿的 17.5%。

（四）影响 ROP 患病率的因素

首先我们要明白发病率和患病率的区别。ROP 的发病率是指新发病例随时间出现的比例，而患病率则与某段时间内的患病人数相关。

上文已经提到，医疗水平和社会经济状况会使不同国家 ROP 的发病率产生很大差异。此外，极低出生体重儿数量的增加、低出生体重儿存活率的上升、新生儿早期眼底筛查和治疗等都会影响 ROP 的患病率。可以预测，在医疗水平继续发展的情况下，会有更多极低出生体重儿存活，那么 ROP 的患病率也会随之增加。因此，对于 ROP 治疗的需求和 ROP 相关视力损害引起的社会负担，都是需要关注的方向。

总的来说，ROP 的发病率在不同国家和地区有所不同。在高收入国家，出生体重＜1500g 的早产儿中，发病率为 12.5%～27.3%。而在中低收入国家，ROP 的发病率会相对更高。出生体重越低、胎龄越小，ROP 发病率就越高，严重病变也会更多。

在我国，出生体重＜1500g 的新生儿中，ROP 的发病率（26.0%～30.6%）高于英国、美国等发达国家。考虑到我国人口基数更大，出生人口也相应更多，若以极低出生体重儿出生率 1.5% 计算，我国每年将有近 7.6 万例新生儿罹患 ROP。在此情况下，对 ROP 的早期诊断和规范化治疗就尤为重要。

第三节　发病相关危险因素

现在公认的影响 ROP 的发病因素主要有胎龄、低出生体重及近年来研究较多的高浓度氧疗，故 2004 年卫生部颁发的《早产儿治疗用氧和视网膜病变防治指南》中将筛查标准定为出生胎龄≤32 周或出生体重≤2000g 的早产儿和低出生体重儿。目前已有很多关于 ROP 的发病危险因素的研究，以下从多个方面对此展开论述。

一、胎　　龄

由于胚胎发育过程中，视网膜血管化晚期的血管新生阶段包括已有血管发芽形成新生血管以增加中央视网膜毛细血管密度及形成周边视网膜深浅层毛细血管丛和视盘周围放射状毛细血管，此过程发生在胎龄 17～40 周，24 周左右视网膜血管显著增生，32 周左右到达鼻侧锯齿缘，出生后才到颞侧锯齿缘。因此，早产儿视网膜周边血管尤其是颞侧血管发育尚未成熟，更易受到损伤，所以认为胎龄是影响 ROP 发生的重要因素。Wu 等在 504 例低出生体重儿研究中发现，胎龄＜32 周的婴儿 ROP 发生率为 30.5%，而胎龄≥32 周的婴儿 ROP 发生率为 13.9%，同时 ROP 患儿平均胎龄为（29.7±1.9）周，而未患病患儿平均胎龄为（30.9±2.3）周。李秋平等在 2185 例 ROP 研究中发现，非 ROP 组患儿平均胎龄为（32.4±2.0）周，ROP 组患儿平均胎龄为（30.6±1.9）周，严重 ROP 患儿平均胎龄为（29.5±1.9）周，总结得出胎龄越小，ROP 发生的风险越高。这些研究均支持胎龄为 ROP 发病的重要影响因素。

二、低出生体重

低出生体重也是影响 ROP 发病的重要因素，有研究表明 ROP 的发生率随出生体重的降低呈逐渐增高的趋势，同时病变越靠近后极部，附加病变出现的概率也越高，出生体重≤1000g 的早产儿中 ROP 检出率为 52.78%，而出生体重为 1000～1500g 的早产儿中 ROP 检出率占 28.47%。四川大学华西第二医院的极低出生体重早产儿研究发现，ROP 患儿平均出生体重为（1209.0±186.1）g，而未患病患儿平均出生体重为（1266.79±182.7）g。同时发现极低出生体重儿出生后早期体重增长率是严重 ROP 的预测因素，故出生体重是 ROP 发病的重要影响因素。

三、氧　疗

在新生儿治疗中，氧疗是非常重要的部分，但氧疗过程中不规范的吸氧方式及过高的氧浓度和过长的吸氧时间均可能升高 ROP 的发生率，但具体是过高的吸氧浓度、过长的吸氧时间还是相对缺氧是造成 ROP 的原因，现在仍充满争议。大量研究表明，规范氧疗的早产儿的 ROP 发病率和严重 ROP 的发生率明显低于有不规范吸氧史的早产儿。早期研究表明，控制预防性吸氧就可以部分降低早产儿 ROP 的发生率，并认为长时间的高浓度吸氧是导致 ROP 发生的危险因素。有研究表明，当吸氧浓度由 30% 提高到 40% 时，ROP 的发生率由 15.38% 升高到 58.33%，ROP 患儿的吸氧率和平均吸氧时间也远高于非 ROP 患儿。部分观点认为高浓度氧可能刺激早产儿机体产生大量氧自由基，而早产儿抗氧化系统存在缺陷，所以会引起 ROP 的发生。而针对曾在动物实验中发现的补充氧可以降低增殖性血管病变的严重程度，阈值前 ROP 补充氧疗（STOP-ROP）研究中心进行的前瞻性多中心随机研究发现，649 例 ROP 患儿随机分组后，325 例传统治疗组（血氧饱和度 89%～94%）的阈值病变发生率为 48%，而 324 例补充氧组（血氧饱和度 96%～99%）为 41%，补充氧治疗并不引起 ROP 更多地向阈值病变恶化，但也没有减少需要干预的婴儿数量。现在更为人们接受的观点是组织的相对缺氧是引起 ROP 的重要因素，有研究发现密切关注早产儿的经皮氧饱和度的变化，尽量维持早产儿的血氧饱和度为 83%～93%，严格控制吸入氧浓度的波动可以降低 ROP 发生率。

但在具体的吸氧时间和浓度方面目前仍然充满争议，有研究认为持续吸氧大于 5d 是 ROP 发生的危险因素，也有研究认为是吸氧时间大于 30d 或 60d，但目前更倾向于认为吸氧时间越长，ROP 的发生率越高，同时 ROP 病情越严重（3 期和 4 期病变的发病率明显升高）。分歧在于"相对缺氧"的假说下，高浓度给氧后迅速停止使用氧气会造成组织缺氧，进而导致 ROP 的发生，这样就与吸氧时间无关了，但也有学者认为吸氧时间的延长会导致氧浓度和氧分压的波动，从而出现"相对缺氧"，也可能是长期吸氧会抑制视网膜的发育，进而促进了 ROP 的发生。继续探究这种机制，不同的吸氧方式对 ROP 的发生也有一定影响，有研究发现机械通气也是 ROP 发生的危险因素，特别是有创机械通气和呼吸机的使用对 ROP 的发生有影响。但我们并不排除这与不同吸氧方式的吸氧浓度不同和调节难易程度有关，有数据证明将胎龄＜34 周的严重早产儿保持在一个较低的氧饱和度，同时在＞34 周时保持较高的氧饱和度能够增加 0 期改变（即仅有未成熟血管而非 ROP）而降低 ROP 的发生率，这可能是通过增加生长刺激来刺激视网膜的早期发育。所以在保证早产儿其他系统正常的情况下尽量避免预防性用氧，减少吸氧时间和降低用氧浓度，避免血氧饱和度的大范围波动和有创的吸氧方式，均可以部分避免视网膜的异常血管增殖，在临床应用中可以降低 ROP 的发生率和向严重 ROP 的进展。

四、母 体 因 素

现在对于很多围生期存在的可能影响 ROP 发生的因素都有相关研究，包括妊娠高血压综合征（妊高征）、妊娠糖尿病、遗传、母亲年龄及妊娠期用药等。

（一）妊娠高血压和妊娠糖尿病

目前大量研究表明，母亲患有妊娠高血压和妊娠糖尿病可增加 ROP 的发生率；还有研究表明，ROP 与母亲妊娠高血压和妊娠糖尿病情况均呈正相关。但也有研究表明先兆子痫与 ROP 发病无关或能降低 ROP 的风险，一项包括了 13 项队列的总共 45 082 个婴儿的母亲妊高征和婴儿 ROP 的 Meta 分析显示，妊高征与 ROP 没有明确的关联。这方面结果的矛盾可能与其他混杂因素有关，仍需进一步探究。

妊娠糖尿病可能引起早产儿代谢异常而造成视网膜相对缺氧，还可能引起视网膜 VEGF 增加，同时有研究表明妊娠糖尿病与妊娠高血压关系密切，糖代谢异常会引起妊娠高血压发生率升高，二者共存会极大增加 ROP 的发生率。但同时也有研究并未发现这二者的相关性，需要更加严格控制如血糖等条件后继续进行探究。

（二）其他因素

有研究表明母亲年龄会影响 ROP 的发生，其与很多不良后果相关，如流产、宫内窘迫和低出生体重等；而同时有研究表明母亲年龄越大，ROP 的发生率越高；也有研究得出完全相反的结论。妊娠晚期服用 β 受体阻滞剂和抗组胺药及吸烟等也可能引起 ROP。

五、围生期因素

很多可能影响 ROP 发生的围生期因素在近年来的研究中得到的是相反的结论，至今仍充满争议，如宫内感染、胎膜早破、分娩方式、多胎妊娠和辅助生殖技术，如体外受精（IVF）等。菌血症可能导致 ROP 的发生。有研究表明，胎膜早破大于 18h 是 ROP 发生的危险因素，而且胎膜早破可能升高严重 ROP 的发生率。现在关于分娩方式对 ROP 的影响并不清楚，有研究认为阴道分娩会促进 ROP 的发生，有研究表明剖宫产会导致 ROP 的发生，也有研究并未发现二者的关系。但很多研究均发现了多胎妊娠与 ROP 的发生有一定关系，多胎妊娠的胎儿 ROP 发生率和严重程度均显著高于单胎，但多胎妊娠也与早产低体重、缺血缺氧等有关，而辅助生殖技术又与多胎妊娠有一定关系，这些与 ROP 的发生均有关，但具体联系仍有待研究。

六、新生儿因素

（一）遗传

在不同民族的新生儿研究中，不同研究结果分别表明黄种人和黑种人比白种人患 ROP 的概率高，这种差异不仅可能与遗传因素有关，也可能与国家医疗条件有关。而遗传原因则可以解释相同医疗条件下不同的疾病发生和严重程度。已经在部分 ROP 患儿中发现了 Norrie 病基因的第三外显子片段中 C→T 碱基突变，而 VEGF 与 ROP 的密切关系也暗示相关遗传突变可能会导致 ROP 的发生。

（二）贫血和输血

有研究表明在输血患儿中 ROP 的发生率显著升高，其原因可能是贫血患儿的携氧能力降低，导致视网膜缺氧，而在进行输血后输入的新鲜血液携氧能力可能更高，提升了缺氧的视网膜部位的氧含量，呈现高氧状态，同时该过程可能造成血氧浓度波动，与前文提到的氧疗因素吻合。但也有研究表明，这两者并无必然联系，仍需要进一步探究。

（三）呼吸窘迫综合征和支气管肺发育不良

新生儿呼吸系统疾病很容易导致其处于缺氧状态，需要进行氧疗，而呼吸窘迫综合征更需要进一步治疗，如给予肺泡表面活性物质和机械通气等，这些因素均可能引起 ROP 的发生。而支气管肺发育不良患儿本身有对氧疗的需求，针对支气管肺发育不良应用的皮质醇激素，经研究认为其是 ROP 发生的独立危险因素。

（四）药物使用

早产儿经常应用的一些药物可能对 ROP 发生有影响，对新生儿呼吸窘迫综合征的患儿应用肺泡表面活性物质是现在经常使用的一种治疗手段，研究显示应用肺泡表面活性物质的患儿 ROP 发生率更高，可能与此有关。贫血患儿应用促红细胞生成素（erythropoietin，EPO）也可能引起 ROP，而 EPO 本身也是促血管生成因子，与视网膜血管发展有关，所以低 EPO 水平可能导致 ROP 的发生，而在关于 EPO 的应用研究中并未得出一致的结论。

第四节　发病机制及病理生理

ROP 病理生理改变就是因早产导致的视网膜及视网膜血管发育的停滞，以及因此发生的代偿性异常视网膜血管生长。最终是自然退化还是进展成为视网膜脱离更多取决于早期视网膜血管生长停滞的范围和后期异常血管的增殖程度。

疾病分为两个阶段和一个前驱期。在前驱期，也就是发生在早产儿出生前和新生儿期的感染、炎症以及氧化应激均参与了 ROP 的发生。血管内皮生长因子 164（VEGF$_{164}$）在缺氧诱导的视网膜新生血管发生中起到招募白细胞的作用，说明氧化应激下的白细胞活化引起的炎症反应是 ROP 病因的一部分；此外，ω-3 多不饱和脂肪酸可以通过对肿瘤坏死因子 α（TNF-α）的抑制达到减少病理性视网膜血管生长的作用，也进一步证实了炎症活化参与了视网膜新生血管生长。氧化应激失衡通常指活性氧（reactive oxygen species，ROS）产物的增加和抗氧化防御的降低。所谓 ROS 是指机体内或自然环境中由氧组成，含氧并且性质活泼的物质的总称。缺氧、感染、缺氧再灌注可导致新生儿体内的 ROS 增加。实际上，关于氧致视网膜病变的大鼠模型血浆代谢组学研究显示，ROP 过程中有多个代谢通路参与，其中包括脯氨酸依赖的 ROS 代谢，以及精氨酸代谢通路。同时，早产儿抗氧化物的合成能力不足或受损对 ROS 导致的损害尤为敏感。感染在低出生体重早产儿中常见，且出生体重和出生胎龄越低，感染率越高。ELGAN 等多个研究表明，迟发新生儿感染与 ROP，特别是严重 ROP 的发生相关。子痫前期的病理过程虽不完全清楚，但是具备典型的炎症特性，许多胎盘因素如炎症细胞因子、促肾上腺皮质激素释放因子、氧自由基等在子痫前期明显上调，而胎盘缺血也能够诱导各种炎症因子的表达，如 VEGF、ROS、缺氧诱导因子、基质金属蛋白酶（matrix metalloproteinase，MMP）等，从而激活炎症反应。因此，有研究显示在前驱期给予 EPO、胰岛素样生长因子 1（insulin-like growth factor 1，IGF-1），严格控制血糖，补充 ω-3、静脉给予鱼油可以降低 ROP 第一阶段的风险；补充维生素 E 可以阻止 ROP 第二阶段的发生。

ROP 的第一阶段是由于高氧导致的视网膜血管生长停滞。与宫内环境相比，即便是室内环境下的氧浓度都是高的，要知道妊娠后期宫内氧分压低于 50mmHg（有研究指出通常在 30～40mmHg 水平），如果因早产儿呼吸窘迫需要补充用氧，氧饱和度则会异常升高。高氧将下调 VEGF、EPO 等氧控血管生长因子，导致视网膜血管生长的停滞，甚至已有的血管退化，这就是为什么一些相对成熟的早产儿如果长期处于高氧环境下会出现血管数量减少的原因。有研究显示如果出生后给予浓度 100% 氧通气，即便对于一些出生胎龄较大（28～35 周）的早产儿，同样会出现血管生长停滞，甚至迅速加重形成 I 区新生血管。有些动物如鼠、猫在出生时其视网膜和人类早产儿相似，血管没有完全生成，但是这种状态是符合动物生理发育的，并非病态。反观人类早产儿，在妊娠期间，IGF-1 与胎儿生长，特别是脑和血管发育密切相关的重要因子本应高表达，随着胎儿离开子宫，其表达量急剧下降。此外，来自母体的长链多不饱和脂肪酸的缺乏也与这一阶段的发展有关。以上这些都是导致早产儿出生后生理性血管生长停滞的重要因素。

大部分患儿随着早产儿状态的好转，各器官系统功能的逐渐完善，停止补充用氧，ROP 可自行缓解，也就是生理性血管生长的恢复使血管可生长至锯齿缘或近锯齿缘的位置。但是病情严重的患儿则会进入到疾病的第二阶段，也就是当视网膜血管化不足，难以满足日渐增加的视网膜代谢需求时，缺氧导致病理性血管生长和纤维血管膜增殖牵拉。在这个阶段中，VEGF、EPO、IGF-1 等受到缺氧的驱使，诱导血管渗漏性增加，在已血管化的视网膜边缘形成新生血管和纤维增殖，最终导致部分或严重的全视网膜脱离。

极低出生体重和低出生胎龄是形成 ROP 的主要危险因素，在疾病发展过程中血管形态的改变和玻璃体增殖过程与家族性渗出性玻璃体视网膜病变（familial exudative vitreoretinopathy，FEVR）极为相似，后者为经典的遗传性玻璃体视网膜病变，其已知的致病基因 NDP、TSPAN12、FZD4、LRP5 与 Wnt 路径缺陷相关。有趣的是在 3%～11% 的严重 ROP 患者中发现有 FEVR 致病基因的突变，而这一发现也在动物模型中得到了证实。虽然这一比例与正常人群中 FEVR 的发病率是一致的，但是至少说明 Wnt 路径的缺陷可以加重 ROP 程度，那么与视网膜发育、血管新生及 Wnt 路径相关的疾病突变都有可能成为严重 ROP 的危险因素。

VEGF、IGF-1 在 ROP 的第一和第二阶段中的变化决定了疾病进展的速度与程度，与 VEGF、IGF-1 受体表达相关的基因突变也在部分研究中被证实与 ROP 的进展相关。基因多态性分析发现，与早产有关的 5 个基因 EPAS1（endothelial PAD domain protein 1）、CFH（complement factor H）、IHH（Indian hedgehog）、AGTR1 和 TBX5（T-Box 5）与 ROP 的发生和发展有关。其中，EPAS1 在缺氧时可以激活 VEGF 前体和 VEGF 受体 1 促进 ROP 的发生，*CFH* 通过与 C3b 补体成分结合，阻止 C3 转化酶的产生，抑制其降解，*CFH* 是 ROP 的保护基因。其中，糖尿病视网膜病变、年龄相关性黄斑病变等都已被明确与基因多态性相关，目前还需要大样本研究进一步证实。Wnt 路径在动物胚胎发育过程中非常重要，同时又高度保守，*TSPAN12* 是 Norrin-FZD4-LRP5 信号复合体的一部分，Norrin-FZD4-LRP5 信号复合体上调转化因子 sox17，后者在视网膜血管生成中非常重要，因此 Norrin-FZD4-LRP5 信号下调或者缺陷将引起在 FEVR 和 ROP 中出现的血管生成不足。

ROP 发生的时机与矫正胎龄关系密切，一般始于矫正胎龄 30 周，在 36～38 周达到峰值。但极早早产儿则可能发生得更早更严重。此外，用氧浓度和吸氧时间也影响着 ROP 的发生和发展。

ROP 是早产儿出生后机体发育和治疗反应的一部分，它的发生和中枢神经系统、呼吸系统、循环系统和消化系统的发育时间部分重叠，同期可能出现脑发育异常、脑室出血、支气管肺发育不良、坏死性小肠炎，因此更好地控制 ROP、降低 ROP 危险因素也可以降低全身合并症的发生。

（陆　方　陶枳言　梁莉聪　杨依柳）

参 考 文 献

李秋平，周细中，章晟，等，2013. 2185 例早产儿视网膜病变筛查结果及其高危因素. 中华围产医学杂志，16（2）：71-75.

周也群，陈超，陈露等. 2015. 中国大陆早产儿视网膜病变临床特点和眼底病变的多中心调查。中国循证儿科杂志，10（3）：161-165.

Ashton N，Ward B，Serpell G，1953. Role of oxygen in the genesis of retrolental fibroplasia-a preliminary report. Br J Ophthalmolo，37（9）：513-520.

Bental Y，Reichman B，Shiff Y，et al，2011. Impact of maternal diabetes mellitus on mortality and morbidity of preterm infants（24-33 weeks' gestation）. Pediatrics，128（4）：e848-e855.

Carlo WA，Finer NN，Walsh MC，et al，2010. Target ranges of oxygen saturation in extremely preterm infants. N Engl J Med，362（21）：1959-1969.

Dogra MR，Katoch D，Dogra M，et al，2017. An update on retinopathy of prematurity（ROP）. Indian J Pediatr，84（12）：930-936.

Filho JBF，Bonomo PP，Maia M，et al，2009. Weight gain measured at 6 weeks after birth as a predictor for severe retinopathy of prematurity：study with 317 very low birth weight preterm babies. Graefes Arch Clin Exp Ophthalmol，247（6）：831-836.

Hughes S，Yang H，Chan-Ling T，2000. Vascularization of the human fetal retina：roles of vasculogenesis and angiogenesis. Invest Ophthalmol Vis Sci，41（5）：1217-1228.

Kim TI，Sohn J，Pi SY，et al，2004. Postnatal risk factors of retinopathy of prematurity. Paediatr Perinat Epidemiol，18（2）：130-134.

Ludwig CA，Chen TA，Hernandez-Boussard T，et al，2017. The epidemiology of retinopathy of prematurity in the United States. Ophthalmic Surg Lasers Imaging Retina，48（7）：553-562.

Mohamed S，Schaa K，Cooper ME，et al，2009. Genetic contributions to the development of retinopathy of prematurity. Pediatr Res，65（2）：193-197.

Ng YK，Fielder AR，Shaw DE，et al，1988. Epidemiology of retinopathy of prematurity. Lancet，2（8622）：1235-1238.

Owens WC，Owens EU，1949. Retrolental fibroplasia in premature infants. Am J Ophthalmol，32（1）：1-21.

Painter SL，Wilkinson AR，Desai P，et al，2015. Incidence and treatment of retinopathy of prematurity in England between 1990 and 2011：database study. Br J Ophthalmol，99（6）：807-811.

Patz A，Hoeck LE，Delacruz E. 1952. Studies on the effect of high oxygen administration in retrolental fibroplasia：1.nursery observations. Am J Ophthalmol，35（19）：1248-1253.

Pierce EA，Avery RL，Foley ED et al，1995. Vacular endothelial growth-factor vascular-permeability factor expression in a mouse model of retinal neovascularization. Proc Natl Acad Sci USA，92（3）：905-909.

Rasoulinejad SA，Montazeri M，2016. Retinopathy of prematurity in neonates and its risk factors：A seven year study in Northern Iran. Open Ophthalmol J，10：17-21.

Schumann RDF，Barbosa ADM，Valete CO，et al，2010. Incidence and severity of retinopathy of prematurity and its association with morbidity and treatments instituted at hospital Antonio Pedro from Universidade Federal Fluminense，between 2003 and 2005. Arq Bras Oftalmol，73（1）：47-51.

Sears JE，Pietz J，Sonnie C，et al，2009. A change in oxygen supplementation can decrease the incidence of retinopathy of prematurity. Ophthalmology，116（3）：513-518.

Shah PK，Narendran V，Kalpana N，2012. Aggressive posterior retinopathy of prematurity in large preterm babies in South India. Arch Dis Child Fetal Neonatal Ed，97（5）：F371-F375.

Shastry BS，2007. Assessment of the contribution of the LOC387715 gene polymorphism in a family with exudative age-related macular degeneration and heterozygous CFH variant（Y402H）. J Hum Genet，52（4）：384-387.

Shastry BS，2010. Genetic susceptibility to advanced retinopathy of prematurity（ROP）. J Biomed Sci，17（1）：69.

Shastry BS，Qu XG，2007. Lack of association of the VEGF gene promoter（-634 G→C and -460 C→T）polymorphism and the risk of advanced retinopathy of prematurity. Graefes Arch Clin Exp Ophthalmol，245（5）：741-743.

Szewczyk TS，1951. Retrolental fibroplasia-etiology and prophylaxia- a preliminary report. Am J Ophthalmol，34（12）：1649-1650.

Terry TL，1942. Fibroblastic overgrowth of persistent tunica vasculosa lentis in infants born prematurely：II. report of cases-clinical aspects. Trans Ame Ophthalmol Soc，40：262-284 .

Tompkins C，2001. A sudden rise in the prevalence of retinopathy of prematurity blindness? Pediatrics，108（2）：526.

Wallace DK，Kylstra JA，Phillips SJ，et al，2000. Poor postnatal weight gain：a risk factor for severe retinopathy of prematurity. J AAPOS，4（6）：343-347.

Wang D，Duke R，Chan RP，et al，2019. Retinopathy of prematurity in Africa：a systematic review. Ophthalmic Epidemiol，26（4）：223-230.

Wu T，Zhang L，Tong Y，et al，2018. Retinopathy of prematurity among very low-birth-weight infants in China：Incidence and perinatal risk factors. Invest Ophthalmol Vis Sci，59（2）：757-763.

Yu XD，Branch DW，Karumanchi SA，et al，2012. Preeclampsia and retinopathy of prematurity in preterm births. Pediatrics，130（1）：e101-e107.

Zayed MA，Uppal A，Hartnett ME，2010. New-onset maternal gestational hypertension and risk of retinopathy of prematurity. Invest Ophthalmol Vis Sci，51（10）：4983-4988.

第二章　早产儿视网膜病变的分区和分期

第一节　早产儿视网膜病变分区

为了能更好地判断病变的发生部位和程度，1984年发表了ROP国际分类标准，并于2005年进行了修订，随着对 ROP 检测和治疗方式的改变，2021 年发布了第 3 版 ROP 国际分类，以便我们对 ROP 能够更好地进行诊断、治疗和随访。视网膜血管的发生始于胚胎 13 周前后，自视盘呈离心状放射性向周边生长，至足月时方可完成视网膜的全部血管化。因此血管生长所达到的位置一方面体现了胎儿发育的成熟度，另一方面也成为预测 ROP 发生的危险因素。依据视网膜中重要结构的位置——视盘和黄斑，通过两个维度即病变范围和严重程度，对 ROP 进行了分区和分期。分区体现了病变发生的部位和对视力影响的潜在风险，Ⅰ区：以视盘为中心，视盘中心到黄斑中心凹的距离的两倍为半径所划圆圈的区域；Ⅱ区：以视盘为中心，但鼻侧锯齿缘为半径所划圆圈后除去Ⅰ区的环形区域，颞侧视网膜仅达到赤道部；Ⅲ区：Ⅱ区以外的新月形区域（图 2-1-1），由于视网膜上视神经偏鼻侧，所以鼻侧血管化在妊娠 36 周达锯齿缘，而颞侧血管化要在足月时才完成，这就是Ⅲ区的范围，因此要诊断为Ⅲ区病变，检查者必须明确最鼻侧的 2 个钟点的视网膜血管是生长到锯齿缘的。Ⅰ区包含后极部，为中心视力和视功能的重要区域，因此病变如进入此区域则需密切观察或及时治疗，相反在Ⅲ区的病变则相对较为安全，Ⅱ区病变可随时间改变恶化或好转，分别进入Ⅰ区或Ⅲ区。而在第 3 版 ROP 国际分类中，将Ⅰ区以外两个视盘直径的环形区域定义为后部Ⅱ区，若病变在此区域内则比其他Ⅱ区内的病变更有恶化的风险。

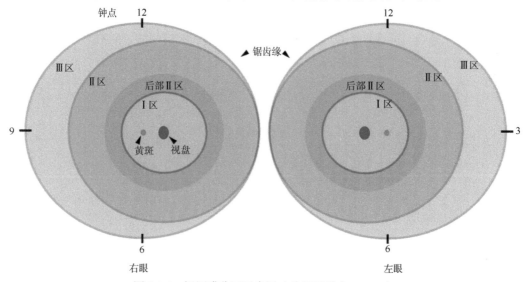

图 2-1-1　视网膜分区示意图（美国医学会，1984）

另外一个名词"切迹"（notch），特指在视网膜水平线颞侧 1～2 个钟点的病变更向后极部挺进的现象，如果在切迹部位的病变已经进入Ⅰ区，则应记录为"继发于切迹的Ⅰ区病变"。此外，在早产儿眼底检查过程中，如果受检者只是存在与胎龄相符的不完全血管化（如Ⅱ区），而没有 ROP 改变时，我们可以将其描述为"Ⅱ区内的不完全血管化"，千万不要仅记录为无 ROP 或者不成熟视网膜，将分区记录在内有利于制定患儿的随访计划。

第二节　视网膜血管发生和血管新生

视网膜血管生长包括血管发生、血管新生、血管退化和血管成熟。血管发生是指由内皮前驱细胞分化而来的早期血管的形成，负责大血管和内胚层来源的器官血管的形成；血管新生则是指以出芽形式在已有血管上形成分支，在中枢神经系统和肾脏的血管形成中起重要作用。视网膜是间脑的延伸，视网膜的内层和外层血管通过位于中间的毛细血管连接。在胚胎14～15周，来源于视盘的大量原始梭形细胞位于神经纤维束之间，与之平行排列，向周边视网膜延伸。梭形细胞逐渐集中形成血管条索，进一步管道化形成血管，血管发生过程构成了内丛状层，但不包括颞侧和周边部分，到胚胎 21 周以后梭形细胞消失。随着神经细胞分化成熟及代谢需求的增加，局部出现缺氧，在这种生理性缺氧的驱动下，血管新生进一步形成了其余各层视网膜血管，填补了缺少血管发生的颞侧和周边视网膜，而且丰富的毛细血管网也增加视网膜血管密度，胚胎 18 周开始在已有血管网的基础上形成丰富的毛细血管网，到胚胎 25 周血管向下进入外丛状层，这种血管生长的方式明显区别于其他哺乳动物。至胚胎 25 周，黄斑中心凹是没有血管的，呈椭圆形，直径为 500～600μm，因为梭形细胞不分布于此区域，黄斑旁的血管形成来自血管新生。这部分的毛细血管是单层的，而其管腔形态说明它们是小动脉来源。同期在视盘周神经纤维层表面形成盘周围放射状毛细血管层（图 2-2-1）。

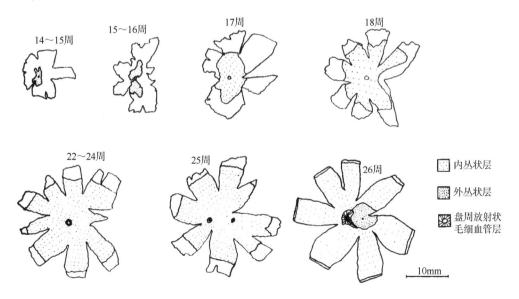

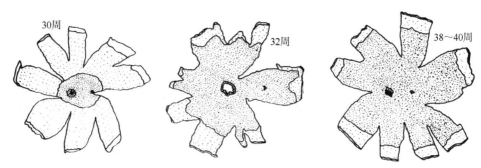

图 2-2-1　胚胎视网膜血管发生和血管新生示意图

随着胚胎的逐渐成熟，在满足了胚胎视网膜发育的旺盛需求后，过剩的内丛状层血管重塑，部分退化，仅保留主要的血管树，这一过程一直持续到出生后 3～4 个月。血管的退化在高氧合的部位尤为突出，如视网膜动脉，形成造影时见到的动脉旁无毛细血管区；还发生在周边视网膜末梢分支血管的近端。

第三节　早产儿视网膜病变分期及临床表现

除用病变的分区代表病变的部位、钟点位代表病变的范围外，还根据病变活动程度将 ROP 分为急性期和退化期。急性期又依据严重程度分为 5 期，如果同一只眼内存在 1 种以上的分期表现，则以严重的期别进行记录。

1 期：病灶边缘血管生长停止，可在血管化和未血管化视网膜交界面上形成白色、窄的、呈环形的交界线（图 2-3-1A），交界线位于视网膜平面内，在荧光素眼底血管造影（FFA）中可见到与无血管区交界的末梢视网膜血管分支增多，平行排列，血管盲端呈杵状膨大，伴或不伴轻微荧光素渗漏（图 2-3-1B）。此期的病变程度轻，多倾向于自行消退。如果仅仅是周边血管的扩张或者迂曲是不足以诊断为 1 期病变的。

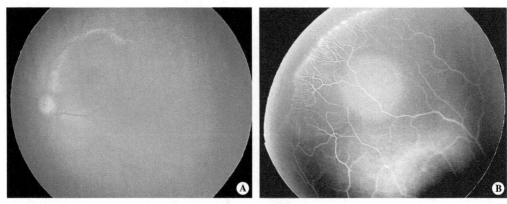

图 2-3-1　1 期病变

A. 病变交界区可见白色线样改变；B. FFA：周边无血管区交界处血管末梢分支增多，排列整齐，血管盲端呈杵状膨大，渗漏荧光素

扫封底二维码获取彩图

2期：交界区纤维组织增殖，交界线增宽并向玻璃体腔隆起形成嵴，嵴的颜色变化可以从白色到粉红色。此外，在嵴后可出现爆米花样血管异常，此为新生血管形成前改变，血管极度异常并突破视网膜内界膜，可以伴发视网膜出血（图2-3-2A）。由于视盘毛细血管数量的减少，视盘色淡，盘周视网膜血管数量也减少。FFA显示与无血管区交界的血管末梢分支增多但排列不再整齐，荧光素渗漏明显增加，爆米花样血管团有大量的荧光素渗漏，在有血管区分布的视网膜内可见小片的无灌注区或血管丢失形成的无血管区（图2-3-2B）。在此阶段的病变可自行消退，也可因全身情况的不稳定和缺氧加重进展至3期。

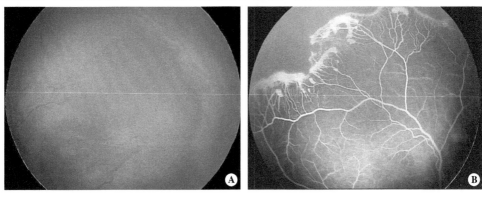

图 2-3-2　2 期病变

A. 病变交界区可见白色的纤维增殖呈嵴样隆起，其内侧多个异常新生血管丛呈爆米花样；B. FFA：周边与无血管区交界的血管末梢分支增多，排列紊乱，渗漏荧光素，病灶边缘纤维增殖呈荧光染色，血管末梢后多个异常新生血管丛呈强荧光团

扫封底二维码获取彩图

3期：嵴进一步向玻璃体腔延伸，嵴上病理性新生血管生长呈红色（图2-3-3A），同时伴有纤维增殖，并向嵴后延伸，随着增殖加重形成破布条样改变。有些位于Ⅰ区或者后部Ⅱ区的3期病变没有明显的嵴，甚至界限不清，但是根据新生血管的改变依然应该诊断为3期。FFA检查中新生血管在早中期就形成严重的荧光素渗漏，同时黄斑区毛细血管扩张渗漏荧光素（图2-3-3B），有研究显示ROP患儿的光学相干断层扫描检查提示黄斑水肿。此阶段眼内VEGF极度上调，往往伴有血管迂曲扩张，新生血管渗出出血，此时不论是否达到治疗标准都应该进行密切观察。

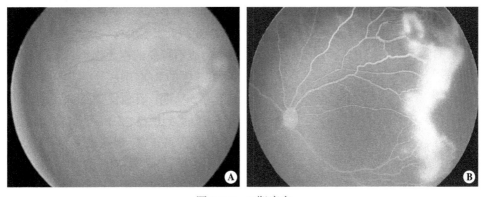

图 2-3-3　3 期病变

A. 病变交界嵴上可见大量新生血管，使嵴呈红色；B. FFA：颞侧周边大量新生血管并渗漏荧光素，邻近新生血管的视网膜血管迂曲扩张

扫封底二维码获取彩图

4期：新生血管及纤维组织的增殖牵拉导致部分视网膜脱离（图2-3-4A），未累及黄斑为4A期，黄斑脱离则为4B期，FFA显示后极部血管弓夹角变窄，黄斑牵拉向颞侧移位，中心凹形态失常，脱离部分视网膜血管数量减少，形成血管投影（图2-3-4B）。间接检眼镜或广角照相机下，4A期的视网膜脱离可以是颞侧局限性，也可以是靠近后极部的纤维增殖导致的360°的环形脱离（图2-3-4C）。进行ROP眼底筛查的目的就是预防病变进展至4期。

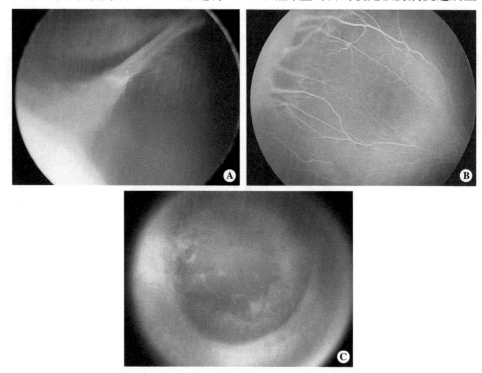

图2-3-4　4期病变

A. 4B期病变：视网膜自视盘向颞下方牵拉，形成视网膜皱襞，视网膜脱离累及黄斑；B. 4A期病变：FFA；颞侧周边血管分支紊乱，远端视网膜脱离焦距不清晰，黄斑向颞侧移位，后极部视网膜血管弓夹角变锐；C. 4A期病变：周边视网膜牵拉性脱离至晶状体后，由于病变依旧处于活动期，还可见视网膜血管迂曲充盈，并且玻璃体在炎症作用下呈增殖膜样改变

扫封底二维码获取彩图

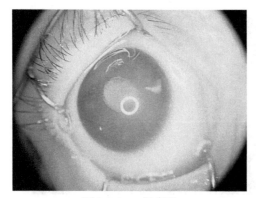

图2-3-5　5期病变

视网膜全脱离，晶状体后有白色纤维增殖膜，使得瞳孔区呈白色

扫封底二维码获取彩图

5期：病变进一步恶化导致全视网膜脱离（图2-3-5）。如不治疗，病变进入4期以后，通常造成不可逆的视力损害，而5期病变可致盲。第3版的ROP国际分类将5期病变进一步细化为5A期：开放性全视网膜脱离，即从瞳孔区可以见到视盘；5B期：开放闭合性，眼前节结构尚保持正常，视网膜脱离呈闭合漏斗状，视盘不可见；5C期：在5B期的基础上，眼前节结构发生明显异常，如角膜中央变性混浊，前房变浅或消失，晶状体角膜内皮粘连，虹膜后粘连，晶状体前移。

　　退化期病变指在患儿的生长过程中病变逐渐消退或消失，最终形成色素改变或遗留下灰白色纤维增殖病灶（图 2-3-6A）。FFA 显示近锯齿缘的末梢血管逐渐变细，有轻微渗漏或者形成袢样改变，或因纤维增殖牵拉走行异常（图 2-3-6B～D）。尽管普遍认为退化期

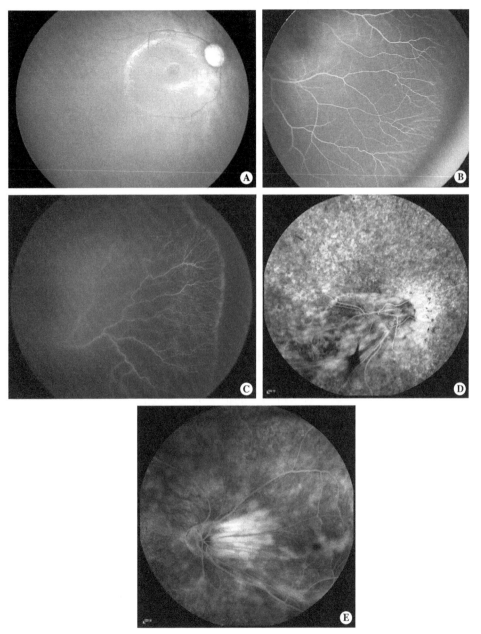

图 2-3-6　退化期病变

A. 周边视网膜平复，末梢血管分支增多，未见出血及渗漏，伴少许色素改变；B. FFA：颞侧周边视网膜血管分支增多，末梢稍膨隆，少许荧光素渗漏，无血管区记录为 PAR；C. 抗 VEGF 药物治疗后 5 周形成的退化改变：FFA 显示颞侧周边视网膜血管分支增多，末梢呈杵状膨隆并伴有荧光素渗漏，无血管区记录为 PAR；D. 20 岁男性，早产，未行眼底筛查，双眼视力差，右眼 FFA：视盘向颞侧牵拉，黄斑移位，视网膜色素上皮普遍斑驳透见荧光，后极部及颞侧下方荧光素渗漏，色素增殖呈骨细胞样遮蔽荧光；E. 患者左眼 FFA：视盘向颞侧牵拉，黄斑移位，视网膜背景荧光不均匀，乳斑束及黄斑荧光素渗漏

扫封底二维码获取彩图

ROP 改变对视功能影响不明显，但是早产儿在生长至 10~20 岁或成年后，一项长期的眼底照相横断面研究显示，约 75% 的早产儿会出现黄斑牵拉、移位，周边可见局限性色素上皮病变，部分患者形成视网膜格子样变性、裂孔，甚至孔源性视网膜脱离。此外，近视、斜视和弱视也更常见于早产儿，因此即便 ROP 自行退化，但是对于儿童的眼底检查和随访并不能停止。实际上，早产导致的眼部结构发育异常不仅局限于视网膜血管和玻璃体，晶状体混浊，房角发育异常，还成为先天性白内障和原发型开角性青光眼的原因，而晶状体和房角的异常会进一步增加近视的风险。所以说，ROP 是终身性疾病，需要定期检查，及早发现、及时纠正。

随着抗 VEGF 药物在 ROP 治疗中的应用，疾病的转归与激光治疗后有较大差异。在此，我们还需要就病变的退化、再活化，以及长期并发症进行重新定义。退化指 ROP 病变的缓解；再活化则指急性期病变的再次出现。退化可以是完全或者不完全的，可以是自行退化，也可以是治疗之后发生的改变。抗 VEGF 药物治疗后发生的退化性血管改变（于治疗后 1~3 天）明显早于激光治疗（治疗后 7~14 天），包括附加病变消退，血管不再扩张，伴随或不伴随血管迂曲缓解，其他还有瞳孔散大不再受限，视网膜出血吸收，屈光间质透明度增加。同时在自行退化和抗 VEGF 药物治疗的病例中都可以出现周边无血管视网膜（persistent avascular retina，PAR），与前者不同，抗 VEGF 药物治疗后出现的 PAR 一般更常见，且范围也更大（图 2-3-6C）。因此，关于 PAR 的记录应该包括部位（区）和范围（钟点）。

再活化也更常见于抗 VEGF 药物治疗后，在病变没有完全退化的病例中更易发生。临床表现有新出现的附加病变（血管迂曲、扩张）和嵴（视网膜外新生血管），嵴旁出血，甚至牵拉性视网膜脱离。此类改变可以不按照 ROP 急性期的顺序发生发展。发作时间多在矫正胎龄 37~60 周，而多次使用抗 VEGF 药物的患者再活化时间更晚，此外，还受到抗 VEGF 药物种类和剂量的影响。对于再活化的记录也应该包括区和期。

第四节　早产儿视网膜病变附加病变

早在 1984 年的 ROP 国际分类中就提到了附加病变，这是疾病极速恶化的重要体征，一般于矫正胎龄 34~38 周出现。视网膜有独立的血氧调控机制，在慢性缺氧时以 VEGF、EPO、IGF-1 等血管生长因子的表达上调导致的血管渗漏和新生血管形成为主，在代偿完全失去平衡，发生急性缺氧或突发严重缺氧时则出现后极部视网膜动脉的迂曲和大血管的扩张（图 2-4-1）。FFA 显示动脉极度迂曲，静脉管径明显扩张，黄斑区毛细血管扩张，渗漏荧光素（图 2-4-2）。在部分患儿的虹膜甚至可见新生血管充盈，呈红色改变（图 2-4-3）。患儿出现附加病变时需密切观察，尽可能保证全身状况平稳下及时安排治疗，否则将导致严重的视力损害。由于目前尚没有对附加病变的定量测量，不同检查者对此的定义各不相同，在 2005 年的修订版中提出，当后极部血管出现迂曲扩张但程度上尚未达到附加病变时，临床上称为"附加前病变"（图 2-4-4），第 3 版 ROP 国际分类所定义的附加前病变特指Ⅰ区内血管形态异常，附加前病变和附加病变是一个连续的病变过程，从轻到重，尽管在程度上不同的学者之间的判断可能存在差异，但比起之前单纯的有或没有附加病变的判断，大家的一致性已有不少提高。附加前病变的提出是为了提醒筛查医师重视病变的进展。

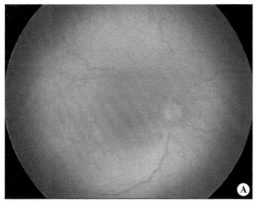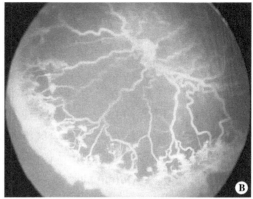

图 2-4-1　附加病变

后极部动脉迂曲，静脉扩张

扫封底二维码获取彩图

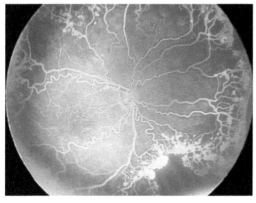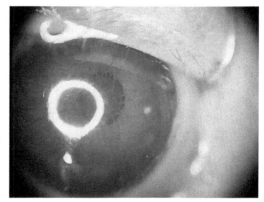

图 2-4-2　附加病变 FFA 表现

后极部动脉迂曲，静脉扩张。黄斑区毛细血管扩张，伴荧
光素渗漏，周边可见新生血管和爆米花样异常血管

图 2-4-3　虹膜血管充盈，限制瞳孔直径

扫封底二维码获取彩图

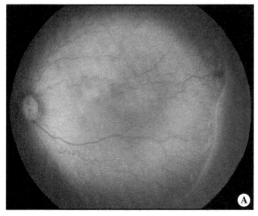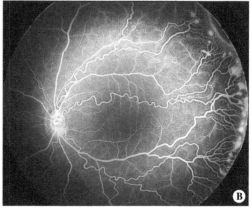

图 2-4-4　附加前病变（A）：颞侧象限后极部动脉迂曲，静脉扩张；附加病变 FFA（B）：颞侧象限后极部
动脉迂曲，静脉扩张

扫封底二维码获取彩图

第五节　急进性后极部早产儿视网膜病变

急进性后极部早产儿视网膜病变（aggressive posterior ROP，APROP）是在第 2 版 ROP 国际分类中加入的，特指严重的、快速恶化的、位于 I 区或后部 II 区的 ROP，是最严重的 ROP 活动期病变。通常发生于极低出生体重和极小出生胎龄儿，与经典的 1～5 期活动性病变的发展顺序不同，APROP 多在 I 区或者靠近 I 区的 II 区内，为各个象限内的附加病变，除此之外，血管化的视网膜与无血管区没有间叶细胞形成的嵴，新生血管可见于全视网膜内，平铺其内。目前随着对 ROP 认识的加深，APROP 也可以出现在后极部以外，因此病变的位置不再是诊断 APROP 的关键，在第 3 版 ROP 国际分类中给予新的命名——急进性 ROP（aggressive ROP，AROP）。AROP 的典型特征是快速发展的视网膜新生血管和严重的附加病变。间接检眼镜下或广角眼底照相机下各象限的附加病变表现得尤为突出，动脉极度迂曲，静脉扩张，在血管化视网膜的边界上仅见 1～2 支迂曲扩张的静脉血管，迂回呈祥样，这其实是异常的动静脉血管吻合支（图 2-5-1）。FFA 显示后极部血管极度扩张、拥挤，有大量新生血管，荧光素渗漏明显；黄斑结构不清，周边大片未血管化视网膜完全没有血管充盈（图 2-5-2）。有别于 3 期病变，在 AROP 中大量的视网膜内新生血管不形成嵴，因此间接检眼镜下这些新生血管反倒不太清楚，但是在部分病例中依然可见少许视网膜外新生血管呈嵴样向玻璃体腔增殖并伴牵拉。虹膜上血管的充盈不仅引起虹膜红变，还可以限制瞳孔的散大（图 2-4-3）。当患儿出现 AROP 后需在 24h 内接受治疗，而在传统的激光治疗手段下，成功率仅约 50%。因此，对于具备 AROP 风险的患儿更应该提高重视，密切观察。与高收入国家的报道不同，我国由于医疗水平分布不均，发生 AROP 的患儿并非集中于极低出生体重和极小出生胎龄儿。因为此类高危患儿的救治往往在大中城市的三级甲等医院的新生儿重症监护病房（NICU）进行，一方面医疗技术和条件较好，另一方面新生儿用氧控制也极为严格；而中小型城市的 NICU 受到医疗条件的限制，较大的出生胎龄（30～33 周）和出生体重（1300～2000g）早产儿都存在发生 AROP 风险，这需要引起儿科和眼科医师的重视。

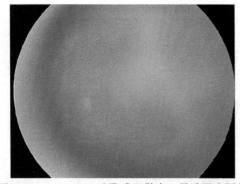

图 2-5-1　APROP：瞳孔难以散大，导致眼底图像不清，自视盘发出的血管迂曲扩张，毛细血管扩张伴大量新生血管生长，后极部视网膜呈鲜红色，后极部以外仅有少数几支血管生长

扫封底二维码获取彩图

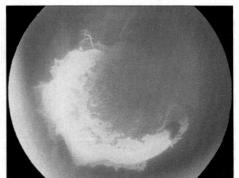

图 2-5-2　APROP FFA 显示视盘发出的血管迂曲扩张，大量新生血管生长，渗漏荧光素；后极部以外仅有少数几支血管生长，病灶边缘出血呈遮蔽荧光

（陆　方）

参 考 文 献

Chiang MF，Quinn GE，Fielder AR，et al，2021. International Classification of Retinopathy of Prematurity，Third Edition. Ophthalmology，128（10）：e51-e68.

Hughes S，Yang H，Chan-Ling T，2000. Vascularization of the human fetal retina：roles of vasculogenesis and angiogenesis. Invest Ophthalmol Vis Sci，41（5）：1217-1228.

International Committee for the Classification of Retinopathy of Prematurity，2005. The International Classification of Retinopathy of Prematurity revisited. Arch Ophthalmol，123：991-999.

The Committee for the Classification of Retinopathy of Prematurity. 1984. An international classification of retinopathy of prematurity. Arch Ophthalmol，102（8）：1130-1134.

第三章　早产儿视网膜病变的鉴别诊断

第一节　家族性渗出性玻璃体视网膜病变

一、概　　述

家族性渗出性玻璃体视网膜病变（FEVR）是一种遗传性视网膜血管发育异常性疾病，遗传方式多样，包括常染色体显性遗传、常染色体隐性遗传及 X 染色体连锁隐性遗传，最早由 Criswiek 和 Schepens 于 1969 年报道。本病的主要特征包括周边视网膜的血管化不完全和（或）视网膜血管分化异常，进而导致各种并发症，其临床表现多样，与 ROP 眼底表现类似，但缺乏早产史和出生后吸氧史等相关病史。

二、发病机制及致病基因

FEVR 主要表现为视网膜血管异常，其详细发病机制尚不明确，目前发现遗传因素在其发病过程中有着重要的作用。目前较为明确的与 FEVR 发病相关的基因包括 *LRP5*、*NPD*、*FZD4*、*NDP*、*TSPAN12*、*ZNF408*、*CTNNB1*，以及近几年发现的 *KIF11*。其中 *LRP5*、*FZD4* 和 *ZNF408* 基因位于第 11 号染色体，*KIF11* 基因位于第 10 号染色体，*TSPAN12* 基因位于第 7 号染色体，*NDP* 基因位于 X 染色体，约 50% 的 FEVR 患者均与以上基因突变相关，且同一患者可能存在不止一种 FEVR 相关基因突变。

其中 *LRP5*、*FZD4*、*NDP* 及 *TSPAN12* 基因均与 Wnt/Norrin 信号通路和血管生成相关。视网膜的血管形成开始于妊娠 18 周，在 38~40 周完成，在这个过程中，星形胶质细胞会通过释放 VEGF-A 来应对视网膜发育过程中的缺氧，进而促进内皮细胞的生长和分化，而细胞外 VEGF-A 则刺激促血管生成素释放和更深层视网膜血管丛的形成。在敲除 *NDP*、*FZD4*、*LRP5* 和 *TSPAN12* 基因的小鼠模型中均发现了其对视网膜深层血管丛生成的影响。这表明，FEVR可能是一种血管生成紊乱性疾病，主要影响深层和周边部视网膜中的次级毛细血管丛发育。

LRP5（low density lipoprotein receptor-related protein 5）基因定位于人染色体 11q13.4，全长 136.6kb，编码蛋白含 1615 个氨基酸，包含低密度脂蛋白受体（low density lipoprotein receptor，LDLR）家族特征的保守模块，包括信号肽，4 个表皮生长因子（epidermal growth factor，EGF）重复序列，3 个 LDLR 重复序列，1 个跨膜结构域和胞质结构域。*LRP5* 跨膜蛋白能与 *FZD4* 基因编码的 Frizzled4 蛋白形成共受体复合物，参与活化 Wnt/β-catenin 信号通路。在 *LRP5* 基因敲除的小鼠模型中，发现了视网膜血管发育迟缓，所以主要致病机

制可能为 *LRP5* 基因突变导致的视网膜血管发育异常。

FZD4（frizzled 4）基因定位于人染色体 11q14.2，编码七跨膜受体蛋白卷曲蛋白 4，含 537 个氨基酸，N 端胞外区为高度保守的半胱氨酸富集区，具有与 Wnt 配体特异性结合的能力。Wnt 信号通路参与人胚胎发育和组织细胞的增殖调节，并在视网膜血管生成中起重要作用，所以该基因突变可能导致 Wnt 信号通路变异，进而导致视网膜毛细血管发育的调控异常。

NDP 基因位于人染色体 Xp11.4，编码蛋白 Norrin，含 133 个氨基酸，是一种遗传高度保守的富含半胱氨酸的蛋白，属于胱氨酸结生长因子家族。该蛋白的半胱氨酸结合域与 *FZD4* 的半胱氨酸富集区的结合有特异性的高亲和力，可激活经典的 Wnt 通路。该基因的突变会导致 Wnt/β-catenin 通路活化受阻，同时该基因还与一些其他眼科疾病，如 Coats 病和永存玻璃体增殖等有关。因此，与 Wnt 通路不相关的配体也可以通过 *FZD4* 起到影响通路的作用，进而影响视网膜血管的发育。

TSPAN12（tetraspanin 12）基因位于人染色体 7q31.31，编码的蛋白属于四跨膜蛋白家族成员，其特征是存在 4 个跨膜结构域，含 305 个氨基酸，可与其他分子关联，在细胞黏附、迁移和信号传递方面有重要作用。TSPAN12 参与 Norrin/β-catenin 信号通路，也是 LRP5-FZD4 复合信号肽的一部分，同时还是 NDP 受体复合物的重要组成部分，对这击鼓部分都有相互作用，该基因的突变会影响多个血管发育相关的通路，进而造成血管发育的异常。

ZNF408（zinc finger protein 408）基因位于人染色体 11p11.2，编码锌指蛋白 408，含有 720 个氨基酸，并具有 N 端 SET 结构域和 10 个串联的 C2H2 型锌指，该结构域负责蛋白间相互作用。研究表明，*ZNF408* 在视杆细胞和视锥细胞中有特异性表达，而在米勒细胞中不特异性表达，同时在视网膜血管中也有表达。*ZNF408* 基因的突变会导致蛋白表达异常，其缺失会导致视网膜血管的异常分化，该基因对视网膜血管的形成有重要影响。

KIF11（kinesin family member 11）基因位于人染色体 10q24.1，编码驱动蛋白 11，其末端具有四聚体微管马达，在有丝分裂中微管交联和纺锤体的组装形成中起重要作用。该基因在小鼠神经元视网膜和睾丸中表达，视网膜中的 *KIF11* 位于视网膜色素上皮、感光细胞层的内部区段和睫状区，以及视网膜神经元突触接触的内、外丛状层。在此前人们一直认为其与疾病综合征小头畸形、脉络膜视网膜病变、淋巴水肿和智力发育迟缓（MCLMR）的发生有关，而在 2014 年发现该疾病与 FEVR 有临床表型的重叠，同时在 FEVR 患者中发现了该基因的突变，所以 *KIF11* 基因也可能影响视网膜血管的形成，最终导致 FEVR。

三、临床表现与分期

（一）临床表现

FEVR 的临床表现呈现多样化，且遗传外显率不完全，同一家系中的患者甚至具备同一突变基因的患者，其疾病的严重程度也可各不相同。轻者可仅有轻微视网膜周边无血管区，重者可有视网膜脱离甚至失明。FEVR 患者的主要临床表现包括周边视网膜无血管区（可有玻璃体视网膜粘连）；眼底血管分支增多，分布密集（图 3-1-1）；视盘或黄斑异位；周边视网膜新生血管；视网膜内或视网膜下渗出；视网膜脱离及镰状视网膜皱襞（图 3-1-2）。

FFA 表现可为诊断提供重要依据，部分初诊为单眼 FEVR 的患者在行 FFA 检查后确诊为双眼 FEVR。FEVR 的 FFA 表现包括血管分支密集和周边视网膜毛细血管无灌注区；血管于赤道部附近呈扇形终止，末端吻合，伴异常血管，表现为荧光素渗漏（图 3-1-3）。

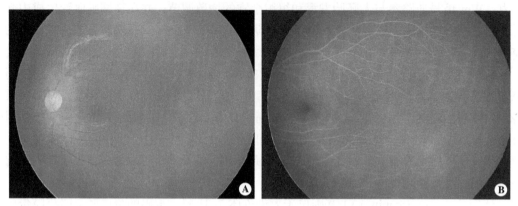

图 3-1-1   FEVR 患者视网膜可见周边无血管区
A. 眼底彩照；B. FFA 图
扫封底二维码获取彩图

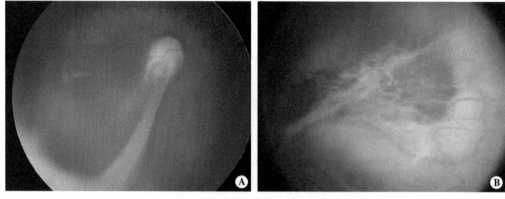

图 3-1-2   FEVR 患者异常视网膜眼底彩照
A. 镰状视网膜皱襞；B. 视网膜脱离
扫封底二维码获取彩图

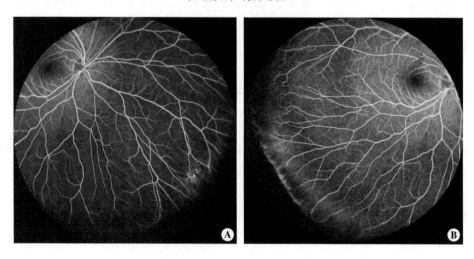

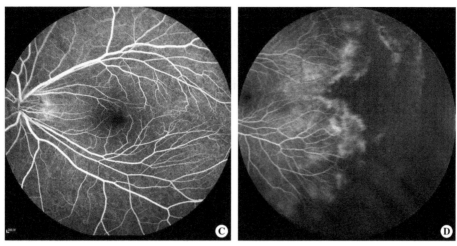

图 3-1-3　FEVR 患者视网膜 FFA 的异常表现

A、B. 周边视网膜毛细血管无灌注区；C. 血管分支密集；D. 血管呈扇形终止，伴荧光素渗漏

（二）分期

根据病变性质、程度和范围，Pendergast 和 Trese 在 1998 年提出了详细的 5 期分法（表 3-1-1）。2014 年，Kashani 等根据以上分期修改得到新的 5 期分期法，将 1 期表现改为视网膜周边存在无血管灌注区，或伴有视网膜内的异常新生血管（1A 期，不伴视网膜渗出；1B 期，伴有视网膜渗出）；2 期表现限定为视网膜外新生血管。

表 3-1-1　FEVR 的临床分期（2014）

分期	临床表现
1 期	视网膜周边存在无血管灌注区，或伴有视网膜内的异常新生血管
	1A：不伴视网膜渗出
	1B：伴有视网膜渗出
2 期	视网膜无灌注区、伴有视网膜外的新生血管
	2A：不伴视网膜渗出
	2B：伴有视网膜渗出
3 期	除黄斑以外的部分视网膜脱离
	3A：不伴视网膜渗出为主
	3B：伴有视网膜渗出
4 期	黄斑部受累的部分视网膜脱离
	4A：不伴视网膜渗出为主
	4B：伴有视网膜渗出
5 期	全视网膜脱离
	5A：开放型漏斗
	5B：闭合型漏斗

FEVR 可导致视网膜新生血管、渗出、玻璃体积血、玻璃体视网膜牵拉、黄斑移位、

视网膜皱襞和视网膜脱离等并发症；较少见的有继发性视网膜前膜、周边视网膜劈裂、继发性青光眼（由新生血管或晶状体引起）、晶状体溶解性葡萄膜炎、视网膜毛细血管瘤、玻璃体血管残余物、永存原始玻璃体增生症等。除此之外，FEVR 还合并或被误诊为多种眼部疾病，如黄斑板层裂孔、黄斑裂孔、脉络膜视网膜病变、黄斑毛细血管扩张症 1 型或 Coats 病、玻璃体黄斑界面疾病、永存玻璃体动脉。FEVR 还可合并多种全身疾病，如骨质疏松并假神经胶质瘤、小头畸形、智力发育迟缓、脊髓性肌肉萎缩症、Digeoge 综合征、Turner 综合征、Criswick-Schepens 综合征和先天性毛细血管扩张性大理石样皮肤。

四、鉴别诊断

ROP 与 FEVR 的眼底病变表现非常相似，均可表现为视网膜血管发育未至锯齿缘，具有周边无血管区。但 ROP 是发生在小胎龄、低出生体重和不规范吸氧的早产儿中的血管增殖性视网膜病变，主要病理特征是未血管化的视网膜发生新生血管增生，纤维膜形成，牵拉引起视网膜脱离。而 FEVR 的一个重要临床特征是足月儿，一般认为足月出生且无低体重史和不规范吸氧史的患儿基本可以排除 ROP 而诊断为 FEVR。同时，ROP 多在新生儿出生时期诊断，FEVR 则更多见于儿童和成年人。此外，虽然 ROP 患者可有急性渗出期，但其后渗出过程则终止，如 FEVR 患者出现渗出，其引起的继发性进行性牵拉会呈缓慢进展的状态。

尽管现在认为 FEVR 患儿多为足月，且不受环境因素影响，但也有报道部分早产儿最终诊断为 FEVR 的情况，部分严重的 ROP 患儿可能是 FEVR 的散发病例合并早产病史，所以早产和低出生体重并不能绝对地排除 FEVR 的诊断。目前也有越来越多的证据表明，个体的遗传背景在 ROP 的疾病发生过程中起到了一定的作用，在 ROP 患者中也发现了部分 FEVR 的致病基因，所以也认为 FEVR 的致病基因是筛查 ROP 的最佳候选基因。

因此，对于 FEVR 与 ROP 的鉴别诊断仍需进一步完善，对于临床表现为典型 FEVR 或有明确家族史，或基因检测有 FEVR 相关致病基因的早产儿，也应首先考虑诊断为 FEVR，而非 ROP。

五、治　疗

目前对于 FEVR 主要是对症治疗，预防视网膜脱离及黄斑区渗出，干预性治疗的指征包括视网膜血管发生新生血管增殖时，可采用激光或冷冻治疗；视网膜脱离时，可根据病情采用玻璃体手术或巩膜外加压术。近几年，也采用抗 VEGF 药物治疗辅助，减少 FEVR 患者的视网膜新生血管及渗出。

针对婴幼儿型 FEVR，传统观点认为，一旦出现新生血管即可采用激光治疗。2~3 岁的患儿应尽早采用激光治疗，>3 岁且≤2A 期的病变，则应该密切随访观察；2B 期伴有渗出或新生血管时，应采用激光治疗。有文献报道，针对 FEVR 合并孔源性视网膜脱离时，4A 期以下 FEVR 合并 C3 级以下增殖性玻璃体视网膜病变时，巩膜扣带术复位率高，手术次数少，术后视力恢复较好。4B 期及以上的 FEVR，伴 C3 级及以上的增殖性玻璃体视网膜病变时，玻璃体切割手术能使视网膜更好复位，但手术次数也可能增加，且视力预后较差。而手术方式应结合疾病的分期和增殖膜的严重程度及累及范围来针对性地选择，也有研究认为当增殖膜仅累及<2个象限的视网膜及周边部时，可行巩膜扣带术；若增生膜累及视网膜后极部或≥2个象限时，则应考虑行玻璃体切割术。

第二节 外层渗出性视网膜病变

一、概 述

外层渗出性视网膜病变又称为 Coats 病、视网膜毛细血管扩张症，是一种儿童多见的视网膜血管性疾病，通常表现为视网膜毛细血管扩张和动脉瘤性视网膜血管病变，伴有视网膜层间及视网膜下渗出，病情严重时会导致渗出性视网膜脱离。Coats 病的病程进展缓慢，呈进行性，早期不易察觉，直到视力显著减退，出现白瞳症或斜视时才被注意。

Coats 病的发病率约为 0.09/100 000，通常 85% 的患者为单眼发病，双眼发病者后发病眼常表现为无典型 Coats 病眼底表现，但存在明显的眼底毛细血管扩张。一般男性发病比女性更为常见，其比例约为 3∶1，并且患者的平均年龄多为 8～16 岁。但这种疾病在婴幼儿及成年人中也可见到，近年 Rishi 等在 646 例 Coats 病患者中发现，约 7.0% 的患者为成人 Coats 病。

二、发 病 机 制

Coats 病的发病机制至今尚不明确，通常认为由多种因素共同作用所致。

（一）血管因素

Coats 病的核心病理改变是视网膜血管异常。Coats 病的发生是血-视网膜屏障破坏，使血浆等成分渗漏，最后导致血管部分变薄、坏死直至功能丧失，血管壁呈腊肠样改变。也有观点认为视网膜血管壁周细胞和血管内皮细胞异常，导致毛细血管扩张及动脉瘤形成，伴有部分血管闭塞。由于周细胞及血管内皮细胞的丢失，血管内脂质成分进入视网膜，最后继发视网膜的相应改变，包括视网膜变薄、囊样改变，甚至视网膜脱离。

（二）基因学说

Coats 病主要为散发的，大多数认为与遗传无关，考虑体细胞突变的可能性大。有报道称 *NDP* 基因是与 Coats 病最相关的基因。*NDP* 基因位于 Xp11.4，其表达的包含 133 个氨基酸的蛋白为 Norrie 蛋白，被认为和血管发育密切相关。*NDP* 基因相关的视网膜病变被认为是先天的以视网膜纤维增生和血管改变为特征的一组疾病。Coats 病的发生可能与 *NDP* 基因突变后 Norrie 蛋白的表达缺失而引起视网膜血管的异常发育有关。此外，还有研究表明 *CRB1* 基因、*FZD4* 基因的突变可能会引起类 Coats 样改变。

（三）细胞因子作用

VEGF 是目前已知的诱导血管生成的细胞因子。多项研究显示 Coats 病患者眼内（房水、玻璃体、视网膜下液等）VEGF 的浓度明显升高，结果提示 VEGF 可能在 Coats 病的发病过程中起到重要的作用。炎性因子在 Coats 病发病机制中的作用尚不清楚，但有研究表明Coats 病患者房水中肿瘤坏死因子、单核细胞趋化蛋白、白介素等炎症因子含量升高。

三、临床表现

（一）症状和体征

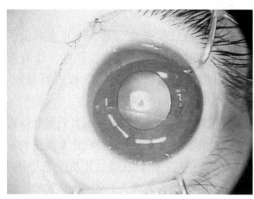

图 3-2-1　左眼 Coats 病，呈现典型白瞳症表现
扫封底二维码获取彩图

儿童 Coats 病早期无自觉症状，直至出现视力下降、眼痛、白瞳症（图 3-2-1）和斜视等才被发现。学龄儿童常常在视力检查时发现单眼低视力来就诊，就诊时眼底病变多为晚期。随着病情的加重，患者可能出现新生血管性青光眼的表现，如眼胀、眼红、畏光流泪等。成人 Coats 病的最主要临床症状是视力下降，少数患者出现斜视、飞蚊症和盲点，目前还未出现过白瞳症的报道。成人 Coats 病患者就诊时视力大于20/40 者相比于青少年儿童Coats病患者较多。导致患者后期视力丧失的主要原因有青光眼（继发性房角闭塞）、视盘苍白、复发性视网膜脱离、持续性黄斑水肿、黄斑瘢痕、视网膜前膜和中心凹缺血。

早期患者眼前节检查一般正常，随着疾病的进展，可见角膜水肿、前房闪辉、虹膜新生血管、晶状体混浊等新生血管青光眼、并发性白内障及虹膜睫状体炎等表现。玻璃体一般是清晰的，病情严重时可出现玻璃体积血、玻璃体视网膜牵引、玻璃体纤维化、增殖性玻璃体视网膜病变。

眼底早期病变多位于视网膜颞侧，病变血管大多位于视网膜血管第二分支后，呈扭曲、不规则囊样扩张或串珠样，可呈典型的"灯泡样"的动脉瘤改变，伴微动脉瘤和毛细血管无灌注区（图 3-2-2）。病变附近视网膜可有点片状出血，可伴有新生血管膜。病变区视网膜深层和视网膜下黄白色脂性渗出呈片状沉积在视网膜下或围绕病变血管呈环形分布，其间有发亮的胆固醇结晶。累及黄斑时可出现黄斑水肿、黄斑区星状或硬性渗出，黄斑前膜比较常见。1/5～1/4 的患者出现渗出性视网膜脱离（图 3-2-3）。严重者可出现增殖性玻璃体视网膜病变（图 3-2-4）。大多数患者病变局限于 6 个

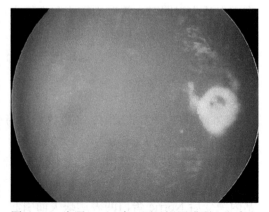

图 3-2-2　右眼 Coats 病，可见视网膜颞上方病变呈扭曲、不规则囊样扩张，伴典型的"灯泡样"的动脉瘤改变，黄斑区有黄白色渗漏伴出血
扫封底二维码获取彩图

时钟范围内，较少呈弥散性分布；位于颞侧者多见，鼻侧者较少。成人 Coats 病具有与青少年儿童 Coats 病相似的特征性视网膜血管异常和眼底渗出，与之不同的是受累范围较局限，黄斑受损轻，视网膜脱离较少见。

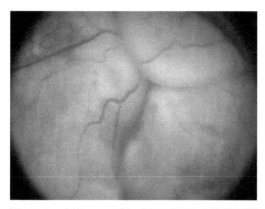

图 3-2-3　右眼 Coats 病 3 期，可见渗出性视网膜全脱离，视网膜下大量黄斑色脂质渗出，视网膜血管迂曲扩张

扫封底二维码获取彩图

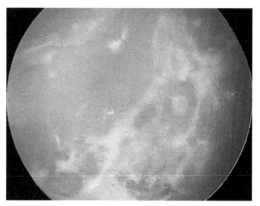

图 3-2-4　右眼 Coats 病，可见患者视网膜血管异常扩张，视网膜出血，硬性渗出，视网膜广泛脱离，玻璃体表面有增殖条索牵拉

扫封底二维码获取彩图

（二）辅助检查

1. 荧光素眼底血管造影（FFA）检查　其特征表现为迂曲扩张的视网膜血管、"灯泡样"动脉瘤改变、早期并进展性的血管荧光素渗漏、周边无灌注区、毛细血管缺失等（图 3-2-5）。另外，随着广角 FFA 及广角数码视网膜成像系统的应用，可以提高 Coats 病周边病灶的检出率，有助于早期发现 1 期 Coats 病患者及早期诊断。

2. 超声检查　典型的 B 超检查表现为浆液性视网膜脱离与视神经盘相连续，伴高反射回声的渗出液或低回声的视网膜下液。通常不伴有脉络膜增厚或玻璃体视网膜牵引。彩色多普

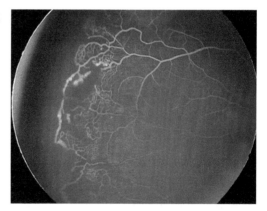

图 3-2-5　右眼 Coats 病的 FFA 可见周边异常血管迂曲扩张，末端膨大伴串珠样改变，周边大量无灌注区，毛细血管渗漏荧光素

勒超声可在脱离的视网膜带状回声处检测到与视网膜中央动、静脉延续的血流信号，其下可探及弱点状回声，无血流信号。当视网膜脱离位置较高时，可以见到其下弱点状回声的自运动，可有异常血流信号产生（伪像），但无血流频谱特征。这种"流沙样"改变为 Coats 病所特有。

3. 光学相干断层成像（optical coherence tomography，OCT）　有助于识别 Coats 病的黄斑水肿、黄斑前膜、黄斑裂孔、黄斑区硬性渗出、黄斑下纤维化及黄斑萎缩，并可以用来监测病情的变化及疗效。

4. CT 与 MRI　有助于鉴别与 Coats 病有相似临床症状的眼部恶性肿瘤。Coats 病的 CT 特征为患侧眼球壁增厚、玻璃体后方可见新月形、"V"形高密度区，通常不伴钙化斑，增强 CT 扫描时渗出物无强化。MRI 可见视网膜下渗出呈 T_1 高信号，在渗出性视网膜脱离与视神经盘交界处呈 T_2 高信号。

四、Coats 病分期

根据 Coats 病的临床表现及相应并发症，Shields 将疾病分为 5 个阶段。

1 期：视网膜毛细血管扩张。

2 期：视网膜毛细血管扩张和渗出，又分为两个阶段，即 2A 阶段周围视网膜渗出和 2B 阶段黄斑中心凹渗出。

3 期：渗出性视网膜脱离。

3A1 期：保留黄斑中心凹的渗出性视网膜脱离。

3A2 期：累及小部分黄斑中心凹视网膜脱离。

3B 期：全视网膜脱离。

4 期：全视网膜脱离伴继发性青光眼。

5 期：严重的终末期疾病（眼球萎缩）。

五、诊断及鉴别诊断

诊断 Coats 病的金标准是散瞳后的眼底检查。可用双目间接检眼镜进行检查，若患儿无法配合，可全身麻醉下进行详细的视网膜检查。根据不明原因的异常血管扩张、扭曲、微血管瘤或血管呈串珠样改变，以及 FFA 显示异常血管伴明显渗漏，即可诊断为 Coats 病。

由于 Coats 病的常见症状为白瞳症、斜视等，因此需与有相同表现的儿童眼部疾病进行鉴别。其中 ROP 主要发生于胎龄 <32 周，出生体重 <1500g，有高浓度吸氧史的早产儿或发育迟缓的低体重儿。ROP 患者多为双侧发病，眼底周边部有血管的视网膜向无血管的视网膜融合形成动静脉短路交通支，可见新生的毛细血管及微血管瘤，病情进一步进展，新生血管向玻璃体移行，引起玻璃体积血、牵拉，严重者可致视网膜脱离。通过眼底检查和 FFA 检查可将两种疾病分开。除此之外，Coats 病还需与视网膜母细胞瘤、视网膜色素变性、家族性渗出性视网膜病变等进行鉴别。

六、治　疗

根据 Coats 病的分期，我们可以选择不同的治疗方式。目前对 Coats 病的治疗方式包括激光治疗、冷冻治疗、抗 VEGF 药物治疗及视网膜脱离修复手术。

（一）激光治疗

视网膜激光治疗是 Coats 病最传统的治疗方法，主要针对异常的视网膜血管。单独激光治疗主要用于早中期的 Coats 病。氩激光是最常选用的激光。Schefler 等报道 17 例 2 期、3 期的 Coats 病患者，激光治疗后视力改善者达到了 53%，但并不是所有报道结果都如此乐观。目前，更多的文献报道倾向于联合治疗，最常见的联合治疗是激光治疗联合玻璃体内注射抗 VEGF 药物治疗，该种联合治疗可用于轻度 Coats 病，对于部分 3 期以上的患者亦可选择此方法。

（二）冷冻治疗

与视网膜激光治疗一样，视网膜冷冻治疗也是 Coats 病的传统治疗方法之一。视网膜冷冻治疗主要用于有明显渗出和视网膜脱离的患者，冷冻治疗的优势在于当疾病合并少量视网膜下积液时，积液并不会影响冷冻治疗的效果，对于周边病变操作较激光治疗简便。但是冷冻治疗本身可加重视网膜渗漏，因此一次冷冻治疗范围不应超过 2 个象限，且重复治疗间隔应该大于 1 个月。

（三）药物治疗

抗 VEGF 药物是目前最新、最有效的药物辅助治疗方法。临床上应用抗 VEGF 药物治疗 Coats 病有效的报道也越来越多，抗 VEGF 药物可以减轻黄斑水肿及渗漏，改善或稳定患者视力，促进异常的血管稳定或退化，但是目前有关抗 VEGF 药物治疗 Coats 病并未形成规范，理论上任何分期的 Coats 病均可以行抗 VEGF 药物治疗，但是因为早期病变激光及冷冻治疗即可有效，因此进展期 Coats 病更适合行抗 VEGF 药物治疗。临床一般选择渗出明显、异常血管范围较大的患者，尤其是 3 期以上新生血管性青光眼患者，抗 VEGF 药物可稳定甚至逆转病情，是挽留眼球的重要治疗方法。除此之外，有研究报道称玻璃体内注射曲安奈德是有效治疗 Coats 病的辅助治疗方法。激素可以促进视网膜下积液吸收、减轻黄斑区渗出、水肿，但是曲安奈德眼内注射可能会引发白内障等并发症，临床应用有一定限制。Saatci 等对 2 例 Coats 病患者采用地塞米松植入物（Ozurdex）联合激光治疗，治疗后 2 例患者均有暂时的轻中度眼压升高，但病变控制情况良好。

（四）手术治疗

对于视网膜下积液较多的 Coats 病患儿，激光、冷冻治疗均不能发挥效力时，可以选择视网膜下积液引流，待视网膜脱离改善后再联合其他治疗方法。对于复杂的患者可选择玻璃体切割术联合其他治疗方法。Kranias 等报道了玻璃体手术联合巩膜扣带手术治疗 Coats 病。Muftuoglu 和 Gulkilikl 报道了 5 例伴有明显牵拉视网膜脱离的 Coats 患者，采用玻璃体切除术，术中联合眼内激光治疗、视网膜下积液引流，术后填充硅油，患者随访时间均超过 1 年，病情控制稳定且视力均有不同程度改善。Suesskind 等观察了玻璃体手术联合气液交换后冷冻治疗的 13 例伴有视网膜脱离的晚期 Coats 病患者，平均随访时间为 37 个月，其中 9 例患者进行了重复治疗，最终 10 例患者的异常血管有消退且视网膜复位。但是玻璃体手术尤其选择填充物后，眼部并发症较多，尤其对于儿童患者，长期效果还待进一步明确，因此应谨慎选择此方法。

第三节　色素失禁症

一、概述及流行病学

色素失禁症（incontinentia pigmenti，IP）是一种罕见的、累及多系统的 X 连锁显性遗传病，由 Carrod 于 1906 年首次描述，后由 Bloch 及 Sulzberger 报道，因此又称为 Bloch-Sulzberger 综合征。此疾病主要影响外胚层组织，最常累及皮肤，可伴有眼部、牙齿、毛发、指甲和中枢神经系统等病变。其发病率约为 1/50 000，患者多为女性，占 95% 以上。

二、发病机制

在约 80% 的 IP 患者中可检出位于 Xq28 的核因子-κB 关键调节（NF-κB essential modulator，*NEMO*）基因突变。*NEMO* 基因包含 10 个外显子，全长约 23kb，其最常见的导致 IP 的突变为 4～10 号外显子的缺失（NEMOΔ4～10），占 90%，其他少见的突变类型包括无义突变、移码突变和剪接位点突变，错义突变更为少见。*NEMO* 基因在胚胎形成时高表达，其产物为 NEMO，是 IκB 激酶复合物的组成部分，激活 NF-κB 信号通路，参与调节细胞凋亡及多种基因表达。*NEMO* 基因突变导致 NF-κB 失活，导致多种细胞因子生成障碍，使得细胞凋亡。此病理过程于出生后至第一年最严重，故 IP 患者在 1 岁前皮肤炎症反应最为明显。女性患者因存在 2 条 X 染色体，故症状表现不甚严重，而男性仅有 1 条 X 染色体，缺少 *NEMO* 基因的正常拷贝，因而病变严重，多于胎儿时期死亡。有少量男性 IP 患者存活的报道，机制可能为异常核型（47，XXY）、体细胞嵌合体。

IP 眼部病变的发病机制并不明确，目前认为可能与以下因素相关。

（一）视网膜缺血理论

IP 的眼底病变由视网膜缺血缺氧引起，导致新生血管增殖，继发出血、渗出，视网膜前纤维增殖，进展为玻璃体视网膜牵拉，最终导致牵拉性视网膜脱离。而视神经缺血会导致视神经萎缩。

（二）色素上皮层改变理论

部分学者认为 IP 的病变基础为色素异常，可导致视网膜色素上皮病变，进而影响视网膜神经上皮层，最终导致视网膜发育不良及视网膜脱离。

（三）炎症反应理论

NF-κB 转录因子可调节与炎症及免疫相关基因的表达。炎症反应可刺激异常细胞因子产生，导致视网膜异常纤维血管增殖，进而引起视网膜发育不良，同时眼部具有炎症表现，如葡萄膜炎、视神经乳头炎、脉络膜视网膜炎。

三、临床表现

IP 为多系统性疾病，主要累及外胚层组织，包括皮肤、牙齿、眼睛、中枢神经系统及骨骼等。最常见的是皮肤病变，90%以上的患者出现皮肤受累。皮肤改变可分为四期：红斑水疱期、疣状皮损期、色素沉着期及萎缩期。四期皮损的发生可有重叠期，且每期并非一定发生皮损（图 3-3-1）。皮损通常于出生时或出生后很快出现，多见于躯干和四肢等部位，典型的沿 Blaschko 线分布，常表现出自限性。其他皮肤系统受累还包括毛发异常（秃发，羊毛样毛发，眉毛、睫毛发育不良等）（图 3-3-2）及指甲损害等，一旦出现往往会一直持续到成年时期。牙齿改变也较为常见，在超过55%的患者中存在，包括牙齿形状异常、缺牙和牙齿萌出延迟（图3-3-3）。约 30%的患

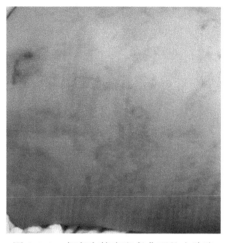

图 3-3-1　色素失禁症患者典型的皮肤改变，色素沉着期
扫封底二维码获取彩图

者中枢神经系统受累，表现为智力发育迟缓、运动异常（偏瘫、双瘫或四肢瘫）、惊厥、脑卒中等。约 20%的患者出现骨骼病变，常见表现为外耳异常、颅骨异常、脊柱侧弯、身材矮小、巨头、腭裂、尖形腭等。

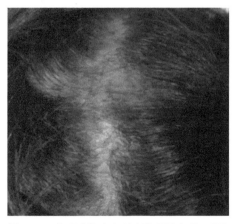

图 3-3-2　色素失禁症患者皮肤受累表现，秃发
扫封底二维码获取彩图

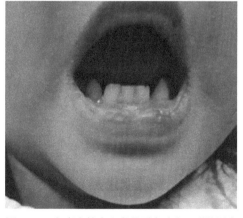

图 3-3-3　色素失禁症患者的牙齿改变，形状异常
扫封底二维码获取彩图

眼部病变是 IP 最严重的临床表现之一，可致盲。35%～77%的 IP 患者可存在眼部病变。眼部改变可以是单眼或者双眼，双眼受累病变往往不对称。IP 的临床表现多样，典型特征为视网膜血管性疾病及视网膜色素上皮改变，其中视网膜血管异常可累及周边部视网膜、黄斑，或出现视盘新生血管。在视网膜血管造影中可见黄斑无血管拱环增大，黄斑缺血和视网膜新生血管，还可出现与早产儿视网膜病变相似的血管缺血性改变，如毛细血管扩张、出血（图 3-3-4），黄斑区缺血性梗阻，动静脉吻合，周边视网膜低灌注，继发性

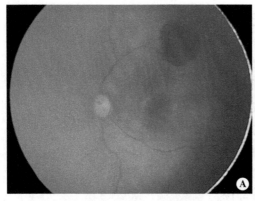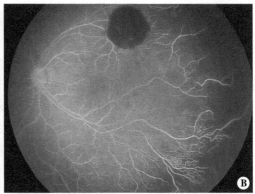

图 3-3-4　视网膜毛细血管扩张，无灌注区，伴视网膜出血

A. 眼底彩照；B. FFA 图

扫封底二维码获取彩图

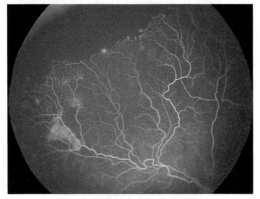

图 3-3-5　周边视网膜无灌注区，伴新生血管形成

新生血管形成（图 3-3-5），进而视网膜前纤维组织增生及晶状体后纤维组织增生，晚期可进展为继发性青光眼和眼球痨。另外，还可出现视神经萎缩，病变也可累及眼前节，表现为角膜浅层、上皮下的线性或环性混浊，角膜血管翳，涡轮状上皮性角膜炎，虹膜异色，虹膜发育不良等。

四、诊　　断

国际公认的 IP 诊断标准被 Landy 及 Donnai 于 1993 年提出，根据患者有无家族史分为两类，见表 3-3-1。皮肤活检有助于诊断，在红斑水疱期最具特征，可见表皮内海绵水肿、水疱，内含大量嗜酸性粒细胞，真皮浅层有大量嗜酸性粒细胞及淋巴细胞浸润。可通过基因诊断确诊，但 NEMO 基因突变的检出率为 80% 左右，故未检出 NEMO 基因突变并不能排除 IP 的诊断。

表 3-3-1　IP 的诊断标准

患者无阳性家族史*	患者有阳性家族史**
主要标准：	诊断标准：
1. 典型皮疹史（红斑、水疱、嗜酸性粒细胞增多）	1. 典型红疹病史
2. 典型色素沉着（特别是位于躯干部，呈线状，沿 Blaschko 线分布，成年后消退）	2. IP 的典型皮损（色素沉着，瘢痕，皮肤萎缩，线性、无毛性皮损，头顶秃发）
3. 线状萎缩、秃发性皮损	3. 牙齿异常
次要标准：	4. 羊毛样卷发
1. 牙齿异常	5. 视网膜病变
2. 秃发	6. 多次男性胎儿流产史
3. 羊毛样卷发、指甲异常	
4. 视网膜病变	

＊ 无阳性家族史时，需要至少 1 条主要标准及 1 条次要标准支持诊断。

＊＊ 有阳性家族史时，有 1 条诊断标准即可诊断。

五、与 ROP 的鉴别

IP 的眼部病变主要为视网膜血管的异常,因此其与 ROP 的眼底改变容易混淆。IP 与 ROP 的鉴别需要结合病史、家族史及全身系统情况。ROP 多见于早产儿、低体重儿,可有吸氧史,常双眼发病,且病变严重程度多对称,男女均可发病。IP 为遗传性疾病,在早产儿和足月儿中均可出现,可单眼或双眼发病,且双眼患病时病变不对称,女性患者多见。IP 可有家族史,特别是患者母亲的情况,应详细询问患者母亲幼儿时是否存在皮损等改变。IP 是多系统受累的疾病,对患儿全身,特别是皮肤、牙齿、毛发、指甲、骨骼和神经系统进行检查,如发现存在异常,则有助于 IP 与 ROP 的鉴别。

六、治 疗

仅在本书中讨论 IP 的眼部治疗。IP 的眼部治疗目前并没有统一的标准。由于 IP 患者特征性的视网膜血管改变可长期保持稳定,因此大部分 IP 患者的视网膜无灌注区并不需要治疗。若出现视网膜新生血管,提示疾病可能进入进展期,常采用激光治疗,大多数学者认为应对无灌注区进行激光治疗以减少 VEGF 的产生。同时也有学者在玻璃体内注射抗 VEGF 药物以抑制新生血管、改善黄斑缺血等情况。当出现视网膜前膜、玻璃体积血、玻璃体视网膜牵拉或牵拉性视网膜脱离时,可进行玻璃体切割手术或巩膜扣带手术。对于晚期进展为眼球痨或继发性青光眼伴有眼痛时,可进行眼球摘除手术。

第四节 永存原始玻璃体增生症

一、概述及流行病学

永存原始玻璃体增生症(persistent hyperplasia of primary vitreous,PHPV)是一种先天性眼部发育异常,为胚胎期原始玻璃体未能正常退化所致。PHPV 是 1955 年由 Reese 首先描述的,随后在 1997 年由 Goldberg 重新命名为永存胚胎血管(persistent fetal vasculature,PFV)。PHPV 是一种典型的散发疾病,目前还不知道 PHPV 的确切发病率,在美国的盲童中占 5%,其中 95%的病例为单眼患病。

二、发病机制

眼的血管系统由中胚叶发育而来,从胚胎第 3 周开始,眼动脉分出玻璃体动脉经胚裂进入视杯内,生长至眼前部在晶状体后面形成晶状体血管膜包围并营养晶状体。在妊娠中期,次级玻璃体开始替代原始玻璃体,通过细胞凋亡或巨噬细胞活化,原始玻璃体开始消退。如果原始玻璃体未退化,会对次级玻璃体的形成造成影响。在胚胎 6 周至 3 个月时,次级玻璃体大量形成，将原始玻璃体压缩至玻璃体中央和晶状体后凹中。当视网膜血管开始出现时，胚胎血管就应该退化，最终在出生前消失，正常情况下，只留下一个无细胞的玻璃体管，称为Cloquet管，其形状像漏斗，窄端在视盘前方，宽端在晶状体后方。退化过程中的任何异常均可产生不同的PFV临床表现，这是血管消退部分或完全失败的结果。

　　PHPV的发病原因尚不清楚，大多数的PHPV是散发的，到目前为止，遗传性PHPV的报道较少，尚未发现致病基因。

三、临 床 表 现

　　PHPV患者多因白瞳、斜视、小眼球等就诊。11%～30%的单眼白内障由PHPV所致。根据未退化的原始玻璃体累及的部位不同，PHPV可存在不同的临床表现，大致可分为前部型PHPV（约占25%）、后部型PHPV（约占12%）和混合型PHPV（约占63%）。

　　前部型PHPV是晶状体后纤维血管增殖膜，主要覆盖于晶状体后囊，有时侵犯睫状突，其增生和收缩可改变眼前节的结构。该病可表现为小眼球、白内障、睫状体拉长、Mittendorf点、晶状体后增殖膜、白瞳及由于纤维血管膜侵入晶状体引起的晶状体自发性出血、晶状体膨胀、后囊破裂引起的白内障、浅前房甚至继发性青光眼等。后部型PHPV主要表现为小眼球、玻璃体与视网膜（主要是视盘）相连的纤维血管增殖膜、视网膜皱襞、牵拉性视网膜脱离，有的还可伴有视盘发育不良及黄斑发育异常。混合型PHPV同时包括前部型和后部型PHPV的部分特点。

　　在前部型PHPV中，Mittendorf点是位于晶状体后囊的白点，通常位于晶状体后极部鼻侧0.5mm处，对视力影响小，通常不需要处理。晶状体后纤维血管增殖膜是PHPV的典型表现，通常呈白色或粉红色，其大小各不相同，可以小到只有一个点，也可以大到覆盖整个晶状体后囊（图3-4-1），当覆盖瞳孔时就表现为白瞳，同时可以见到拉长的睫状突（图3-4-2），主要是由纤维血管膜的增殖和向心的牵拉所致。由于晶状体后囊的中心非常接近眼球这个光学系统的节点，即使是节点上较小或者轻度混浊也可能导致剥夺性弱视，并可能显著阻碍视觉发育。因此，早期手术干预，然后进行术后弱视治疗是前部型PHPV患儿视力恢复的必要条件。

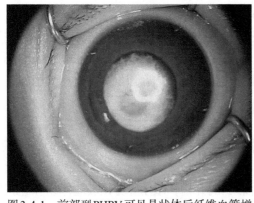

图3-4-1　前部型PHPV可见晶状体后纤维血管增
殖覆盖整个晶状体，表现为白瞳
扫封底二维码获取彩图

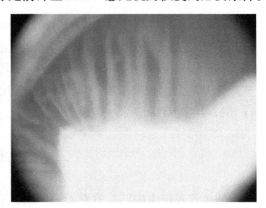

图3-4-2　拉长的睫状突
扫封底二维码获取彩图

　　在后部型 PHPV 中，Bergmeister 视盘是指位于视盘前的膜状或短带状的病灶，由玻璃体动脉后部的不完全退化导致。Bergmeister 视盘在不对黄斑产生牵拉的情况下，本身并不影响视功能。后部型 PHPV 也可存在视网膜皱襞，与 FEVR 的皱襞多偏向颞侧不同，其皱襞可以发生在任何象限。

　　混合型 PHPV 由于同时存在前部型和后部型 PHPV 的特点，病情往往更重。当残存的玻璃体血管增殖膜收缩牵拉视网膜时可引起帐篷样的视网膜脱离，继而引起黄斑病变（图 3-4-3）。同时在混合型 PHPV 中更容易出现视神经发育异常。

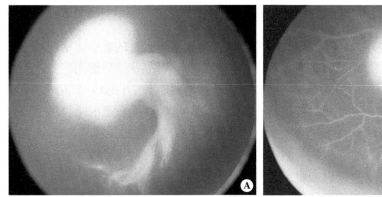

图 3-4-3　混合型 PHPV，伴视网膜脱离
A. 眼底彩照；B. FFA 图
扫封底二维码获取彩图

　　继发性青光眼是导致 PHPV 患儿最终失明的最主要原因。继发性青光眼的发病机制可能有以下几种：

　　（1）由晶状体后囊破裂引起的晶状体膨胀，导致晶状体虹膜隔前移，前房变浅。

　　（2）晶状体后纤维血管增殖膜侵犯睫状突，使睫状突被向心性牵拉，导致晶状体悬韧带松弛，引起晶状体前移，出现瞳孔阻滞。

　　（3）虹膜炎症、脱色素继发青光眼。

　　发生继发性青光眼等并发症后预后差，有时甚至由于疼痛、不可控制的高眼压或眼球痨需要进行眼球摘除。

　　超声在 PHPV 的诊断中应用广泛，A 超可用来测量眼轴的长度，PHPV 的患眼往往眼轴短，在出现屈光间质混浊时，B 超对了解眼后段的情况非常关键。混合型 PHPV 的超声典型表现如下：

　　（1）眼球缩小，眼轴短。

　　（2）晶状体轮廓不光滑，晶状体前移，前房变浅。

　　（3）玻璃体无回声区内出现圆锥形或漏斗状强回声团块，底部位于晶状体之后，并向睫状体部延伸，尖端连于视盘，前部回声强，后部较弱。彩色多普勒血流成像显示玻璃体内带状高回声及条索状血流信号，自视盘向晶状体后极延伸，血流信号与视盘中央动静脉相延续。

　　PHPV 在 CT 中表现为小眼球、沿 Cloquet 管走行的软组织条索影及无异常钙化斑，根据这些表现可将 PHPV 与视网膜母细胞瘤进行鉴别。

四、鉴 别 诊 断

PHPV 与 ROP 在出现白瞳时需要进行鉴别。ROP 见于早产儿、低出生体重儿，多有吸氧史，病变多为双眼且病变多对称。而 PHPV 可无早产吸氧史，单眼常见，对侧眼基本完全正常，拉长的睫状突是 PHPV 的特征性表现。另外，还可通过 B 超表现出的 PHPV 特征性改变进行鉴别。

五、治 　 疗

PHPV 的临床表现多样，使其治疗变得尤为具有挑战性。永存的玻璃体柄向前连到晶状体后囊膜，向后连到视盘血管束，对各径向施加牵引力。对晶状体后囊向后的牵引可导致后圆锥晶状体。对视网膜向前的牵引可造成牵引性视网膜脱离（TRD）伴视网膜色素上皮紊乱和视网膜发育不良，并与视神经发育不全有关。对玻璃体基底部的牵拉可造成牵拉性视网膜脱离、孔源性视网膜脱离、玻璃体积血和睫状体脱离伴低眼压等复合状况。PHPV 治疗的目的：获得清晰的视轴，以恢复视力和预防弱视；松解或防止牵拉，以避免在自然病程中发生的视网膜脱离、青光眼和眼球痨等主要并发症。

早期的手术干预有助于视功能的重建和预防疾病的进展。部分严重的 PHPV 病例，包括伴有黄斑中心凹发育不全、视网膜脱离、前房消失的病例，是否需要手术仍存在争议，多数学者认为应避免进行手术，因为这部分患者即使手术也不能恢复视力，但也有学者认为应该手术以避免继发性青光眼或眼球痨等更严重的并发症。主要的手术方法包括晶状体切除联合或不联合人工晶状体植入术、玻璃体切割术。手术入路的选择包括角巩膜缘入路和睫状体平坦部入路，支持角巩膜缘入路的学者认为睫状体平坦部入路导致周边视网膜和睫状体被向前和向中央拖拽，使这些结构更有可能发生医源性损伤；提倡睫状体平坦部入路的学者认为该方式可减少对角膜和前房角的干扰，提高清除晶状体皮质的能力，并可通过早期横向切割玻璃体以减少术中对视网膜的牵引。目前并没有数据表明哪一种入路更优越，具体术式和入路的选择需要结合患者的实际情况。

术中纤维血管增殖膜或蒂出血是 PHPV 最常见的术中并发症，可引起术后前房积血和玻璃体积血。通过电凝等方法烧灼新生血管以防止出血对于手术的成功至关重要。PHPV 手术后继发性青光眼的发生率较高，可能与术中房角损伤、术后房角粘连、新生血管生成或房角发育异常等因素有关。

PHPV 手术后视功能恢复的情况主要取决于病变范围、程度及手术时患者的年龄、术后屈光参差矫正及弱视治疗。

第五节　视网膜母细胞瘤

一、概 　 述

视网膜母细胞瘤（retinoblastoma，RB）是婴幼儿最常见的恶性肿瘤，占儿童恶性肿瘤的 2%～4%，严重危害患儿的生命及视功能。RB 的患病率为 1/20 000～1/15 000，其中约 95%的发生于 5 岁以前。单侧性 RB（单眼 RB）约占 75%，发病年龄多为 2～3 岁；双侧性 RB（双眼 RB）发病更早；三侧性 RB 是指在双眼发病的基础上，蝶鞍或松果体出现原发肿瘤。RB 的发病率没有明显种族和性别倾向，每年全球新发患者约 9000 例，其中我国每年新发 RB 患者超过 1100 例。随着治疗方法的优化和改进，目前 RB 的患者生存率得到提高，高收入国家的生存率>95%，低收入国家的生存率<30%，我国 RB 患者的生存率为 63%～95%。

二、发 病 机 制

RB 的发生和发展是一个非常复杂的过程，受到环境、基因、表观遗传病等多种因素的影响，最终导致调节细胞增殖、黏附、分化和凋亡等重要进程的基因失常。

RB 分为遗传型和非遗传型，遗传型占 35%～45%，为常染色体显性遗传，多表现为双眼或单眼多发 RB；非遗传型占 55%～65%，约 85%的单眼发病属于此类，平均就诊年龄相对较晚，基因突变仅发生于视网膜细胞。RB 的发生与肿瘤抑制基因（RB1 基因）突变关系密切，约 93%的遗传型和 87%的非遗传型 RB 患者存在 RB1 基因突变。RB1 基因位于人第 13 号染色体长臂 1 区 4 带，包含 27 个外显子、26 个内含子，编码为 4.7kb 的 mRNA，可翻译成 928 个氨基酸蛋白，即 RB 蛋白。RB 蛋白主要参与细胞转录和增殖的抑制。目前国际公认 RB1 的等位基因突变或缺失是 RB 的发病基础。1971 年，Knudson 对儿童 RB 的发病率进行了统计分析，认为此病的发生是两次基因突变的结果，并由此提出"两次打击"学说，即第一次突变发生于生殖细胞，第二次突变发生于体细胞。"两次打击"的实质是 RB1 的一对等位基因均发生突变。当两个等位基因均发生突变时，体细胞的杂合子型变成纯合子状态，细胞将失去正常 RB 蛋白功能，细胞分化失去控制，从而形成肿瘤。RB1 失活引起染色体不稳定，可导致其他肿瘤相关基因的二次突变或三次突变，这可能是 RB 患者易发生其他部位第二原发性恶性肿瘤的原因之一。

近年研究表明，约 2%的单眼 RB 患者 RB1 基因正常，而染色体 2p24.3 的 MYCN 基因存在异常扩增。此 RB 为非遗传型，其另一只眼出现 RB 的风险及出现第二肿瘤的风险与健康人相同。除此之外，RB 常见的基因突变还包括染色体 6q22.3 的 DEK、E2F3 基因及染色体 1q32.1 的 KIF14、MDM4 基因重复突变，是 RB 患者最常见的伴随基因突变；32%的 RB 患者可检测到染色体 16q21 的 CDH11 基因缺失，该基因的缺失可能导致肿瘤进展，向视神经侵袭，在肿瘤的转移方面具有重要作用。

除此之外，有研究表明部分 RB 患者的 HPV 检测呈阳性结果，这提示 HPV 感染可能与 RB 的发生有关。

三、临 床 表 现

（一）症状及体征

白瞳症为 RB 最常见的首诊症状，其表现为瞳孔区白色的肿瘤反光并遮挡正常的橘红

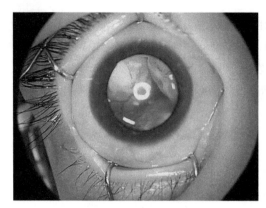

图 3-5-1　RB 患儿右眼白瞳症表现

扫封底二维码获取彩图

色视网膜（图3-5-1）。而白瞳症也是其他儿童视网膜疾病中的常见表现，其中就包含了早产儿视网膜病变。斜视是另一个常见的临床表现，斜视主要由患儿视力丢失引起，因此临床上斜视的患儿均需要进行视网膜检查。较大年龄的患儿可能会主诉视力下降或眼前黑影遮挡等。部分患儿可能会出现眼红、畏光、流泪等炎症表现。随着肿瘤的增大，患儿可能出现眼球突出、眼睑红肿、眼痛等无菌性眶蜂窝织炎的症状。眼外期患者肿瘤向眼外生长，向前穿破眼球壁而突出于睑裂外；向后突破眼球壁而占据眶腔，致使眼球前突，可伴有结膜水肿及眼球运动障碍。三侧性 RB 可能出现头痛、呕吐、发热、癫痫发作等。转移期肿瘤可经视神经或眼球壁上神经血管的孔道向颅内或眶内扩展，表现出头痛等颅内占位病变症状；或经淋巴管向附近淋巴结、软组织转移，表现出淋巴结肿大等；或经血液循环向全身转移至骨、肝等器官，最终导致患者死亡。

眼科体格检查需对适龄儿童进行视力检查。外眼检查需关注眼球是否有突出或缩小，以及眶蜂窝织炎的体征。裂隙灯显微镜检查需关注角膜水肿、虹膜新生血管、瞳孔缘虹膜外翻等继发性青光眼表现（图 3-5-2）。弥漫生长的肿瘤可能表现为玻璃体腔和前房出现白色雪球样混浊，形成假性前房积脓。散瞳后的眼底检查对于 RB 患儿来说极为重要。若患儿无法配合，建议在全身麻醉下进行双目间接检眼镜或 RetCam 的眼底检查，麻醉下进行仔细的巩膜顶压后的整个视网膜检查，对确定 RB 诊断及确定 RB 位置、范围和分期非常必要。早期肿瘤为扁平或隆起于视网膜表面的一个或多个结节，呈白色或半透明状，表面较光滑，边界清楚，通常可见周边血管增加（图 3-5-3）。随着病情的发展，内生型肿瘤向玻璃体腔内突起（图 3-5-4，图 3-5-5），肿瘤细胞在玻璃体内播散种植，引起玻璃体混浊，最终可能累及前房（图 3-5-6）。外生型肿瘤则在视网膜下形成肿块，常常引起明显的渗出性视网膜脱离，并可伴有大量的视网膜下种植。

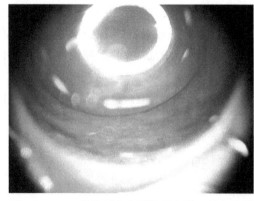

图 3-5-2　RB 继发新生血管性青光眼，可见角膜水肿、虹膜新生血管、瞳孔缘虹膜外翻

扫封底二维码获取彩图

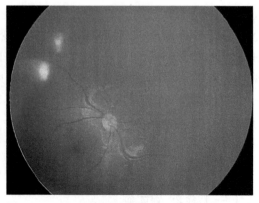

图 3-5-3　RB 早期视网膜表现，可见上方视网膜两个约 1PD 大小的白色肿物

扫封底二维码获取彩图

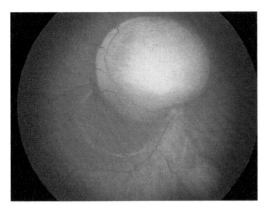

图 3-5-4　右眼 RB，可见视盘上方及鼻下方白色肿瘤，表面血管迂曲增多

扫封底二维码获取彩图

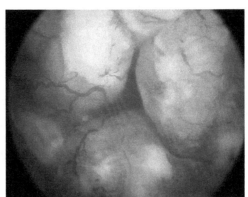

图 3-5-5　右眼 RB

扫封底二维码获取彩图

（二）辅助检查

1. FFA 检查　常表现为大量视网膜血管的异常，如毛细血管的扩张、渗漏、无灌注区和迂曲的肿瘤滋养血管等。FFA 能反映和检测肿瘤内血管状态及其活动情况，同时可监测治疗效果，有利于发现治疗后残留肿瘤的活性和复发肿瘤，区分肿瘤活动性和非肿瘤性缺血性视网膜血管病变。

2. 眼部超声检查　对于 RB 的诊断很重要。典型 RB 的玻璃体腔内可发现一个或数个肿物，肿物呈实体性，回声强弱不等，分布不均，常常可见到钙斑反射，与眼球壁相连，可伴或不伴视网膜脱离，晚期肿瘤可充满玻璃体腔（图3-5-7）。肿瘤表面及内部可探及较多血流信号（图 3-5-8）。有玻璃体种植或出血的

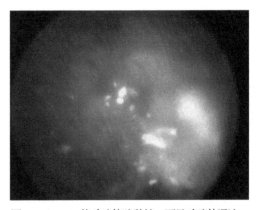

图 3-5-6　RB 伴玻璃体腔种植，可见玻璃体混浊，有白色云雾状和不规则团块状肿瘤种植于玻璃体腔

扫封底二维码获取彩图

患儿可见玻璃体混浊。若 B 超显示视神经增粗，意味着肿瘤通过视神经途径突破眼球壁。若眶内出现形态不规则低回声区，并与眼内光团相连接，说明肿瘤已出现眶内转移。

3. CT　可帮助发现单眼或双眼玻璃体腔内占位病变，并帮助确定肿瘤的大小。放射线对钙质的显示很敏感，利用高分辨 CT，80%～100%的患者可发现钙斑。若肿瘤向视神经蔓延，可见视神经增粗。若肿瘤经巩膜直接向眶内蔓延，表现为眼球高密度影不规则向后扩展，这是因为巩膜与肿瘤密度接近，CT 无法分别显示。由于 CT 扫

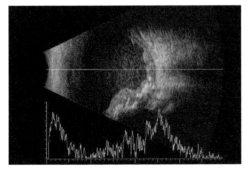

图 3-5-7　RB 的眼部 B 超表现，可见玻璃体混浊，视网膜肿物呈实体性，回声强弱不等，与眼球壁相连，肿瘤内有钙斑样回声

扫封底二维码获取彩图

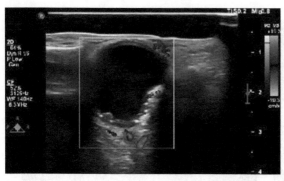

图 3-5-8 RB 的彩色多普勒超声表现,肿瘤表面及内部可探及较多血流信号

扫封底二维码获取彩图

描相关的高剂量辐射可能对所有年幼的儿童有害,尤其是遗传性 RB 患儿容易患继发性肿瘤。因此,目前 CT 扫描不作为 RB 检查的首选。

4. MRI 常用于评估 RB 的肿瘤大小及视神经、眼外受累情况。正常玻璃体在 T_1WI 上呈低信号,RB 软组织部分为等信号,肿瘤内钙斑无信号。在 T_2WI 上肿瘤软组织部分信号增强,但仍低于正常玻璃体,钙斑区仍为无信号区。增强扫描可见肿瘤中等至明显强化（图 3-5-9）。肿瘤的视神经蔓延和眶内侵犯可显示为视神经增粗和眼球向后扩展（图3-5-10）。由于在 MRI 图像上骨骼显示为无信号区,因此视神经管内和颅内侵犯显示较为清楚。同时头颅 MRI 可发现三侧性 RB、松果体细胞瘤及颅内转移性肿瘤等。

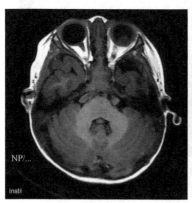
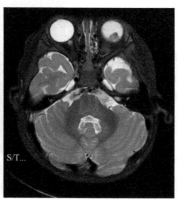
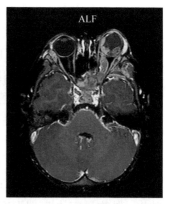

图 3-5-9 左眼 RB 的 MRI 图像。左为 T_1WI 图像,右为 T_2WI 图像

图 3-5-10 左眼 RB 伴视神经及颅内转移的 MRI 图像,可见左眼球增大,球壁有广泛肿物信号,视神经明显增粗迂曲,肿瘤侵犯颅内

四、疾 病 分 期

根据肿瘤是否局限于眼内,RB 主要分为眼内期和眼外期。对 RB 按严重程度进行分类分期是确定治疗方案和判断预后的重要依据。目前国际常用的眼内期 RB 分期(international intraocular retinoblastoma classification, IIRC) 对 RB 全身化疗和局灶性治疗方法的选择及预后判断有很大帮助。

（一）眼内期 RB 的国际分期（2005 年洛杉矶儿童医院版）

A 期：风险很低。视网膜内散在对视功能无威胁的小肿瘤。

（1）所有肿瘤局限于视网膜内，直径≤3.0mm。

（2）肿瘤距离黄斑＞3.0mm，距离视神经＞1.5mm。

（3）没有玻璃体或视网膜下的种植。

B 期：风险较低。没有玻璃体或视网膜下种植的肿瘤。

（1）不包括 A 期大小和位置的肿瘤。

（2）视网膜下液局限于肿瘤基底部 5.0mm 以内。

C 期：风险中等。伴有局部视网膜下或玻璃体种植及各种大小和位置的播散性肿瘤。

（1）玻璃体和视网膜下种植肿瘤细小而局限。

（2）各种大小和位置的视网膜内播散性肿瘤。

（3）视网膜下液局限于 1 个象限内。

D 期：高风险。出现弥散的玻璃体或视网膜下种植。

（1）肿瘤眼内弥漫生长。

（2）呈油脂状的广泛玻璃体种植。

（3）视网膜下种植呈板块状。

（4）视网膜脱离范围超过 1 个象限。

E 期：极高风险。具有以下任何 1 种或多种特征。

（1）不可逆转的新生血管性青光眼。

（2）大量眼内出血。

（3）无菌性眶蜂窝织炎。

（4）肿瘤达到玻璃体前面。

（5）肿瘤触及晶状体。

（6）弥漫浸润型 RB。

（7）眼球痨。

（二）视网膜母细胞瘤 TNM 分期

1968 年美国癌症联合委员会（American Joint Committee on Cancer，AJCC）首次提出实体恶性肿瘤的分期系统——TNM 分期。在 TNM 分期中，"T"表示肿瘤原发灶的情况，包括瘤体大小及其与周围组织的浸润关系；"N"表示区域淋巴结受累程度和范围；"M"代表肿瘤远处转移情况。TNM 分期适用于判断 RB 的整体预后（表 3-5-1）。

表 3-5-1　视网膜母细胞瘤 TNM 分期

视网膜母细胞瘤 TNM 分期中原发肿瘤（cT）分期及特征	
cT 分期	特征
cTx	不确定眼内是否存在肿瘤
cT0	眼内没有发现肿瘤存在
cT1	视网膜内肿瘤，肿瘤基底部视网膜下液范围≤5.0mm
cT1a	肿瘤直径≤3.0mm 且距离黄斑视盘距离＞1.5mm
cT1b	肿瘤直径＞3.0mm 或距离黄斑视盘距离＜1.5mm
cT2	眼内肿瘤合并视网膜脱离、玻璃体种植或视网膜下种植

续表

视网膜母细胞瘤 TNM 分期中原发肿瘤（cT）分期及特征	
cT 分期	特征
cT2a	肿瘤基底部视网膜下液范围＞5.0mm
cT2b	肿瘤合并玻璃体种植或视网膜下种植
cT3	眼内晚期肿瘤
cT3a	眼球萎缩
cT3b	肿瘤侵及睫状体平坦部、整个睫状体、晶状体、悬韧带、虹膜或前房
cT3c	眼压升高合并新生血管或牛眼
cT3d	前房积血或合并大范围玻璃体积血
cT3e	无菌性眶蜂窝织炎
cT4	眼外肿瘤侵及眼眶和视神经
cT4a	影像学检查显示球后视神经受累或视神经增粗或眶内组织受累
cT4b	临床检查发现明显的突眼或眶内肿瘤

视网膜母细胞瘤 TNM 分期中区域性淋巴结转移情况（cN）分期及特征	
cN 分期	特征
cNx	局部淋巴结未进行检查
cN0	局部淋巴结未受累
cN1	耳前、下颌下及颈部淋巴结受累

视网膜母细胞瘤 TNM 分期中肿瘤远处转移情况（cM）分期及特征	
cM 分期	特征
cM0	无任何颅内及远处转移的症状和体征
cM1	存在远处转移但无组织病理学检测结果证实
cM1a	临床及影像学检查显示肿瘤侵犯多组织器官，如骨髓、肝脏等
cM1b	影像学检查显示肿瘤侵犯中枢神经系统（不包括三侧视网膜母细胞瘤）
pM1	通过组织病理学检测证实存在远处转移
pM1a	肿瘤侵犯多组织器官，如骨髓、肝脏等
pM1b	肿瘤侵犯脑脊液或脑实质

五、鉴 别 诊 断

能引起白瞳症的其他眼部疾病易与 RB 混淆。例如，ROP 主要发生于早产儿或低出生体重儿，常常是双眼发病，散瞳后眼底检查可见视网膜血管形态异常伴增殖性病变，可伴有渗出性视网膜脱离，但无肿瘤占位等病灶。其他需进行鉴别的疾病包括 Coats 病、永存增生性原始玻璃体、眼弓蛔虫病、先天性白内障、家族性渗出性玻璃体视网膜病变、Norrie 病、脉络膜缺损等。对怀疑 RB 的患儿要详细询问病史及家族史，常规散大瞳孔行双眼眼底检查。根据视网膜有占位性病变及眼部超声、MRI 等检查的典型表现，可以诊断 RB。

六、治　疗

随着治疗技术的进步，目前 RB 的生存率和保眼率较以前明显提高。任何治疗必须遵循以保生命为前提的保眼、挽救视功能的 RB 治疗原则。治疗包括冷冻、激光、全身化疗、眼球摘除手术及通过眼内、球周和眼动脉介入途径的局部化疗等多种方法。RB 治疗方案的确定应全面综合评估患者的病情、社会经济状况、就诊条件等具体情况，综合制订个性化的治疗方案。

（一）眼内期 RB 的治疗

1. RB 的眼局部治疗　IIRC 的 A 期肿瘤和 B 期肿瘤中瘤体较小的肿瘤可直接单独采用眼局部治疗方法。冷冻和激光治疗是两种最简便常用的方法，均能破坏肿瘤细胞。一般激光治疗多用于后部肿瘤，可选用绿激光（波长为 532nm 或 536nm）、红外激光（波长为 810nm 或 1064nm）。红外激光因穿透性更强、受肿瘤色素影响较少而被广泛应用。在治疗中要注意激光能量不可太大，以免出现爆破现象，导致玻璃体种植、出血、视网膜裂孔等并发症。冷冻治疗适用于周边部肿瘤。冷冻不仅可以直接杀伤肿瘤，同时也可破坏眼内的血-视网膜屏障，有利于药物的渗透，化疗前对肿瘤行冷冻治疗亦可提高化疗效果。为减少并发症的出现，最好分次进行治疗，间隔 3～4 周，每次治疗强度不宜过大。

虽然 RB 对放射线很敏感，但治疗时应尽量避免放疗，主要原因是放疗可继发第二恶性肿瘤，增加第二恶性肿瘤的发生率。对于部分特殊肿瘤，如孤立的中等大小肿瘤、肿瘤表面有局限的玻璃体种植、肿瘤复发而其他治疗方法无效等，利用放射敷贴器对肿瘤进行短程放射治疗可以取得较好疗效。

2. RB 的联合治疗　IIRC 分期中瘤体较大的 B 期、C 期、D 期及 E 期的肿瘤因瘤体太大，存在明显渗出性视网膜脱离、视网膜下或玻璃体种植等情况，需采取联合治疗方法。在 19 世纪 90 年代之前，外照射放疗（external beam radiation therapy，EBRT）在 RB 的治疗中起核心作用。但是，随着长期的随访，临床医生开始意识到 EBRT 对继发性肿瘤（尤其是具有生殖系突变的患者）患病率的影响较大。估计有 38.2% 的遗传性 RB 患者将发生继发性恶性肿瘤，其长期死亡率为 26%。EBRT 使第二恶性肿瘤的风险增加 3 倍以上，尤其是 1 岁以内的患者。近些年也有学者采用外敷贴放疗，相较于 EBRT，其眼部并发症少，且很少引起第二恶性肿瘤，但一般不作为 RB 的一线治疗方案，多用于其他保眼治疗失败者或复发者。自 20 世纪 90 年代开始，随着新一代安全有效的化疗药物应用于临床，化疗在 RB 治疗中的应用越来越广泛，使 RB 的治疗方法发生重大改变。

目前 RB 的化疗方式主要有下列 3 种，可以根据病情并结合不同种类化疗方式的特点选择适当的联合治疗方案。临床对于复杂 RB，如存在明显视网膜下和玻璃体种植、肿瘤复发等，可采取多种化疗方式联合应用。

（1）全身化疗：目前全身化疗时国际普遍使用的药物为长春新碱、依托泊苷或替尼泊苷、卡铂、环磷酰胺，通过静脉给药。对于瘤体较大的 RB 患者，应先行 1～3 次全身化疗，使肿瘤体积缩小、视网膜下液吸收后，再进一步进行激光、冷冻、放射敷贴器等治疗，这种疗法称为化学减容治疗。化学减容治疗除了可提高患眼的眼球保存率外，还可减低眼局部治疗所需的治疗强度，也可以小创伤治疗方法替代大创伤治疗方法，减轻眼部治疗的并发症，有利于保存视功能。更重要的是，全身化疗可以杀灭扩散至眼外的肿瘤细胞，提高眼外期和晚期肿瘤患者的生存率。常见的化疗并发症为呕吐、脱发、白细胞计数和血红蛋白含量下降、血小板减少、呼吸道感染等。

（2）眼动脉内注射化疗（intra-arterial chemotherapy，IAC）：数十年来，临床医生一直在探索将抗肿瘤药物局部递送至眼周围的可能性，目的是提高局部药物浓度，同时使全身毒性最小化。IAC 是在全身麻醉下行股动脉穿刺，利用导丝引导微导管至颈内动脉的眼动脉开口位置，进行超选择性插管，然后通过导管把化疗药物注入眼动脉，在眼部形成高浓度的药物聚集，以便更有效地杀灭肿瘤细胞。

近年来，Abramson 和同事使用美法仑作为化疗药物进行 IAC 取得了良好的效果。相对于全身化疗，其全身不良反应较小，IAC 可以明显提高中晚期肿瘤患眼的眼球保存率，中晚期（C～E 期）RB 及复发 RB 疗效较为肯定。目前对于晚期 RB 的治疗，IAC 的应用越来越广泛，可单独或联合全身化疗、眼局部治疗使用，逐渐上升为一线治疗方法。常见的 IAC 眼部并发症包括玻璃体积血、脉络膜视网膜萎缩、视网膜血管阻塞、眼睑水肿等。

（3）玻璃体腔注射化疗（intravitreal chemotherapy，IVC）：玻璃体腔注射可以把化疗药物直接导入眼内，对于 RB 的玻璃体腔种植能在眼内迅速形成有效药物浓度，并可减小药物对全身的影响。大量研究表明，玻璃体腔注射美法仑联合其他治疗方式对 RB 玻璃体种植的控制率为 69%～100%，从而进一步提高患儿的保眼率。既往认为玻璃体腔注射可以引起肿瘤播散，故玻璃体腔注射化疗曾被视为治疗禁区。Munier 等 2012 年提出了无肿瘤睫状体平坦部玻璃体腔注射的安全增强技术，此后玻璃体腔注药术变得更加安全，并在全球推广应用。目前玻璃体腔注射的化疗药物主要是美法仑等。治疗的主要指征为出现较明显的玻璃体种植。IVC 的并发症包含视网膜及眼前节毒性、感染、出血及葡萄膜炎等。

3. 眼球摘除手术　眼球摘除手术治疗 RB 至今已有 200 多年历史。虽然已发展出多种保眼治疗方法，但眼球摘除手术仍是目前治疗晚期 RB 的主要手段。对于眼内期 RB 患者，治愈率达 95%以上。对于有大量的肿瘤负担（如 E 期），并且采取保守治疗但仍进展的患眼需要摘除眼球。对于 RB 晚期且严重担心眼外肿瘤扩散而又没有保留视力希望时，也可以考虑行眼球摘除手术。在这些晚期 RB 病例中早期摘除眼球可能会减少转移扩散的风险。对于眼球摘除后是否同期植入义眼台，目前临床尚存在争议。眶内植入义眼台及结膜囊内佩戴义眼，对刺激眶腔继续生长和获得美容效果至关重要。眶内植入物不会影响眶内病变的影像学检查和治疗。眼球摘除时佩戴临时义眼片有积极意义，可帮助家长接受其子女摘除眼球的事实。摘除的眼球需行组织病理学检查，若发现具有高危因素，眼球摘除手术后要联合全身化疗，以降低肿瘤转移的发生率。

（二）眼外期 RB 和全身转移的治疗

通过眼底检查，超声检查，眼眶和头颅 CT、MRI 检查及脑脊液检查等可帮助排除肿瘤眼外生长、三侧性 RB 和全身转移。对于确诊眼外期或全身转移的 RB 患儿行眼球摘除手术后要追加全身化疗和局部放疗。文献报道其 5 年存活率为 55%～60%。对于肿瘤已延伸至颅内者，眼球摘除手术后要联合放疗和大剂量全身化疗、鞘内注射化疗等，以提高生存率。RB 发生全身转移常累及中枢神经系统、骨骼、肝脏等，总体预后很差。

第六节　牵牛花综合征

一、概　　述

牵牛花综合征（morning glory syndrome，MGS）是一种先天性视神经发育异常，由 Handmann 于 1929 年首次描述，1970 年因眼底改变似牵牛花被 Kindler 命名为牵牛花综合征。在瑞士儿童中 MGS 的发病率约为 2.6/100 000，在其他国家未见 MGS 的相关报道。男女发病率无明显差异。单眼患病多见，但也有双眼患病的情况。

二、发 病 机 制

目前MGS的发病机制仍存在争议。多数学者认同的推论是中胚层发育过程中出现异常，或者至少是中胚层和外胚层分化时间未能匹配导致后极部巩膜和筛板的闭合异常，进而引起视盘和视网膜组织疝出，形成凹陷。虽然存在少数 MGS 家系报道，但在绝大多数患者中表现为散发疾病。到目前为止没有在这种视盘异常的患者中找到特异的基因缺陷，仅有 Azuma 等在 1 例双眼 MGS 患者中发现了 *PAX6* 基因突变。

三、临 床 表 现

MGS 患者通常于出生后几年因斜视或视力差就诊时被诊断，约 90%的患者会出现斜视；患眼视力较差，50%的患眼视力达到或超过 20/200，30%的患眼达到或超过 20/40，黄斑未受累时可能视力较好。但也有视力和立体视觉正常的报道。

MGS 典型的眼底改变为视盘扩大，呈漏斗状深凹，中央见灰白色的胶质样组织；视盘周围有一圈隆起的嵴，嵴上脉络膜视网膜色素紊乱；约 50%的患者累及黄斑，表现为视盘边缘的视网膜上存在黄色色素（图 3-6-1）。除视盘及黄斑的改变外，MGS 的视网膜血管特点明显，通常自扩大的视盘边缘攀爬而出，数量增多，放射状发出，且管径纤细，走行笔直似车轮样，动静脉难以区分（图 3-6-2），大部分病例在 FFA 中常能发现周边无血管区(图 3-6-3)。

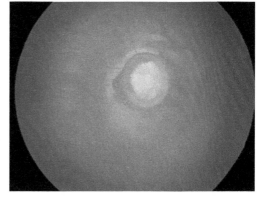

图 3-6-1　MGS 典型视盘改变。视盘扩大深凹，视盘周围有一圈隆起的嵴，嵴上脉络膜视网膜色素紊乱

扫封底二维码获取彩图

这个现象可能是由于视盘凹陷后移，到视盘边缘处的视网膜血管已经分支。B 超检查能发现视神经凹陷（图 3-6-4）。在 MRI 上主要表现为视盘处漏斗状凹陷，伴有邻近视网膜组织隆起，筛板处脉络膜巩膜环不完整，同侧视神经增厚和走行扭曲，以及局部蛛网膜下腔消失（图 3-6-5）。OCT 上可伴有视盘旁或黄斑水肿、黄斑发育不全。无论是视网膜检影还是计算机自动验光的结果都提示，MGS 患眼和对侧健康眼相比更加近视。视野检查中通常会出现视野缺损，中心暗点最常见，也有生理盲点扩大、旁中心暗点或偏盲等。

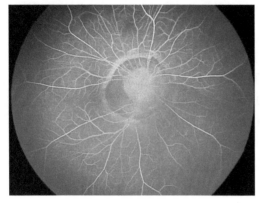

图 3-6-2   MGS 视网膜血管改变。视网膜血管分支增多，呈放射状向四周发出，管径细，难以分辨动静脉

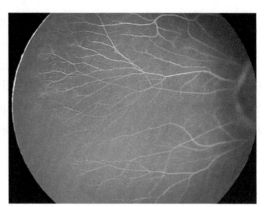

图 3-6-3   周边视网膜存在无血管区

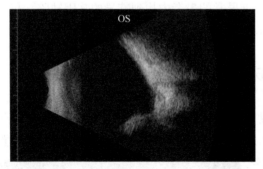

图 3-6-4   MGS 的 B 超改变，可见视神经呈漏斗状深凹

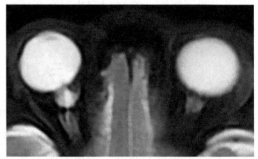

图 3-6-5   MGS 的 MRI 改变，可见右眼视盘向后凹陷，筛板处脉络膜巩膜环不完整

第七节　其他疾病

　　白瞳症（leukemia）指自然光线照射下，儿童瞳孔区出现异常白色或黄白色反光的眼部体征，可能导致白瞳的疾病有很多，除晶状体异常（如先天性白内障）外，视网膜异常也可引起白瞳，如严重的 ROP 可导致患儿视网膜脱离，从而呈现白瞳的体征，故一些其他可导致白瞳的儿童眼科疾病也需要与该病进行鉴别，如 Coats 病、PHPV 和 RB 等，在前几节中已详细描述，除此之外还有严重眼组织缺损、先天性黑矇（LCA）和眼白化病等。

一、眼组织缺损

眼组织缺损（coloboma）是一种先天性眼球缺陷，由胚胎发育过程中胚裂闭合不全导致，包括眼球各组织的缺损，表现为部分组织缺失或存在间隙，其缺损范围大小不一，可为象限性缺损，也可能是孤立性的缺损病灶。

（一）发病机制

胚胎发育早期在视杯下方形成胚裂，而视泡胚裂在胚胎发育第 5 周开始闭合，若胚裂闭合不全，则会形成眼组织缺损，包括虹膜、睫状体、脉络膜和视网膜的缺损。胚裂闭合过程包括对合和融合，这两个过程会影响胚裂闭合失败时的视杯大小和缺损大小，结果会导致不同的临床表现，包括眼球大小和缺损范围的不同，较大的缺损可包括虹膜和睫状体，可累及黄斑和视盘，而较小的缺损可仅表现为视盘小凹和视盘缺损。

导致眼组织缺损的因素包括遗传因素和环境因素。遗传因素包括常染色体显性遗传的 *PAX6* 基因和常染色体隐性遗传的 *SALL2* 基因等突变；环境因素包括母体怀孕期间的维生素 A 缺乏、辐射、酒精摄入和药物影响等。

（二）临床表现

眼组织缺损狭义上仅指因胚裂闭合不全导致的眼组织缺损和缺失，故缺损主要在眼球组织下方，特别是鼻下方，但多不对称，67%的患者为单侧受累。若出现虹膜缺损，其缺损多边缘光滑，若出现后极部病灶则往往形成隆起的葡萄肿样改变，脉络膜缺损者可透见白色巩膜，上方仅有菲薄的视网膜覆盖，严重者可见白瞳，缺损处视网膜容易出现裂孔和视网膜脱离（图 3-7-1）。

眼组织缺损对视力也有影响，但影响大小与缺损位置和范围有很大关系，如缺损是否累及黄斑、视盘和乳斑束。眼组织缺损还可导致其他眼部并发症，包括斜弱视、视野缺损和眼球震颤等，还可导致小眼球甚至无眼球。同时眼组织缺损常与全身疾病伴发，包括常见的 CHARGE 综合征等。

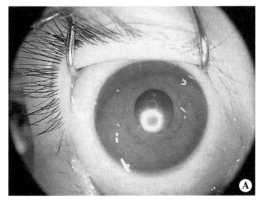
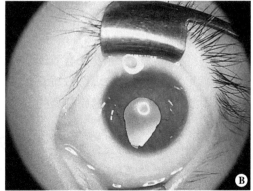

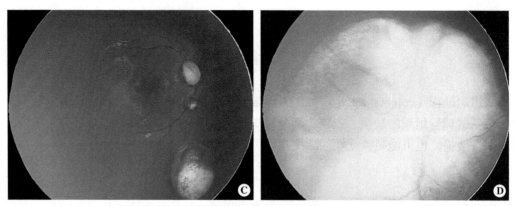

图 3-7-1　眼组织缺损患儿双侧病变程度不一

A. 右侧较轻，眼前节基本正常；B. 脉络膜仅见局灶缺损；C. 左侧较重，虹膜下方水滴状缺损；D. 脉络膜大范围缺损

扫封底二维码获取彩图

（三）鉴别诊断

严重的 ROP 可导致视网膜脱离，呈现白瞳样改变，同样严重的眼组织缺损如大范围的脉络膜缺损也可表现为白瞳样改变（图 3-7-2），故若疾病出现视网膜脱离导致白瞳时，需谨慎鉴别。但 ROP 主要表现为视网膜血管的异常，眼组织缺损如脉络膜缺损可见血管相对正常，可以此鉴别。

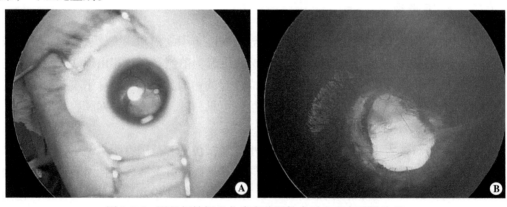

图 3-7-2　眼组织缺损患儿病变范围较大时出现白瞳样改变

A. 眼前节照相；B. 眼底彩照

扫封底二维码获取彩图

（四）治疗

对于眼组织缺损的患儿并无有效的治疗方法，但对于其导致的并发症需积极处理。对于低视力患儿，应进行视力训练以矫正，并发视网膜脱离的患儿应进行手术治疗，也有研究认为可用激光治疗预防视网膜脱离的发生，若出现新生血管则可采用抗 VEGF 药物治疗。

二、先天性黑矇

先天性黑矇（Leber congenital amaurosis，LCA）是一种罕见遗传病，发病率为 1/81 000～1/30 000，多为常染色体隐性遗传，也有少数为常染色体显性遗传，可导致严重的视网膜病变甚至失明。

（一）致病基因

迄今为止，据报道已经有 26 个基因与 LCA 的发病有关，其中最常见的致病基因包括 *GUCY2D*、*RPE65*、*CRB1*、*CEP290* 和 *IMPDH1*。*GUCY2D*（guanylate cyclase 2D）基因位于人染色体 17p13.1，该基因编码鸟苷酸环化酶，可以控制哺乳动物体内光传导的第二信使 c-GMP，该酶含一个单独亚基，由结合配体的 N 端、跨膜结构域、内部蛋白激酶同源性区域和 C 端催化结构域组成。研究表明，携带 *GUCY2D* 基因突变的患者视杆细胞完整，但中央凹视锥细胞异常，所以视杆视力可有保留，但是视锥视力很差。而 *RPE65*（retinoid isomerohydrolase 65）基因位于人染色体 1p31.3，该基因高度保守，编码视网膜色素上皮特异性蛋白，是可催化全反式视黄醇转变成 11- 顺式视黄醇的异构酶，后者再经过一系列代谢转变成视紫红质，参与光信号的传导过程。因此，这些基因突变严重者同时影响视杆和视锥光感受器，表现为 LCA。

（二）临床表现

LCA 的遗传异质性导致其临床表型非常多样，特别是视网膜表型差异很大。该病特征表现为发病年龄小、视力下降严重，患儿常伴有眼球震颤、眼眶凹陷及指压眼球征阳性。患儿还可出现畏光和夜盲，可伴有高度近视、圆锥角膜、白内障和智力发育迟缓等。

LCA 患者的眼底表现多样，轻者接近正常，也有类似视网膜色素变性的眼底改变，同时还可能出现黄斑缺损、牛眼样改变和 Coats 样改变等（图 3-7-3）。

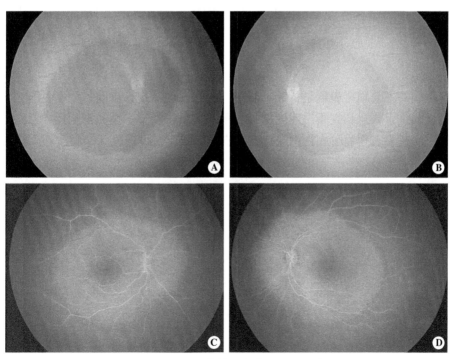

图 3-7-3 LCA 患者的眼底彩照及 FFA 表现

A、B. 眼底彩照；C、D. FFA 图

扫封底二维码获取彩图

（三）鉴别诊断

由于 LCA 患者可能出现圆锥角膜和白内障，眼底可能出现色素改变和青铜样反光及 Coats 样眼底改变，这些体征均可表现为白瞳样改变，与严重的出现视网膜脱离的 ROP 患儿的眼底改变有相似之处，需仔细鉴别。LCA 患者眼底可表现为正常或类似视网膜色素变性的眼底改变，而 ROP 主要表现为视网膜血管的异常，如视网膜周边无血管区。

（四）治疗

目前针对 RPE65 基因突变导致的 LCA 已有基因治疗药物 luxturna，但该药物并不能持续缓解疾病症状。

三、眼白化病

眼白化病（ocular albinism，OA）为白化病中的一种类型，发病率约为 1/50 000。白化病指因酪氨酸酶基因突变导致的氨基酸代谢异常的遗传病，表现为黑色素合成障碍导致的眼、皮肤和毛发的黑色素缺乏。

（一）发病机制和致病基因

白化病根据黑色素缺乏部位和伴发的异常分为三种类型，包括眼、皮肤和毛发均呈色素缺乏的眼-皮肤白化病（oculocutaneous albinism，OCA）和仅有眼色素缺乏的眼白化病，以及白化病相关综合征。其中Ⅰ型眼-皮肤白化病为 TYR 基因突变导致的常染色体隐性遗传，眼白化病最常见的类型是眼白化病Ⅰ型，由 GPR143 基因突变导致。GPR143 基因位于人染色体 Xp22。

（二）临床表现

眼白化病的主要临床表现是畏光、眼球震颤和视力受损，皮肤和毛发色素正常，眼部体征可见虹膜色素减退和虹膜透明度增加，眼底、黄斑发育不全和视觉传导通路异常。该病患者的眼底主要表现为眼底视网膜色素上皮色素缺乏，可透见脉络膜血管（图 3-7-4）。

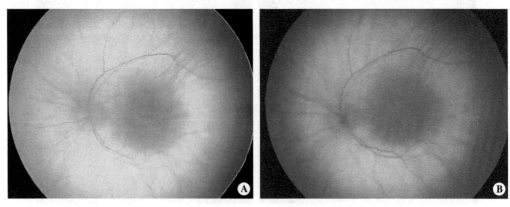

图 3-7-4　眼白化病患者眼底视网膜色素上皮色素缺乏，可透见脉络膜血管

A. 眼底彩照；B. FFA 图

扫封底二维码获取彩图

该病患者因眼底色素缺乏，所以在阳光下畏光明显，夜间活动相对自如；同时患者视力较差，且有不同程度的眼球震颤，水平性震颤居多。随着年龄的增长，这些症状可有所减轻。

（三）鉴别诊断

白化病患者因视网膜色素上皮色素缺乏，同样可呈现白瞳样反光（图 3-7-5），可与严重 ROP 相混淆，但 ROP 主要表现为视网膜血管异常，而眼白化病患者眼底主要表现为视网膜色素上皮色素缺乏，可透见脉络膜血管（图 3-7-6）。

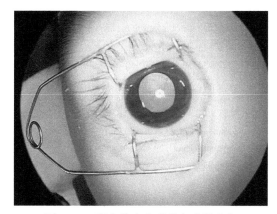
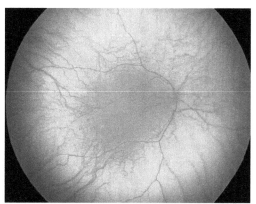

图 3-7-5　眼白化病患者的白瞳样改变　　　　　图 3-7-6　眼白化病患者的眼底改变
　　　　扫封底二维码获取彩图　　　　　　　　　　　　扫封底二维码获取彩图

（四）治疗

目前对于眼白化病尚无有效的治疗方法，主要通过遗传咨询和产前诊断避免和减少患儿的出生，必要时可进行对症治疗，如对低视力进行矫正和辅助等。

（陶积言　陈　沁　石玉琢　佘凯芩）

参 考 文 献

陈春丽，李筱荣，2019. 家族性渗出性玻璃体视网膜病变的多样性研究现状. 中华眼底病杂志，35（5）：517-521.

何广辉，陈松，王健，等，2016. 巩膜扣带手术和玻璃体切割手术治疗不同分期家族性渗出性玻璃体视网膜病变合并孔源性视网膜脱离的疗效观察. 中华眼底病杂志，32（5）：510-513.

华启云，孔蕾，2015. 永存原始玻璃体增生症的临床特点. 世界最新医学信息文献，15（94）：45-46.

梁建宏，许迅，范先群，2019. 中国视网膜母细胞瘤诊断和治疗指南（2019 年）. 中华眼科杂志，55（10）：726-738.

梁建宏，朱雪梅，2019. 规范开展视网膜母细胞瘤的基因检测. 中华眼科杂志，55（11）：806-810.

吕骄，赵培泉，张琦，2014. 经角巩膜缘入路玻璃体切割手术治疗永存原始玻璃体增生症合并前房消失及角膜混浊的疗效观察. 中华眼底病杂志，30（1）：50-53.

彭婕，2015. 色素失禁症的眼部表现及治疗. 中华眼底病杂志，31（3）：307-309.

佘凯芩，张琦，赵培泉，2017. 牵牛花综合征诊断治疗与遗传和发病机制的研究现状及进展. 中华眼底病杂志，33（5）：557-560.

王熙娟，梁建宏，尹虹，等，2016. 巩膜扣带手术和玻璃体切割手术治疗家族性渗出性玻璃体视网膜病变疗效观察. 中华眼底病杂志，32（1）：36-39.

杨琼，魏文斌，2015. Coats 病的发病机制及治疗. 国际眼科纵览，39（1）：39-43.

杨欣悦，王晨光，苏冠方，2017. Coats 病的诊断与治疗进展. 眼科新进展，37（2）：196-200.

Birtel J, Gliem M, Mangold E, et al, 2017. Novel insights into the phenotypical spectrum of KIF11-associated retinopathy, including a new form of retinal ciliopathy. Invest Ophthalmol Vis Sci, 58（10）: 3950-3959.

Chen CL, Hu X, Ding XY, 2019. Persistent fetal vasculature. Asia Pac J Ophthalmol（Phila）, 8（1）: 86-95.

Chung DC, Traboulsi EI, 2009. Leber congenital amaurosis: clinical correlations with genotypes, gene therapy trials update, and future directions. J AAPOS, 13（6）: 587-592.

Dimaras H, Kimani K, Dimba EAO, et al, 2012, Retinoblastoma. Lancet, 379（9824）: 1436-1446.

Dorrell MI, Aguilar E, Friedlander M, 2002. Retinal vascular development is mediated by endothelial filopodia, a preexisting astrocytic template and specific R-cadherin adhesion. Invest Ophthalmol Vis Sci, 43（11）: 3500-3510.

Fei P, Zhang Q, LJ, et al, 2013. Clinical characteristics and treatment of 22 eyes of morning glory syndrome associated with persistent hyperplastic primary vitreous. Br J Ophthalmol, 97（10）: 1262-1267.

Ghorbanian S, Jaulim A, Chatziralli IP, 2012, Diagnosis and treatment of coats' disease: a review of the literature. Ophthalmologica, 227（4）: 175-182.

Jain N, Johnson MW, 2014. Pathogenesis and treatment of maculopathy associated with cavitary optic disc anomalies. Am J Ophthalmol, 158（3）: 423-435.

Kelberman D, Islam L, Lakowski J, et al, 2014. Mutation of SALL2 causes recessive ocular coloboma in humans and mice. Hum Mol Genet, 23（10）: 2511-2526.

Landy SJ, Donnai D, 1993. Incontinentia pigmenti（Bloch-Sulzberger Syndrome）. J Med Genet, 30（1）: 53-59.

Lee BJ, Traboulsi EI, 2008. Update on the morning glory disc anomaly. Ophthalmic Genet, 29（2）: 47-52.

Lenhart PD, Lambert SR, Newman NJ, et al, 2006. Intracranial vascular anomalies in patients with morning glory disk anomaly. Am J Ophthalmol, 142（4）: 644-650.

Naseripour M, Ghasempour A, Falavarjani KG, et al, 2015. Perfluorocarbon liquid migration into the subarachnoid space in a patient with morning glory syndrome. J Curr Ophthalmol, 27（1-2）: 60-62.

Narayanan MJ, Rangasamy S, Narayanan V, 2015. Incontinentia pigmenti（Bloch-Sulzberger Syndrome）. Handb Clin Neurol, 132: 271-280.

Peng J, Zhang Q, Long XC, et al, 2019. Incontinentia pigmenti-associated ocular anomalies of paediatric incontinentia pigmenti patients in China. Acta Ophthalmol, 97（3）: 265-272.

Prakhunhungsit S, Berrocal AM, 2020. Diagnostic and management strategies in patients with persistent fetal vasculature: current insights. Clin Ophthalmol, 14: 4325-4335.

Shields JA, Shields CL, Honavar SG, et al, 2001. Clinical variations and complications of Coats disease in 150 cases: The 2000 Sanford Gifford Memorial lecture. Am J Ophthalmol, 131（5）: 561-571.

Sisk RA, Berrocal AM, Feuer WJ, et al, 2010. Visual and anatomic outcomes with or without surgery in persistent fetal vasculature. Ophthalmology, 117（11）: 2178-83.e1-e2.

Xiao XS, Zhang QJ, 2009. Iris hyperpigmentation in a Chinese family with ocular albinism and the GPR143 mutation. Am J Med Genet A, 149A（8）: 1786-1788.

第四章 早产儿视网膜病变筛查策略

第一节 早产儿视网膜病变检查工具的选择

早产儿视网膜病变俗称晶状体后纤维增生症，是累及未成熟或低出生体重婴儿的增生性视网膜病变。眼底表现为视网膜缺血新生血管形成、增生性视网膜病变、牵拉性视网膜病变等，伴有斜视、屈光不正、白内障、青光眼，最终眼球萎缩而失明。如何早发现、早诊断、早治疗？早期进行眼底检查是诊断、治疗、随访等必要的手段之一，本节主要介绍如何进行眼底检查工具的选择。

1851 年从 Helmholtz 发明直接检眼镜以来，眼底检查的仪器不断更新，极大地提高了眼底疾病的诊疗水平。

一、眼底检查方法选择

眼底检查方法选择见表 4-1-1。

表 4-1-1 眼底检查方法选择

检查方法	类型
直接检眼镜	YZ6F 直接检眼镜、Keeler 直接检眼镜
间接检眼镜	+14D，+20D，+28D，+30D
裂隙灯活体显微镜	接触式：三面镜、全视网膜镜
	非接触式：Hruby 镜 78D，90D，120D
眼底照相机	200°超广角眼底成像
	Panocam，RetCam，SW-8000，DX100-01A

二、小儿眼底检查设备

1. 间接检眼镜（图 4-1-1） 主要由目镜、光源、物镜（图 4-1-2）和电源盒组成。

间接检眼镜标准配备一个巩膜压迫器，它分为头、颈、体三个部分，头端为球形或者柱形的金属头，手指端为金属套，通过弧形金属小棍相连。间接检眼镜的物镜是不同读数的凸透镜，凸透镜的角放大倍数与度数成反比，也与患者的屈光度有关。临床中颇为普遍使用的是+20D，因为它兼顾了放大倍数和视野范围两大优势。

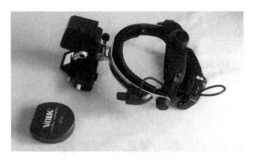

图 4-1-1 间接检眼镜组成
扫封底二维码获取彩图

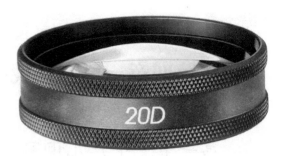

图 4-1-2 间接检眼镜物镜
扫封底二维码获取彩图

目前使用的间接检眼镜主要有眼镜式、头盔式、无线式、视频式（激光）。可以将录像或者截屏等功能整合到间接检眼镜上，以方便治疗、留存资料和教学。

2. 小儿视网膜成像系统 目前在中华人民共和国经过国家药品监督管理局注册的代表性产品：

国产：PanoCam 小儿眼科广域成像系统（图 4-1-3）；SW-8000 广域成像系统（图 4-1-4）。

进口：美国 Clarity 公司生产的 RetCam Ⅱ、RetCam Ⅲ、Shuttle 和 Portable。

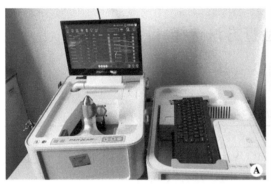
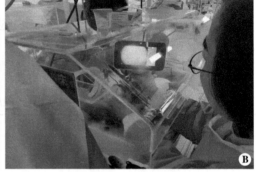

图 4-1-3 PanoCam 小儿眼科广域成像系统
A. 整机组成；B. 无线操作手柄
扫封底二维码获取彩图

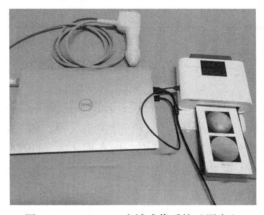

图 4-1-4 SW-8000 广域成像系统（国产）
扫封底二维码获取彩图

这些设备均需要进行角膜接触式检查。PanoCam 小儿眼科广域成像系统有实时捕捉图像进行无线传输功能，RetCam 是有线传输（图 4-1-5）。

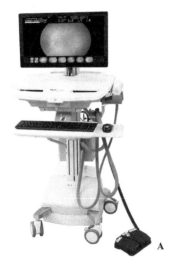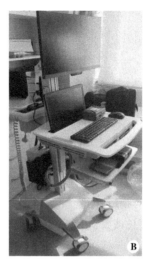

图 4-1-5 RetCam（进口）

扫封底二维码获取彩图

3. 200°超广角眼底成像 需要被检者端坐在检查设备前，所以不适用于婴幼儿，3 岁以上儿童如能配合检查可行 200°超广角眼底成像检查，可以对 ROP 儿童的眼底做全面评估，尤其对于激光光凝或手术后随访的病例有重要价值。

三、检查方法

检查前准备：①检查前先与家属进行沟通，书面签字并告知检查风险，签字同意后进行散瞳处理。②双眼滴复方托吡卡胺滴眼液，充分暴露双眼，每 5～10min 滴一次，共滴 3 次，滴眼后应压迫泪囊部 2～3min，以防药液经鼻黏膜吸收过多引发全身不良反应。滴完 3 次后，等待 30min 后开始进行检查，检查前 30min 禁食、禁水，避免检查时发生窒息。③对于稍大一点的幼儿，其四肢力量大，难以配合，可以让其口服水合氯醛（10%，0.5～0.7ml/kg），待入睡后进行检查，注意先进行散瞳后再服用入睡药，避免入睡后瞳孔还未散大。④检查前 3～5min 滴表面麻醉滴眼液，同时准备好消毒的婴幼儿专用开睑器。⑤检查结束后滴抗生素滴眼液。

1. 间接检眼镜 至少需要 2～3 名医务人员，需要有人进行头部固定（可由家长或护理人员完成），另外需要 1 名护理人员用眼睑拉钩（长 14cm，头宽 8mm 或 10mm）进行开睑准备，医生需要头戴间接检眼镜及 +20D～+30D 的凸透镜（图 4-1-6），使用巩膜压迫器进行检查，附有计算机辅助成像者需要 1 名人员进行图像采集。检查者戴双目间接检眼镜后，调节间接检眼镜目镜之间的距离，使双眼能够同时看到伸直的手掌。然后调节控制光线照射方向的旋钮，使间接检眼镜的光斑位于被检者视野的中央。

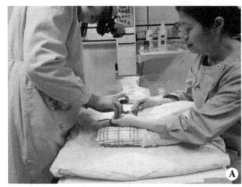
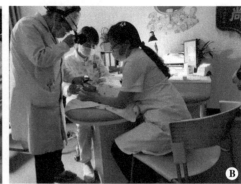

图 4-1-6　间接检眼镜检查

扫封底二维码获取彩图

2. 小儿视网膜成像系统　需 1～2 名医务人员，对于年龄较大被检者可由 1 人进行头部固定（可由家长或护理人员完成），用婴幼儿专用开睑器撑开眼睑，在角膜上涂上透明眼用凝胶，手持消毒好的设备手柄并将镜头接触角膜，对眼底进行全方位的详细检查（图 4-1-7～图 4-1-9）。

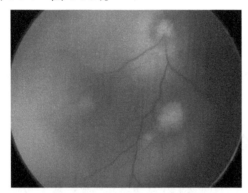

图 4-1-7　PanoCam 眼底像（视网膜母细胞瘤）

扫封底二维码获取彩图

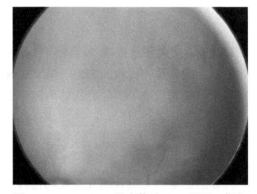

图 4-1-8　PanoCam 眼底像（ROP Ⅲ区 1 期）

扫封底二维码获取彩图

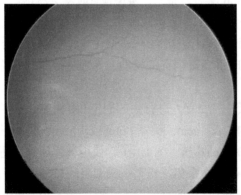

图 4-1-9　RetCam 眼底像（ROP Ⅲ区 1 期）

扫封底二维码获取彩图

四、检查步骤及顺序

1. 双目间接检眼镜　检查时通常先查右眼，后查左眼；做到充分散瞳后，用眼睑拉钩撑开眼睑，用巩膜压迫器先观察后极部视盘、黄斑、颞侧、颞上方、颞下方、鼻侧、鼻上方、鼻下方；对于检查发现病变的部位，应进行重点观察。

2. 小儿视网膜成像系统　检查时通常先查右眼，后查左眼；做到充分散瞳后，用消毒的婴幼儿专用开睑器撑开眼睑，涂眼用透明凝胶后，手持设备手柄并将镜头接触角膜，对视网膜进行全方位的检查；先观察后极部视盘、黄斑、颞侧、颞上方、颞下方、鼻侧、鼻上方、鼻下方；对于检查时发现的病变部位，应进行重点拍摄，以保存清晰图像。

五、操作注意事项

1. 双目间接检眼镜　注意凸透镜与眼球的距离，以及双目间接检眼镜的参数设置，以便能够获得清晰图像；固定被检者头部较为重要，如头部难以固定会导致检查者不能获得最佳位置，容易导致检查遗漏；对与检查者配合欠佳难以控制眼球活动，或者难以观察到锯齿缘时，可用侧头位或使用巩膜顶压器进行顶压检查。但临床研究也表明双目间接检眼镜检查对操作者的要求较高，不但要有熟练的间接检眼镜检查技术，还要能迅速识别异常情况，尽量缩短检查时间以减少对患儿的刺激；该检查对患儿的刺激较大，甚至能引起眼心反射导致心动过缓的发生；而巩膜顶压也有可能导致结膜下出血，引起不必要的担心。

2. 小儿视网膜成像系统　眼底照相过程应是连续的，检查者应尽量保持手柄镜头不离开被检者眼睛，按照顺时针或逆时针的顺序快速而全面地拍摄眼底图像；如固定异常导致检查者不能获得最佳位置，容易导致检查遗漏；与检查者配合欠佳难以控制眼球活动，或者难以观察到锯齿缘时，可用侧头位或使用巩膜顶压器进行顶压检查。

六、风 险 告 知

尽管几种检查方法都相对安全，但检查的对象多是发育未完善、抵抗力低下的婴幼儿，故在检查过程中存在呛咳、窒息甚至呼吸心搏骤停的风险。由于检查属于接触性操作，检查后被检者可能会出现一过性眼睑红肿、压痕、结膜下出血、睑结膜出血甚至眼底出血等，极个别会出现结膜炎或角膜上皮损伤等，大多可自行恢复或经过治疗后消退。但在检查前需要告知风险及检查费用等问题。征得家属同意后方可进行检查；如不同意，由家属签字拒绝。对于早产儿及新生儿眼底检查，需在儿科医生或护士的协作下进行，以便同时监测生命体征，防止眼心反射等意外事故。在检查室内配备全套专业的抢救设备。

第二节　荧光素眼底血管造影在早产儿视网膜病变诊治中的作用

荧光素眼底血管造影（FFA）在眼底疾病的诊治过程中已具有重要的作用，已在眼科广泛应用。通过 FFA 动态观察视网膜脉络膜血管形态和血液循环状态，同时对婴幼儿眼底病，尤其对 ROP 的病理进程、明确诊断具有指导意义。但由于早产儿全身情况和眼部的特殊性，目前早产儿 FFA 检查在我国尚未能普遍开展。因此，加强认识并积极推动 FFA 在 ROP 诊疗中的应用非常重要。

一、术 前 检 查

检查前需要了解婴幼儿全身情况，进行血常规、肝肾功能、电解质、凝血全套、心脏超声等相关检查并且检查结果无异常，可耐受全身麻醉（须麻醉科评估）及 FFA 检查。同时向监护人告知检查的必要性及可能发生的过敏、麻醉等意外，取得知情同意后签写知情同意书。

建立静脉通道，定时监测血糖、血压，术前 6h 禁饮、禁食；检查前 1h 采用复方托吡卡胺滴眼液充分散瞳，间隔 5～10min 滴一次，总共 4 次以上；瞳孔不能散大者，可增加滴眼次数或提前 2～3d 涂阿托品眼膏。术前 1d 需要进行抗生素滴眼液滴眼，以预防感染。

二、FFA 设备准备

目前可应用于婴幼儿的 FFA 设备主要有小儿广域成像系统（RetCam，美国 Clarity 公司；PanCam，中国苏州威盛纳斯公司）和超广角眼底成像系统，后者包括欧堡广角成像系统(Optos，英国 Optos 公司)和海德堡眼底造影系统(Heidelberg，德国 Heidelberg Engineering 公司)。RetCam、PanCam 广域成像系统是专门用于婴幼儿眼底检查的成像系统，采用图像采集软件，配合多种镜头，可以对眼底 130°范围直接成像。图像清晰、采集便捷及诊断的敏感性是 ROP 筛查、诊断和远程会诊工具的重要特性。通过该系统行 FFA 检查时，患儿取仰卧位，全身麻醉下静脉注射荧光素钠溶液，通过角膜接触式广角镜头采集各个时段的 FFA 图像。造影过程用时常在 10min 内。目前在婴幼儿眼底病临床诊治中应用较广。

三、过 敏 试 验

荧光素钠是一种不参与代谢、不被人体吸收、无毒性的造影剂。其给药方式多采用 10% 或 20%的荧光素钠溶液外周静脉注射。但 FFA 属于有创检查，造影过程中的神经反应、过敏反应、造影剂杂质等均可导致不良反应的发生。成年人 FFA 检查不良反应的发生率为 0.6%～22%，在婴幼儿中尚无具体数据统计。

检查前进行皮内注射过敏试验、皮肤过敏试验或静脉过敏试验有利于降低潜在风险。此外，检查过程中医护人员的配合也十分重要。周密的检查前准备、麻醉过程中的安全管理、严格的无菌操作和密切观察患儿生命体征等均是 FFA 检查安全的保证。目前 FFA 预试验形式包括荧光素钠皮内注射试验和荧光素钠皮肤划痕试验、稀释荧光素钠静脉注射试验。

皮内注射试验：抽取原液 0.05ml 皮内注射，30min 后观察结果，如皮试部位出现小红点或水疱，皮丘周围红晕超过 1cm 或皮丘周围有伪足者视为过敏试验阳性。

皮肤划痕试验：用注射针头于皮肤上行十字划痕，在划痕十字交叉处滴 0.01ml 荧光素钠原液，15min 后观察结果，如皮试部位出现小红点或水疱，皮丘周围红晕超过 1cm 或皮丘周围有伪足者视为过敏试验阳性。

静脉注射试验：若有类似阳性反应，在全身麻醉方式下行 FFA 检查时须进行原液稀释 100 倍，静脉给予并观察 5～10min 有无明显过敏样反应或不适。若阳性，不可进行 FFA

检查；若阴性，可继续进行 FFA 检查，但需要在手术室麻醉科医生、新生儿科医生密切观察生命体征平稳的情况下进行 FFA 检查。

四、操 作 步 骤

确认过敏试验阴性后，在手术室进行全身麻醉，进行眼部消毒后使用婴幼儿专用开睑器开睑，先进行眼底照相，之后切入 FFA 模式。从静脉通道（手背、头皮、肘窝、足背静脉等）按 0.1mg/kg 体重快速推入荧光素钠注射液，同时开始计时。使用广域成像系统造影系统拍摄视网膜后极部及周边各象限图像，如视网膜动脉前期、视网膜动脉期、视网膜动静脉期、视网膜静脉期、静脉后期图像，拍摄顺序按照眼底照相顺序及注意事项进行，拍摄 5~10min 后结束，然后进一步治疗或由新生儿科医生转运至新生儿科后观察治疗（表 4-2-1）。

表 4-2-1　FFA 分期

分期	时间	状态
视网膜动脉前期	0.5~1.5s	睫状后短动脉的充盈
视网膜动脉期	1~1.5s	视网膜中央动脉的充盈
视网膜动静脉期	1~2s	视网膜毛细血管的充盈
视网膜静脉期	7~10s	静脉层流出现至静脉动脉充盈
静脉后期	造影 10min 后	荧光素消退

五、FFA 在 ROP 中的诊断作用

不同分期的 ROP 在 FFA 中的表现如下：

1. ROP 1 期表现　FFA 主要表现为视网膜血管-无血管交界处有清晰、平滑的分界线，毛细血管分支增多，造影晚期可有少量的荧光素渗漏，在有血管与无血管区有明显分界线（图 4-2-1）。

2. ROP 2 期表现　分界线隆起呈嵴样改变，嵴上可出现环状血管，血管末梢荧光素渗漏，并出现典型"爆米花"现象（图 4-2-2）。

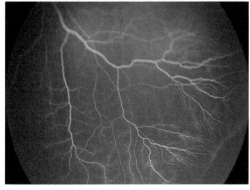

图 4-2-1　ROP 1 期病变：视网膜血管-无血管交界处有清晰分界线

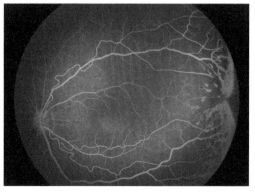

图 4-2-2　ROP 2 期病变，视网膜周边可见"爆米花"现象

3. ROP 3 期表现   视网膜嵴增宽，血管畸形伴大量荧光素渗漏，环状血管沿视网膜嵴走行，新生血管向玻璃体内延伸（图 4-2-3）。

4. ROP 4 期、5 期表现   视网膜非脱离区的造影特征与 2 期、3 期相似，脱离的视网膜可显示血管扩张伴荧光素渗漏。

5. APROP 表现   黄斑中心凹无血管密布，后极部视网膜血管迂曲、粗大，毛细血管极度扩张。在无血管区边缘可见大量新生血管荧光渗漏（图 4-2-4）。

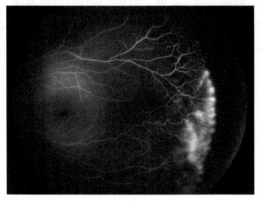

图 4-2-3   ROP 3 期病变，可见新生血管

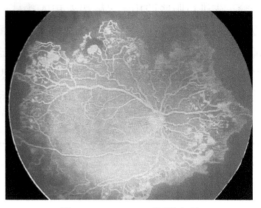

图 4-2-4   APROP 造影表现

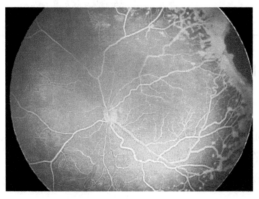

图 4-2-5   ROP 附加病变

6. ROP 退化期表现   视网膜可有不同程度的周边无灌注区，与血管化区域间存在明显分界线，毛细血管异常分支增多，少数患儿中可出现荧光素渗漏和环状血管。

7. 附加病变表现   后极部超过 2 个象限出现视网膜血管极度扩张、迂曲，其 FFA 表现为视网膜动静脉、毛细血管扩张增粗，充盈迟缓，部分患儿可伴有点片状出血遮蔽荧光（图 4-2-5）。

六、FFA 在早产儿视网膜病变中应用的意义

ROP 进行 FFA 检查的意义主要包括以下方面：

（1）丰富对 ROP 的认识，提出了无灌注区、动静脉吻合支、末梢血管分支增加、新生血管渗漏等概念，从血液循环角度增加了对 ROP 的了解。

（2）提高诊断水平，如 FFA 能增加对 ROP 分区、分期的准确性，预测阈值期 ROP 的发生，有利于早诊断、及时治疗。

（3）有助于疗效评价，如观察抗 VEGF 药物及激光、冷冻、巩膜扣带手术等治疗后新生血管消退、增生性病变退变情况。该检查能更加精确了解 ROP 活动性病变是否控制良好，具有重大的临床意义。

第三节　早产儿视网膜病变不同分期时筛查间隔的选择

对于 ROP 来讲，最有效的干预手段就是建立高效的筛查制度，通过早期筛查达到早发现和正确治疗的目的，所以建立正确有效的 ROP 筛查标准和筛查间隔非常重要。因为不同的国家和地区 ROP 的流行病学特点并不相同，对于早产儿的医疗护理水平也并不相同，所以筛查标准和筛查间隔也是根据这些特点制定的。

我国现行的 ROP 筛查指南是由中华医学会眼科学分会眼底病学组于 2014 年在 2004 年版的《早产儿治疗用氧和视网膜病变防治指南》的基础上制定的，即《中国早产儿视网膜病变筛查指南（2014 年）》（表 4-3-1）。

表 4-3-1　中国早产儿视网膜病变筛查指南（2014 年）

筛查标准	1. 对出生体重<2000g，或出生孕周<32 周的早产儿和低出生体重儿，进行眼底病变筛查随诊，直至周边视网膜血管化
	2. 对于患有严重疾病或有明确较长时间吸氧史的患者，以及儿科医师认为比较高危的患者，可适当扩大筛查范围
筛查起始时间	首次检查应在出生后 4～6 周，或矫正胎龄 31～32 周开始
干预指标	确诊阈值病变或 I 型阈值前病变后，应尽可能在 72h 内接受治疗，无治疗条件者应迅速转诊
筛查间隔	1. I 区无 ROP、I 区 1 期或 2 期 ROP　　　　　　　　　　　每周复查
	2. I 区退行性 ROP　　　　　　　　　　　　　　　　　　1～2 周复查
	3. II 区 2 期或 3 期 ROP　　　　　　　　　　　　　　　　每周复查
	4. II 区 1 期 ROP　　　　　　　　　　　　　　　　　　　1～2 周复查
	5. II 区无 ROP、II 区 1 期 ROP、III 区 1 期或 2 期 ROP　　2～3 周复查
终止筛查指征	满足以下条件之一即可终止随诊：
	1. 视网膜血管化（鼻侧已达锯齿缘，颞侧距锯齿缘 1 个视盘直径）
	2. 矫正胎龄 45 周，无阈值前病变或阈值病变，视网膜血管已发育到 III 区
	3. 视网膜病变退行

最新的美国儿科学会早产儿视网膜病变筛查间隔（2018 年）见表 4-3-2。

表 4-3-2　美国儿科学会早产儿视网膜病变筛查间隔（2018 年）

筛查间隔	ROP 分级
每周复查	I 区：未完全血管化，无 ROP；1 期 ROP；2 期 ROP
	未成熟的视网膜血管延伸至 II 区后极部（I 区边界周围）
	存在或潜在的 APROP
	I 区 3 期 ROP 不应观察，应即刻治疗
1～2 周复查	II 区后部未完全血管化
	II 区 2 期
	I 区明确退行性病变

续表

筛查间隔	ROP 分级
2 周复查	Ⅱ区 1 期 ROP
	Ⅱ区无 ROP，未完全血管化
	Ⅱ区明确退行性 ROP
2～3 周复查	Ⅲ区 1 期或 2 期 ROP
	Ⅲ区退行性病变

可见，筛查间隔根据患儿 ROP 的分期有所不同，在 1～3 周不等，但筛查间隔也与筛查医师的经验密切相关，一般新筛查者或经验不足的医师可把复查间隔时间缩短。当然，从事 ROP 筛查的医师一定是要有足够的眼底病知识和对 ROP 国际分类法有充分认识，除掌握儿童广角数码视网膜成像系统（RetCam）眼底照相技术外，还一定要熟练掌握双目间接检眼镜眼底检查和巩膜顶压技术，以确保病变筛查时无遗漏。

第四节　影响早产儿视网膜病变进展的危险因素

对于 ROP 的转归，大多数 ROP 患者都可自然消退，但少部分患者则会加重进展，最终导致视网膜脱离或后极部视网膜血管严重迂曲而发生严重的视力损害。影响 ROP 发病的危险因素前文已有阐述，而对影响 ROP 进展的危险因素现在仍处在研究与探究中，本节对此进行简要阐述。

我国有研究表明非 ROP 组的患儿平均胎龄大于 ROP 组的患儿平均胎龄，且均大于严重 ROP 患儿的平均胎龄，故认为出生胎龄是影响 ROP 进展的危险因素。在出生体重方面，也有研究表明，随着早产儿出生体重的降低，ROP 的病变越靠近后极部，附加病变出现的概率也越高，出生体重≤1000g 的早产儿中严重 ROP 占 19.44%，而出生体重为 1000～1500g 的早产儿中严重 ROP 降至 6.9%，同时发现极低出生体重儿出生后早期体重增长率是严重 ROP 的预测因素，故出生体重也是影响 ROP 进展的重要影响因素。

此外，大量研究表明接受不规范氧疗的早产儿其严重 ROP 发生率明显高于规范氧疗的早产儿。有研究表明规范化氧疗后，严重 ROP 的发病率由 9.4% 降至 4.7%。低吸氧浓度的患儿发生 3 期、4 期病变的概率明显低于高浓度吸氧患儿，而且有研究表明吸氧时间越长，ROP 病情越严重（3 期和 4 期病变的发病率明显升高），吸氧时间＜10d 的患儿 3 期、4 期病变发病率明显低于吸氧时间≥10d 的患儿。有研究表明，机械通气也是 ROP 进展的危险因素，减少有创机械通气和呼吸机的使用使得 3 期 ROP 的发生率从 11% 降至 2%，而阈值病变由 7% 降至 1%。

王宗华等对 189 例 ROP 患儿进行了预后进展和消退的两组比较，得到的结论是 ROP 的进展与多胎、机械通气时间、出生后 1min 和 5min Apgar 评分的相关性显著（均为 $P<0.05$），长时间机械通气是 ROP 进展的危险因素。我国有研究报道多胎妊娠的胎儿 ROP 的发生率和严重程度均显著高于单胎，但也有国外研究验证了多胎妊娠的胎儿 ROP 的发生率较单胎早

产儿高时，却并未发现多胎早产儿和单胎早产儿的阈值病变发生率有显著性差异。Vasil 等在 132 例早产儿研究中发现，新生儿出生后 5min 的 Apgar 评分≤6 分虽然不是 ROP 发生的危险因素，但自然消退的 ROP 患儿的 Apgar 评分与进展至严重 ROP 患儿的 Apgar 评分有显著性差异，这说明出生后 5min 的 Apgar 评分是 ROP 进展的一个危险因素。

在其他方面，有研究表明围生期胎膜早破可能升高严重 ROP 的发生率。Luz 等在 90 例早产儿的研究中检测了早产儿体内催乳素、血管抑制素和 VEGF 的浓度，发现 ROP 组与非 ROP 组 VEGF 的浓度没有太大差距，而催乳素浓度则有显著差别，ROP 组高于正常组，且严重 ROP 组的浓度也高于轻度 ROP 组的浓度，而且严重 ROP 组的高催乳素水平持续时间高于轻度 ROP 组，故有理由认为高催乳素浓度可能会导致 ROP 病情的进展。现发现 *Norrie* 基因突变者均是严重 ROP 患儿，或许遗传基因的突变也是导致 ROP 进展的一个重要因素。

（陶积言　张沁月）

参 考 文 献

李凤鸣，谢立信，2014. 中华眼科学. 第 3 版. 北京：人民卫生出版社.

李慧林，张国明，张福燕，等，2016，退行期早产儿视网膜病变广角荧光素眼底血管造影特征. 中华眼底病杂志，32（4）：430-431.

毛剑波，伍蒙爱，俞雪婷，等，2017. 婴幼儿表面麻醉下广角数码视网膜成像系统荧光素眼底血管造影检查. 中华眼底病杂志，33（6）：637-639.

王雨生，2018. 图说小儿眼底病. 北京：人民卫生出版社，12-15.

王宗华，李秋平，李耀宇，等，2014. 极低出生体质量早产儿视网膜病变筛查及相关因素分析. 眼科新进展，34（4）：361-363.

武雷，李曼红，张自峰，等，2020. 荧光素眼底血管造影在早产儿视网膜病变中的应用. 国际眼科纵览，44（5）：340-345.

项道满，周伟，陈锋，等，2009. 间接检眼镜眼底成像技术支持下的早产儿视网膜病变筛查研究. 中华围产医学杂志，12（4）：289-292.

谢雪璐，唐飞，周晓舟，等，2014. 早产儿视网膜病变的荧光素眼底血管造影特征. 中华眼底病杂志，30（1）：17-20.

中华医学会眼科学分会眼底病学组，2014. 中国早产儿视网膜病变筛查指南（2014 年）. 中华眼科杂志，50（12）：933-935.

Darlow BA，Hutchinson JL，Henderson-Smart DJ，et al，2005. Prenatal risk factors for severe retinopathy of prematurity among very preterm infants of the Australian and New Zealand Neonatal Network. Pediatrics，115（4）：990-996.

Fierson WM，American Academy of Pediatrics Section on Ophthalmology，American Academy of Ophthalmology，et al，2018. Screening examination of premature infants for retinopathy of prematurity. Pediatrics，142（6）：e20183061.

Hu YF，Tian N，Lu YH，2015. Digital binocular indirect ophthalmoscopy for screening of retinopathy of prematurity. Guoji Yanke Zazhi（Int Eye Sci），15（1）：11-14.

Shastry BS，2007. Assessment of the contribution of the LOC387715 gene polymorphism in a family with exudative age-related macular degeneration and heterozygous CFH variant（Y402H）. J Hum Genet，52（4）：384-387.

Shastry BS，Qu XG，2007. Lack of association of the VEGF gene promoter（-634 G→C and -460 C→T）polymorphism and the risk of advanced retinopathy of prematurity. Graefes Arch Clin Exp Ophthalmol，245（5）：741-743.

Wallace DK，Kylstra JA，Phillips SJ，et al，2000. Poor postnatal weight gain：a risk factor for severe retinopathy of prematurity. J AAPOS，4（6）：343-347.

Yokoi T，Hiraoka M，Miyamoto M，et al，2009. Vascular abnormalities in aggressive posterior retinopathy of prematurity detected by fluorescein angiography. Ophthalmology，116（7）：1377-1382.

Zepeda-Romero L C，Vazquez-Membrillo M，Adan-Castro E，et al，2017. Higher prolactin and vasoinhibin serum levels associated with incidence and progression of retinopathy of prematurity. Pediatr Res，81（3）：473-479.

第五章　早产儿视网膜病变治疗策略

第一节　早产儿视网膜病变治疗方式的转变

严重的 ROP 如果不及时治疗，将导致严重的视力损害甚至眼盲。谈及 ROP 的治疗，首先要熟悉几项临床研究：CRYO-ROP、ETROP、BEATROP，其分别证实了冷冻治疗、激光治疗和抗 VEGF 药物治疗用于 ROP 的有效性与安全性。随着医学的发展、检查手段的更新和治疗措施的进化，ROP 治疗的安全性越来越高，挽救视力比例大大上升，且治疗难度下降，趋于同质化治疗方案，使得患儿的预后判断和随访更加可靠。虽然从统计数据上看，非增殖性的 ROP 一般自行消退，无须治疗，但是依然会导致一定程度的视功能损害，如近视、弱视等。

第二节　冷 冻 治 疗

1972 年日本医师首先将经巩膜冷冻疗法用于治疗 ROP，并逐渐在全球普及。但是由于疗效的不确定和时有发生的严重不良反应，ROP 冷冻治疗合作小组（Cryotherapy for Retinopathy of Prematurity，CRYO-ROP）发起了全球首个关于 ROP 治疗的多中心随机临床试验，短期结果于 1988 年发表在 *Archive Ophthalmology*。试验选择了 172 例达到阈值期病变的患儿，双眼符合治疗标准时随机选择一眼进行冷冻治疗，对侧眼不做任何治疗；若是单眼达到治疗标准时随机进入治疗组或观察组，若随后另一眼也达到阈值期病变，作为自身对照参考前一眼的治疗方法选择另一种处置。

研究中有两个概念需要明确：①阈值期病变是指连续 5 个钟点，或者累计 8 个钟点的Ⅰ区/Ⅱ区 3 期病变，同时伴有附加病变的；②阈值前病变包括Ⅰ区的任何期别的病变，Ⅱ区 2 期伴附加病变或Ⅱ区 3 期病变。一旦筛查时发现病变达到阈值前病变标准，则需每周复查直至病变缓解或恶化至阈值期接受治疗。冷冻以视网膜突然变白视为有效，位于视网膜无血管区的冷冻斑连续而不叠加，尽量达到嵴的前缘。所有病例治疗后至少完成 3 个月的随访。结果显示，对视网膜周边无血管区进行经巩膜连续冷冻治疗，可以使 50%阈值期 ROP 病变避免发展为累及黄斑的视网膜皱襞、后极部视网膜脱离或晶状体后纤维增生症等严重视力损害。

在 2001 年发布的 CRYO-ROP 研究 10 年结果显示，最佳矫正视力低于 20/200 的患眼在治疗组和对照组中分别为 44.4%与 62.1%。眼底结构不良的各占 27.2%和 47.9%。其中对照组发生全视网膜脱离的比例持续增加（5.5 年为 38.6%，10 年为 41.4%），而治疗组则稳定不变（22%）。长期随访证实冷冻治疗阈值期 ROP 病变可以挽救视力。

冷冻相关的并发症有球结膜水肿、出血、撕裂、视网膜中央动脉阻塞、视网膜出血、玻璃体积血、眼前段缺血等。麻醉相关的并发症有呼吸暂停、呼吸道梗阻、心搏骤停、低血压、低血糖、低体温等。与激光治疗相比，前者对周边视野的损害严重，且疗效并不优于激光治疗，因此已很少使用，仅可能在屈光间质混浊或玻璃体积血，以及难以看清周边视网膜时用到。

第三节　激 光 治 疗

虽然冷冻治疗可以使 50%的阈值期病变免于发生严重的视力损害，但是这些患儿的视力有80%都低于20/40，此外近视、弱视、斜视在此类患儿中更为常见。为了提高阈值期 ROP 患儿的视力预后，美国国立眼科研究所开展了两个临床试验：减少光照对 ROP 的效应（LIGHT-ROP）和 STOP-ROP，但均未得出阳性结论，也就是说减少环境光对 ROP 的发生没有益处，同样对于严重 ROP 患儿进行严格的用氧控制也无获益。

随着间接检眼镜激光装置在临床的试用，经瞳孔温热疗法在治疗 ROP 方面取得良好效果，20 世纪 90 年代起对于 3 期伴附加病变的患儿，激光治疗逐渐替代了冷冻治疗，但是治疗适应证依然沿用了阈值期的标准。为此，美国国立眼科研究所开展了早期治疗 ROP（ET-ROP）研究，以期通过把治疗时机前移到阈值前期，达到更好的视力预后。基于 CRYO-ROP 的亚组分析和 ROP 危险模型（Risk Model for Retinopathy of Prematurity，RM-ROP）分析，此研究将阈值前病变分为 1 型和 2 型：1 型病变需要接受激光治疗，包括位于 I 区的 3 期病变、I 区内伴有附加病变的任何期别的病变、II 区 3 期伴附加病变；2 型病变继续随访，直至消退或者恶化达 1 型阈值前病变。如此分类可以尽量减少不必要的阈值前病变治疗，同时又尽可能减少因错过治疗导致的视网膜脱离。热激光经瞳孔直接消融无血管视网膜，光斑连续覆盖无血管区直至嵴前，相应的，对于结膜、巩膜和脉络膜的破坏大大低于冷冻治疗，虽然会造成周边视野的缺损，但是其保护了后极部视网膜的结构。研究证实，在长期随访中，1 型阈值前 ROP 患儿的激光治疗组和未治疗组相比，视力低下的比例分别是16%和25%，是有明显获益的。而这一差距在 2 型阈值前 ROP 患儿组内没有体现。对于 I 区病变，激光治疗的有效率为 50%（图 5-3-1）。

激光治疗相关的并发症有球结膜水肿、出血、撕裂、视网膜中央动脉阻塞、视网膜出血、玻璃体积血、眼前段缺血等。特别需要注意的是，由于此阶段的早产儿晶状体表面的原始晶状体血管膜尚未完全消退或者虹膜新生血管，如果使用的是 532nm 的绿色激光，则可能导致并发性白内障。因此，推荐应用红外激光治疗（810nm）。此外，激光可能误伤黄斑或者大血管，如果激光没有完全覆盖无血管区视网膜，疾病可进一步恶化导致视网膜脱离。因此，治疗期间反复彻底的检查极为必要，如有遗漏可在同期或者复查时尽早补充。麻醉相关的并发症与冷冻治疗相似，但是往往因治疗时间延长，将面临更多的并发症可能，如呼吸暂停、呼吸道梗阻、心搏骤停、低血压、低血糖、低体温等，患儿在治疗期间一定要注意保暖。对于 APROP 和虹膜红变的患儿，瞳孔难以散大，影响激光治疗，此时可以先用抗 VEGF 药物行玻璃体腔注射以快速消退新生血管，然后再行激光治疗。

从远期效果评价来看，激光治疗依然导致 70% 的患儿有不同程度的近视，80% 的严重 ROP 患儿在 6 岁内发生斜视。

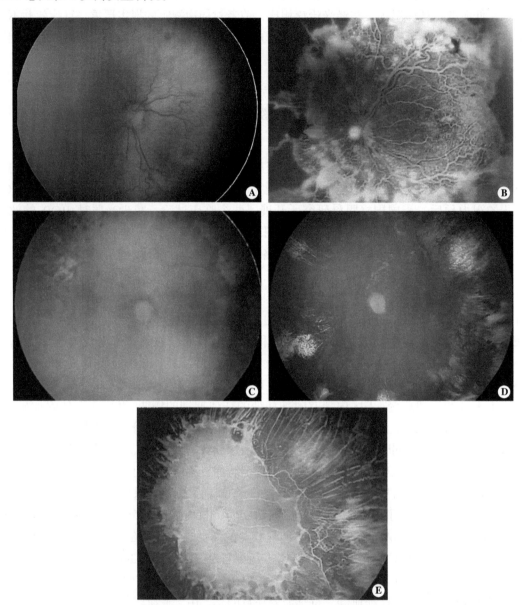

图 5-3-1　APROP 患儿治疗前后眼底表现

A. APROP 患儿治疗前眼底彩照；B. APROP 患儿治疗前 FFA 表现；C. APROP 患儿激光治疗后 2 周眼底彩照；

D. APROP 患儿激光治疗后 5 年眼底彩照，可见激光斑大量融合，仅于后极部见部分正常视网膜；

E. APROP 患儿激光治疗后 5 年 FFA 表现

扫封底二维码获取彩图

第四节　抗血管内皮生长因子药物治疗

抗 VEGF 的生物制剂用于临床始于 2004 年，贝伐单抗被美国 FDA 批准用于治疗转移性结肠癌。此药物很快就被超说明书用于眼底新生血管性疾病以消退病理性新生血管生长。也有单药或者和其他治疗方法联合用于治疗 3 期以上的 ROP。2011 年贝伐单抗治疗 ROP 中的新生血管威胁（Bevacizumab Eliminates the Angiogenic Threat of Retinopathy of Prematurity，BEAT-ROP）小组在 *The New England Journal of Medicine* 杂志上发表了首个前瞻性随机多中心临床研究，以比较贝伐单抗 0.625mg 玻璃体腔注射和激光治疗 3 期伴附加病变的 ROP 的有效性与安全性。

有研究有效纳入 143 例早产儿（286 只眼），观察发现贝伐单抗组的复发率为 4%，而激光组为 22%。Ⅰ区病变的贝伐单抗治疗组疗效更佳，Ⅱ区病变两组间无统计学差异。既往 CRYO-ROP 和 ETROP 研究表明，经治疗后 ROP 的复发多发生在矫正胎龄 55 周以前，因此在 BEAT-ROP 中，复发的定义为单眼或双眼视网膜新生血管复发并在矫正胎龄 54 周内需要治疗。研究表明，贝伐单抗玻璃体腔注射组不仅复发率低，通过 FFA 还证实了生理性视网膜血管新生的恢复，以往的冷冻和激光治疗是永久性破坏周边视网膜和血管结构，这一发现为我们提供了保留视网膜、减少视功能破坏的可能。随着更多的抗 VEGF 药物的问世，雷珠单抗、康柏西普、阿柏西普都已经纷纷用于 ROP 治疗。目前雷珠单抗凭借 RAINBOW 研究已经在欧洲获批用于 ROP 治疗，阿柏西普的Ⅲ期临床研究也正在开展，康柏西普为中国独立自主研发的生物新药，拟用真实世界数据申请我国国家药品监督管理局对 ROP 适应证的批准。

抗 VEGF 药物治疗与前两种治疗方式不同，在应对 ROP 第二阶段的 VEGF 等因子上调的病理生理过程中，VEGF 是持续升高的，而抗 VEGF 药物治疗在其他新生血管眼底病变如湿性年龄相关性黄斑变性、糖尿病黄斑水肿、视网膜静脉阻塞黄斑水肿等疾病时的单次治疗持续时间为 30d 左右，因此在 ROP 治疗中部分患者需要多次注射。这样不仅需要延长随访时间，在严重 ROP 如Ⅰ区病变或 APROP 患者中治疗早期还应该每周复查，有文献报道最早的复发发生在治疗后 2 周以内。随访至少应该持续至 3 岁以上。对于 4 期和 5 期的 ROP 患者不建议进行抗 VEGF 药物治疗，就像在增殖性糖尿病视网膜病变中观察的一样，抗 VEGF 药物治疗可以增加牵拉性视网膜脱离的发生风险，在进入增殖病变阶段的 ROP 也存在同样的风险。

抗 VEGF 药物治疗 ROP 在治疗剂量、治疗时机、治疗评价上尚未达成一致。治疗剂量从成人的 1/10 到 1/2 不等，虽然绝大部分研究和临床应用都采用成人的 1/2 剂量，但是也有研究显示贝伐单抗成人 1/3 剂量同样有效。因为缺乏大样本的头对头随机对照研究，不仅剂量上不统一，哪种药物更为有效也难以评价，雷珠单抗的复发时间较短，贝伐单抗治疗间隔长。使用抗 VEGF 药物治疗的时机依然沿用的是 ETROP 的标准，那是在激光对视网膜破坏导致的视功能损害和病变恶化引起视功能损害之间做出平衡，但是抗 VEGF 药物治疗并不会形成视网膜结构的破坏，目标主要集中在如何降低病变恶化可能和减少随访次数上，因此是否会为抗 VEGF 药物治疗重新制订治疗标准呢？对抗 VEGF 药物治疗者是否需要再治疗的评价主要依赖于新生血管的复发、新发出血、附加病变的再现，FFA 能够更全面地评价新生血管状态。因此，虽然没有统一规定，但 FFA 在抗 VEGF 药物治疗的评价中是非常必要的，错误的评估可能错过补充治疗，从而导致视网膜脱离或引起严重的视功能损害。

在患儿接受了抗 VEGF 药物治疗后，通过 FFA，我们还观察到绝大部分视网膜血管向锯齿缘生长，但是部分血管在达到锯齿缘前停滞，末梢膨隆，还伴有荧光素渗漏，有些因为纤维增殖膜的牵拉也会导致血管的渗漏。还有一部分患儿的后极部动脉迂曲持续存在，治疗后早期视盘颜色变淡（图 5-4-1）。目前与玻璃体腔注射相关的不良反应，如结膜下出

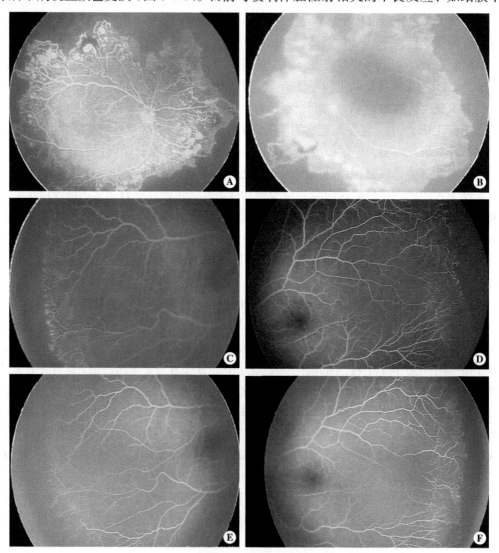

图 5-4-1　ROP 患儿抗 VEGF 药物治疗前后眼底表现

A. APROP 患儿右眼（OD）治疗前 FFA 表现；B. APROP 患儿左眼（OS）治疗前 FFA 表现；C. APROP 患儿 OD 抗 VEGF 药物治疗后 6 个月 FFA 表现，可见血管末梢有膨隆和荧光素渗漏；D. APROP 患儿 OS 抗 VEGF 药物治疗后 6 个月 FFA 表现，可见血管末梢有膨隆和荧光素渗漏；E. APROP 患儿 OD 抗 VEGF 药物治疗后 3 年 FFA 表现，可见血管末梢无膨隆和荧光素渗漏；F. 患儿 OS 抗 VEGF 药物治疗后 3 年 FFA 表现，可见血管末梢无膨隆和荧光素渗漏

血、并发性白内障、玻璃体积血、视网膜穿刺伤、视网膜中央动脉阻塞、感染性或炎症性眼内炎都有可能发生。与药物相关的全身不良反应尚不明确，还需要长期随访结果。因为一般在治疗前后要进行 FFA 检查，考虑到对比剂的过敏风险，建议在全身麻醉下进行检查和治疗。抗 VEGF 药物治疗不受瞳孔大小的影响，治疗时间短，不像冷冻和激光治疗需要经过长时间的学习训练，容易操作且治疗医生间差异小，在缺少儿童眼底病医生的地区更容易开展治疗，然而也正因为如此，更需要严格、规范地符合抗 VEGF 药物治疗 ROP 的适应证，这是一个亟待解决的问题。

第五节　手术治疗

尽管经过眼底筛查和上述治疗可以有效阻止疾病的恶化，但因为早产儿多合并系统多器官病变，病情反复易导致疾病复发，且部分地区尚未开展 ROP 筛查，所以 4 期以上 ROP 患儿并不少见，此时手术成了我们仅有的选择。巩膜外环扎、垫压或者玻璃体切割手术分别从外向内或从内向外缓解视网膜牵拉。对于黄斑脱离的 4b 期和 5 期病变，即便术后视网膜复位，视力通常都低于 20/400。当病变进展至 5 期时，经过手术尽可能地去除玻璃体，达成部分视网膜的复位可以恢复部分视力，维持眼球形态（图5-5-1）。5 期病变时由于漏斗状的全视网膜脱离至晶状体后，玻璃体腔间隙消失，手术切口往往选择不能保留晶状体的角巩膜缘入路（图5-5-2），现在随着 25G 和 27G 玻璃体手术的开展，手术安全性大大提高，给视网膜复位提供了机会。这些患儿在术后还需要进行低视力康复治疗。

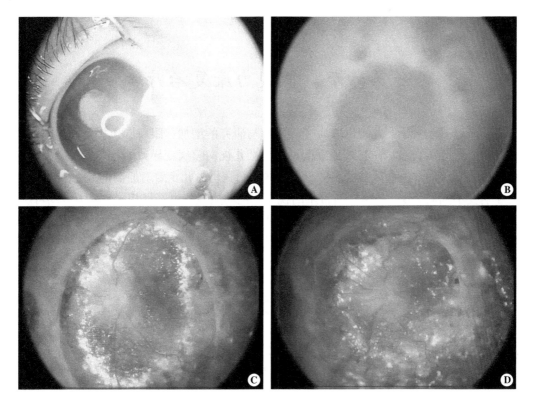

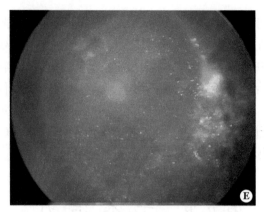

图 5-5-1　APROP 患儿手术前后眼底表现

A. APROP 患儿手术前眼前节照相；B. APROP 患儿术后第 2 天眼底彩照；C. APROP 患儿术后 1 个月眼底彩照；D. APROP 患儿术后 3 个月眼底彩照；E. APROP 患儿术后 6 个月眼底彩照

扫封底二维码获取彩图

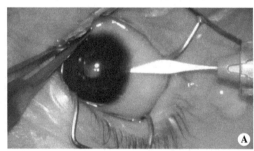
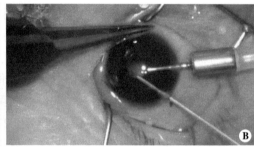

图 5-5-2　手术切口为角巩膜缘入路

扫封底二维码获取彩图

第六节　低视力康复治疗

近年来，基于对早产儿视网膜病变的了解与研究的增加，眼科医生规范地对早产儿进行眼底筛查、随访和治疗，有效地降低了由早产儿视网膜病变导致的儿童低视力人数。但作为新生儿眼病的常见病因，目前早产儿视网膜病变仍占儿童致盲原因的 6%～18%。当患儿处于病变不同的分期、分区，所带来的视力、视功能损伤也不尽相同，视力波动可从 1.0 到无光感，视野的损伤常以鼻侧缺损为主，但也有所差别。在早产儿视网膜病变患儿中，通常高度近视的发病率更高，也可能合并青光眼、白内障、葡萄膜炎、斜视、视网膜脱离等并发症。

一、儿童低视力特点

早产儿视网膜病变所致的低视力与大部分儿童低视力相同，由于发病年龄小，患儿的视觉发育往往尚未成熟。相关研究表明，儿童视力发育的重要时期为0～3岁，3～6岁才可具备相对完善的双眼视功能,而空间对比敏感度功能在 6～12 岁尚可达到成人水平。因此,婴幼儿在视觉发育期间出现眼部疾病造成的低视力与成人低视力有所差异,这一类患儿通常从未有过正常的视觉经验,进行后续的低视力康复难度相对更大,所需时间也更长,如先天性白内障患儿行手术后屈光介质达到无异常,但患儿不会像老年白内障患者行手术后一样立马拥有清晰的视力,仍需进行相应的视觉训练与康复才能达到较好的效果。

与此同时,由于患儿只有很短或完全没有正常的视觉经验,他们通常并不了解自己看到的世界与常人有所不同,因此相较成人低视力患者而言,心理障碍及相关问题相对更少且更易进行干预。儿童通常还未有较为稳定的视觉习惯,因此更容易形成一些自发的代偿反应,如眼球震颤患儿通常会习惯通过偏头等方式达到使用相对静止的眼位视物等。视力较差的患儿由于仍有远高于成人的调节能力,常见将阅读材料拿到眼前非常近的距离阅读,即自发使用了相对距离放大方法进行代偿。另外,儿童时期除视觉发育外,全身系统也处在不断发育的过程中,若视力障碍导致患儿错过了感知觉发育的关键期,往往会对患儿整个身心发育、生活技能学习、学习与认知功能发育等造成不容忽视的影响。

二、低视力儿童相关检查

儿童认知能力、表述能力均达不到成人水平,因此在常规的儿童低视力检查中,针对不同年龄的患儿,一些检查方式应有所调整。

(一)视力

在对年龄较小的幼儿行视力检查时,为了避免患儿拒绝遮盖单眼,通常先进行双眼测量,待其相对熟悉检查流程并较为配合后再进行单眼的检查。检查过程中可以通过玩偶、音乐等保持患儿注意力集中。在患儿配合的前提下,需进行双眼、单眼、屈光矫正及未矫正状态下的远、近视力的测量。针对不同认知年龄段的儿童,视力的检测方法也有许多不同种类。需注意,许多视力检测的方式在患儿看到的基础上还需要其进行表述反馈,所以除了视力的要求外,也需要患儿的认知能力、表述能力达到一定的程度。因此,不同视力检测方式的选择更应考虑的是患儿的认知年龄,而不仅仅是其生理年龄。例如,8 岁的脑瘫患儿,由于其认知年龄远达不到 8 岁水平,使用 ETDRS(early treatment diabetic retinopathy study)视力表所测得的视力可能并不如 Teller 视力卡测得的视力能反映其真实水平(图 5-6-1)。

1. 注视与追随　正常情况下,1 月龄左右的婴儿可以开始对明亮刺激和 40cm 左右距离的目标物产生注视追随。因此,对于 1～2 岁及以下的认知能力相对较差的患儿,可以通过使用电筒或患儿喜欢的玩偶等对其进行注视和追随的检测。视-运动滚筒(optokinetic drum)也是采用此原理,具有黑白条栅的滚筒在患儿眼前滚动,若患儿有正常注视和追随能力,则可发现患儿的眼睛会随着滚筒的滚动方向出现眼球震颤。虽然该检查并不精细且无法测量出具体视力数值,但仍然可以作为早期发现患儿视力异常的检查方法。

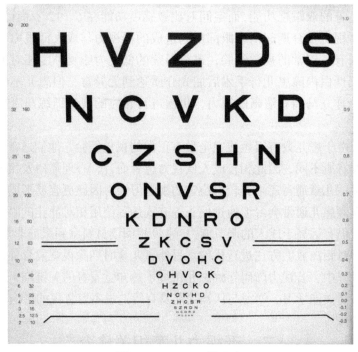

图 5-6-1　ETDRS 视力表

2. 分辨率视力　主要用于认知年龄 3 岁以下儿童，常见的检测方式为 Teller 视力卡、Cardiff 视力卡等。这一类测量卡的视力测量原理为强迫注视选择法，以 Teller 视力卡为例（图 5-6-2），检查时通常将检查卡片放置在患儿眼前，检查卡片包含左、右两部分：一部分

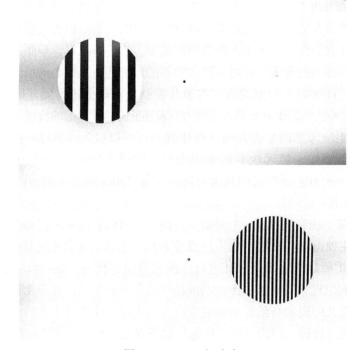

图 5-6-2　Teller 视力卡

为空白卡片；另一部分为不同空间频率的条栅卡片。根据卡片设计，检查距离可为38cm、55cm 和 85cm。若患儿可以分辨出给定空间频率的条栅，则相较于空白卡片，通常会选择注视条栅卡片；当其无法分辨出一定空间频率的条栅后，则失去注视优势，表现为对两张卡片并无注视偏好。根据设定的条栅空间频率及检查距离，可以大致得出患儿视力值。

此类检查不需要患儿进行语言上的反馈及描述，对患儿的认知能力要求较低，但其测量数值通常也只作为参考，并不能完全精确地反映患儿视力情况。

3. 认知视力　认知视力的测量需要患者的语言反馈，主要用于认知年龄为 3 岁以上的儿童，不会阅读字母的孩子可以使用 Lea 图形视力表（图 5-6-3），可以阅读字母的儿童则使用 ETDRS 视力表。使用 Lea 图形视力表测量视力时若患儿无法进行言语表述，可以提供相应形状的模具，让患儿匹配所见到的图案。认知视力的检查对患儿的配合程度要求更高，所获得的视力数值也更加准确，也更能表达出患儿的真实视力水平。

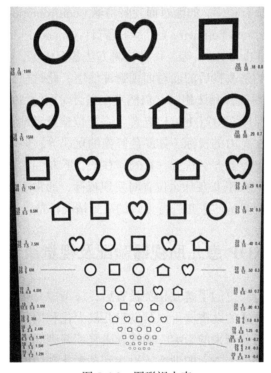

图 5-6-3　图形视力表

4. 视觉诱发电位（visual evoked potential testing，VEP）　对于无法反馈认知视力也无法进行分辨率视力测量的患儿，还可以使用 VEP 对其理想视力状态进行测量。VEP 的测量只需患儿注视计算机屏幕，无须进行反馈，但由于测量时间相对较长，对患儿注意力要求较高，在其他方法不可行时，此方法可作为备选方式。另外，VEP 评估的视力为患儿理想视力，通常6月龄儿童视力水平即可达到成人水平，但对于较低的视力区分能力较差，低于0.03（20/600）的视力均会直接被 VEP 认定为光感。

（二）屈光度

在对低视力患儿的检测中，屈光度检测十分重要，合适的屈光矫正会在一定程度上提高患者视力。ROP 患儿常见高度近视并发，进行屈光矫正可使后续助视器的验配达到更好的效果。在屈光度的检测中，由于患儿年龄小，常常不能给予准确的反馈，因此客观验光通常更为重要，最为常用的为检影验光。为了避免患儿紧张，检影时可使用排镜，避免患儿配戴试镜架。由于年龄小，眼的调节力往往较强，条件允许的情况下应行睫状肌麻痹验光。

（三）视野

视野缺损状态对低视力患者而言不可忽视，尤其是对阅读和行走能力的影响，针对儿童患者，还会影响其对事物认知的整体性，易造成视觉认知出现差异。而 ROP 患儿的非血管区通常在视网膜颞侧，因此 ROP 患儿的视野缺损常常出现在鼻侧。了解患儿的视野缺损情况对助视器及康复训练的选择都十分重要。

常见的视野测量方法有很多，如面对面视野检测（confrontation visual field）、自动视野计（automated static threshold perimetry）、手动视野计（manual kinetic perimetry）、功能视野评估（functional visual field test）等。每种检测方法各有优劣，但考虑患儿的配合程度，年龄较小的患者最常用的是改良后的面对面视野评估法。此时往往需要两个检查者配合，第 1 位检查者与常规面对面检测法相同，仍然坐在患者对面约 50cm 处观察，通常需要患儿家属抱着患儿坐，并保持面对第 1 位检查者。第 2 位检查者站在患儿及家属背后，从患儿背后将可以吸引患儿注意力的视标（如颜色鲜艳的玩偶等，但需注意不能发出声音）分别沿着患儿的左侧、左上、上方、右上、右侧、右下、下方、左下共 8 个象限依次向前方移动。由第 1 位检查者观察患儿在什么位置时发现视标，通常表现为转头，并进行记录。由此对较难配合常规视野测量的患儿进行大致的视野情况评估。

三、ROP 患儿助视器验配及视觉康复训练

在对低视力儿童进行病史的了解及相关检查后，应考虑是否需要进行助视器的验配及康复训练方案的设定。合适的助视器可以帮助患儿最大化利用其功能性视力，尽量减少或消除视力、视野缺损对患儿带来的影响。而视觉康复训练则涵盖较广，包括视觉辨认、视觉记忆、视觉空间关系等多个方面的训练，以达到最大化利用患儿功能性视力，帮助其更好地生活、学习，提升其认知水平为目的。

（一）常见助视方式

1. 屈光矫正　根据患儿屈光检查的结果，对其进行合适的屈光矫正是开始助视帮助的第一步。ROP 患儿常伴有高度近视，合适的屈光矫正通常可以较好地提升患儿视力，矫正视力相较裸眼视力的提升则可以降低所需助视器的放大倍率，从而尽量保留患儿的可用视野范围。

2. 光学助视器　是传统的助视手段，价格较低，使用也较为方便，针对所需放大倍率对中、低放大率的患儿效果较好。通过对患儿眼部健康及视觉需求的评估，不仅可供选择的助视器种类多，也可选择为单眼、双眼、是否附加照明设备等（图 5-6-4）。常用的视远光学助视器主要为望远镜（telescope），包括单筒手持式望远镜、全视野望远镜、嵌挂在眼镜上的眼镜式望远镜等。视近光学助视器包括眼镜式显微镜（microscope）、立式放大镜（stand magnifier）、近用望远镜（telemicroscope）等。眼镜式显微镜、

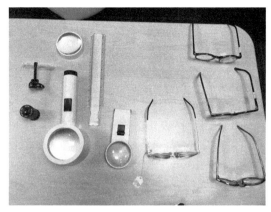

图 5-6-4　常见光学助视器种类
扫封底二维码获取彩图

放大镜通常为固定的放大倍率，不可调整，而可调焦的望远镜可以通过调整光学系统焦距达到不同放大倍率的效果。

3. 电子助视器　若要达到高放大倍率的效果，光学助视器往往重量会很重，可用视野很小，且由于阅读距离过近，通常需要更好的照明，此时使用电子助视器矫正就更有优势。电子助视器对比度会远远高于光学助视器，而相较同等倍率的光学助视器，其可用视野也更大。

早期常用的电子助视器为电视放大器（闭路电视），由摄像头捕捉视物目标，通过电子计算机处理，再由电视屏幕显现出放大后的物像。电视放大器可以视远，也可以视近（图 5-6-5）。随着科技进步，电子助视器的种类也日渐增加，陆续出现可携带电视放大器、手持式视近电子放大器等（图 5-6-6，图 5-6-7）。现今智能手机上也存在不少具有放大器效果的软件，可以作为最简单的电子助视器使用。基于智能手机，近年来陆续出现一些头戴式电子助视器（图 5-6-8），如 Iris Vision 等。这些设备可以供调整、选择的参数更多，包括亮度、对比度、背景颜色、放大倍率、助视设备成像位置等。但这些头戴式电子助视器通常重量相对较重，并不适用于行走时佩戴，且价格较高。

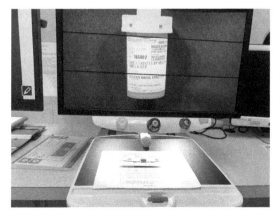

图 5-6-5　电视放大器
扫封底二维码获取彩图

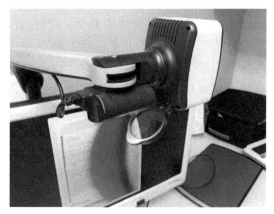

图 5-6-6　可携带电视放大器
扫封底二维码获取彩图

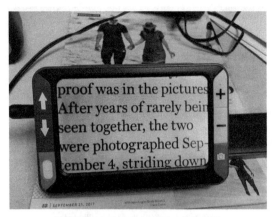

图 5-6-7　手持式视近电子放大器

扫封底二维码获取彩图

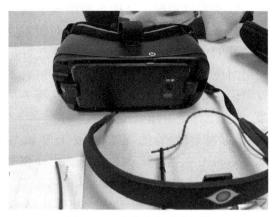

图 5-6-8　头戴式电子助视器

扫封底二维码获取彩图

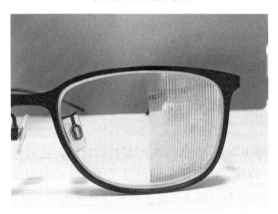

图 5-6-9　Fresnel 棱镜

扫封底二维码获取彩图

4. 视野缺损助视　ROP 患儿并无特异性视野缺损表现类型，但以鼻侧视野缺损最为常见。若双眼均表现为鼻侧视野缺损，患儿在行走、阅读时都会表现出对鼻侧物体的忽视，此时可以利用棱镜使光线偏折的原理给予帮助。鼻侧视野缺损通常可选择相应形状的 Fresnel 棱镜进行助视，以 30Δ～40Δ 最为常见，底朝向视野缺失方向，贴于患儿眼镜内侧（图 5-6-9）。验配后患儿可以配戴 Fresnel 棱镜行走、阅读。但要注意的是，必须经过专业的康复训练才能达到良好的助视效果。若 ROP 后期累及中心视野，可以采用放大镜放大中心物像，也可以训练患儿使用偏心注视，从而达到减少视野缺损对患儿影响的效果。

5. 非光学助视　除助视设备的帮助外，也有许多非光学方式可以帮助患儿日常生活、学习，主要可归纳为三大部分：良好照明并控制眩光、增大所需视物的大小、增强阅读环境对比度。通过对患儿进行所需照明亮度与生活中眩光情况的评估，对于存在畏光或眩光情况的患儿，可以配戴染色镜片或尝试在阅读材料前叠加滤光片以达到较好的效果（图 5-6-10）。而通过简单的采用高质量的印刷材料、高对比度差异的纸笔书写，可以增强对比度，使用翻转对比度的阅读材料（黑底白字）对部分患儿有一定效果，黄色滤光片也往往可以提升对比度。采用更大号字体的阅读材料或教学板书是直接可以提

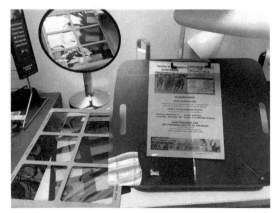

图 5-6-10　在阅读材料前叠加滤光片

扫封底二维码获取彩图

高患儿视物能力的方法。通过这些非光学助视的手段，通常可以增强助视器的效果，甚至对于部分视觉损伤不严重的患儿，仅仅通过非光学手段就可以达到较好的助视效果，不需要额外给予助视设备。

（二）视觉康复训练

视觉康复训练过程需综合运用医学、心理学、教育等多学科相关知识，是鼓励并锻炼患儿使用残余视力的过程。常见的康复训练主要包括视觉训练和日常生活训练，视觉训练主要包括定位注视、视觉搜寻、视觉跟踪等；生活训练主要包括定向行走、日常生活技能等。考虑儿童年龄的特殊性，训练方式要尽可能有趣，最好为不同年龄段儿童设计不同的训练方式，如图片识别、轮廓匹配等。通过康复训练，提高患儿使用其残余视力的能力，也训练其对日常事物的认知，尽可能达到该年龄段正常儿童能掌握的个人自理能力。

包括 ROP 在内的儿童低视力患者，发病年龄小，患病年数长，视力障碍对他们的影响在某些方面远高于成人。针对这一类患儿的康复过程，所需的通常是一个由眼科医生、视光师、教师、家长共同组成的团队。在整个团队中眼科医师负责对早产儿进行筛查，尽早发现，及早治疗、干预；视光师负责最大化患儿的功能性视力，并进行视觉康复训练，尽可能减少视力障碍对患儿的影响；教师则需要在医生、视光师的指导下，在日常教学中尽量满足患儿的视觉需求，达到更好的教学目的，如患儿出现左侧视野缺损，可安排其坐在面向讲台左侧方位，减少视野缺损对其影响；由于患儿通常较难准确描述自身情况，家长需要通过日常生活的观察，提供患儿日常生活所出现的困难，为整个团队提供所需信息。通过整个团队共同协作，达到让患儿更好地学习、生活，最终达到让这一部分低视力儿童可以更好地融入社会的目的。

第七节　早产儿视网膜病变治疗新进展

现在对 ROP 的比较新的治疗方法主要聚焦在抗 VEGF 药物治疗上，而对于更新的治疗方法，现在也有一些研究针对血管新生通路中其他步骤的调控和基因治疗等。以下从现在研究主要针对的几个方向做一些介绍，包括针对 VEGF、VEGF 受体和一氧化氮合成酶（NOS）的基因治疗，通过 VEGF 通路来下调 VEGF 或受体的表达，抑制胰岛素样生长因子（insulin-like growth factor，IGF）和稳定缺氧诱导因子（hypoxia inducible factor，HIF）治疗 ROP，以及在一些研究中可能有效的新药。

基 因 治 疗

在同等的身体条件和同样程度的医疗条件的干预下，不同早产儿是否发病和严重程度也不相同，这可能就是因为遗传多态性，包括控制视网膜血管形成的 VEGF 等。在 VEGF 的基因多样性研究中，Ali 等发现 ROP 患儿的 VEGF634C/G 的基因型的出现率较正常早产儿更高，两组 *634G* 等位基因显著不同，认为这也是 ROP 的一个独立危险因素，是未来治疗可以针对的位点。Vannay 等也发现在严重 ROP 的患儿中携带基因突变 *VEGF+405C* 和 *VEGF-460TT/+405CC* 单倍型概率与不需治疗的 ROP 患儿有显著性差异。Simmons 等发现利用慢病毒导入 shRNA 进行 VEGF 受体 2（VEGFR2）或下游 *STAT3* 的内皮细胞特异性敲除可降低玻璃体内新生血管形成（IVNV），抑制 VEGF 诱导的视网膜病变，但不会影响生理性的视网膜血管发育，所以认为视网膜内皮细胞中 *VEGFR2* 的特异性敲除也可作为 ROP 的新型治疗方法。

Poggi 等利用单倍体重建分析编码血管内皮生长因子 A（VEGFA），内皮一氧化氮合酶（eNOS），肾素-血管紧张素系统[血管紧张素原（AGT）基因，血管紧张素原 1 型受体（AGTR1），血管紧张素转换酶（ACE）]的基因多样性与 ROP 发生的关系，发现 eNOS 基因 *TC + CC rs2070744* 和 *GT + TT rs1799983* 是 BPD 的独立危险因素，且认为 VEGFA 和 eNOS 的单倍型与早产并发症显著相关，可能是 ROP 的独立保护性或风险标志物。Yu 等也在 NOS3 的基因多样性研究中聚焦于 *T-786C* 和 *G894T* 时发现只有等位基因 *T-786C* 与 ROP 易感性有显著相关性，*T-786C* 其他等位基因和 *G894T* 的等位基因与 ROP 易感性均无显著相关性，等位基因 *T-786C* 对 ROP 可能存在保护作用，而且保护作用与氧疗时间密切相关，氧疗时间小于 17d 时，等位基因 *T-786CC* 和 *894GT* 也是 ROP 的保护因子。对于基因转运的载体选择方面也已有所研究，在腺病毒、单纯疱疹病毒、牛痘病毒和反转录病毒中发现腺病毒转运效果是最佳的，是对 ROP 中血管进行基因治疗的很适合的载体。

（一）VEGF 通路调控

在聚焦于 VEGF 通路的研究中，主要集中在通过各种途径下调 VEGF 的表达，进而达到治疗 ROP 的目的。Di 等发现玻璃体内注射 CCN1 siRNA 可以显著降低 OIR 小鼠模型中 PI3K / Akt-VEGF 途径的表达及 IL-1β、IL-6 和 TNF-α 的水平，故针对 CCN1 也是一个治疗 ROP 的新方向和目标。类似的，Zhao 等也发现小鼠模型中 miR-351 会结合 VEGF 和 Ang-2 并在两者间有相互作用，过表达 miR-351 可下调 VEGF 和 Ang-2 的表达，故而也可作为 ROP 的治疗靶点。Berka 等发现 α（v）β3 整合素的非肽拮抗剂，SB-267268 可以通过下调 VEGF 和其第二受体 VEGF-R2 来抑制血管增生，进而达到治疗 ROP 的目的。Sidman 等也发现了环形的倒序多肽 D（Cys-Leu-Pro-Arg-Cys）[D（CLPAC）]可以结合 VEGFR1 和部分 VEGFR2 及神经纤毛蛋白 1（neuropilin-1）来抑制视网膜血管新生。此外，视网膜下慢病毒导入短发夹 RNA 也可阻断 VEGFA 和 $VEGF_{164}$ 而抑制视网膜血管新生，还可以减少非选择性 VEGF 抑制剂的副作用。

有研究认为，ROP 中 VEGF 的过表达可能是由 β2 受体刺激造成的，所以全身应用 β 受体阻滞剂如普萘洛尔可以降低 VEGF 水平，减少视网膜 VEGF 和 IGF-1 的表达，故也可以作为一个治疗 ROP 的方法，但同时应考虑到心动过缓、传导阻滞、低血压等副作用。Nath 等则利用 qPCR 在 ROP 患者玻璃体和小鼠视网膜中检测视网膜肾素-血管紧张素系统的成分和 VEGF 与 HIF-1α 的表达，发现其水平都有升高，而且发现 ARB 和 ACEI 有与贝伐单抗类似的预防和治疗作用，调节视网膜肾素-血管紧张素系统可以阻止 ROP 的进展。

（二）针对 IGF-1 和 HIF 的治疗

胰岛素样生长因子 1（IGF-1）能促进血管增生成熟，Liegl 发现早期全身 IGF-1 浓度的降低也可能与 ROP 的发生有关，重组 IGF-1 对于治疗早期 ROP 有一定效果，进一步的临床试验也正在进行中。粒细胞集落刺激因子（GCSF）因为可以增加 IGF-1 的水平，促进正常的血管生成和缺血视网膜的血管生成，而且对 VEGF 没有明显影响，同时有研究发现应用 GCSF 的患者的严重 ROP 发生率有所下降，但其作用仍待进一步研究。Hadidy 等在部分经过高氧暴露的大鼠中进行了腹膜内注射——乙酰半胱氨酸（*N*-acetyl cysteine，NAC），经过免疫组化染色后发现高氧暴露的大鼠视网膜组织中观察到更多的异常血管增生，且有 IGF-1 表达增加；而注射 NAC 的大鼠组织中异常血管和 IGF-1 水平均无显著升高，故认为 NAC 可能可以通过降低 IGF-1 的表达来抑制 ROP 的发生。

Sung 等在低氧诱导的小鼠模型中研究发现低氧诱导因子 α（hypoxia inducible factor α，HIF-α）介导的 VEGF 表达只与病理性血管形成有关，而与生理性血管形成无关，发现降解阻断 HIF（如 β-lapachone）可以减少缺氧导致的血管增生，对视网膜病变起保护作用，故也可作为 ROP 的新治疗靶点。Anand 等发现雌激素受体 β（estrogen receptor β，ERβ）的一种非甾体的选择性激动剂，β-LGND2 可以降低 OIR 小鼠的血管新生，也会降低前血管生成因子 VEGF 和 HIF-α 的水平，所以这也可能对 ROP 的治疗有所帮助。罗沙司他（roxadustat）则可以通过两种途径抑制 HIF 脯氨酰羟化酶，进而稳定 HIF 和治疗 OIR 小鼠，其具有直接稳定视网膜 HIF 的作用，也可以通过诱导有氧糖酵解或间接 HIF-α 稳定，增加血清血管生成因子，最终达到治疗 ROP 的目的。

（三）其他药物

还有一些新近发现的对 ROP 可能有效的药物也在研究中，Zhang 等发现咖啡因可以减弱缺氧诱导的病理性血管生成和高氧期的血管阻塞，结合腺苷 A2A 受体（A2AR）敲除治疗可以减少氧诱导的神经细胞凋亡，在有效时间窗内对预防和治疗 ROP 是有效的。GTP 酶 RhoB 是一个对于正常血管新生不必需但在病理性血管增生中起作用的小分子，而针对 RhoB 的单抗（7F7）对于阻断这个病理的血管增生过程非常有效，故而该单抗也可以作为对一般治疗方法无效的 ROP 的二线方案。ω-3 多不饱和脂肪酸（PUFA）的补充对病理性血管增生也有保护作用。在 OIR 小鼠模型研究中还发现七氟醚也可以通过抑制 VEGF 的表达来抑制过度的血管增生。

（陆　方　宋雨桐　陶帜言）

参 考 文 献

康文清，刘大鹏，韦秋芬，2015. 中国大陆早产儿视网膜病变临床特点和眼底病变的多中心调查. 中国循证儿科杂志，10（3）：161-165.

中国残疾人辅助器具中心，2018. 视力障碍辅助技术. 北京：华夏出版社.

周翔天，2017. 低视力学. 第 3 版. 北京：人民卫生出版社.

Ali AA，Hussien NF，Samy RM，et al，2015. Polymorphisms of vascular endothelial growth factor and retinopathy of prematurity. J

Pediatr Ophthalmol Strabismus, 52（4）: 1-10.

Becker S, Wang HB, Simmons AB, et al, 2018. Targeted knockdown of overexpressed VEGFA or $VEGF_{164}$ in Müller cells maintains retinal function by triggering different signaling mechanisms. Sci Rep, 8（1）: 2003.

Brémond-Gignac D, Copin H, Lapillonne A, et al, 2011. Visual development in infants: physiological and pathological mechanisms. Curr Opin Ophthalmol, 22 Suppl: S1-S8.

Chowers I, Banin E, Hemo Y, et al, 2001. Gene transfer by viral vectors into blood vessels in a rat model of retinopathy of prematurity. Br J Ophthalmol, 85（8）: 991-995.

Corn AL, Erin JN, 2010. Foundations of Low Vision: Clinical and Functional Perspectives. 2rd ed. New York: AFB Press.

Cryotherapy for Retinopathy of Prematurity Cooperative Group, 1988. Multicenter Trial of Cryotherapy for Retinopathy of Prematurity Preliminary results. Arch Ophthalmol, 106: 471-479.

Csak K, Szabo V, Szabo A, 2006. Pathogenesis and genetic basis for retinopathy of prematurity. Front Biosci, 11: 908-920.

Early Treatment for Retinopathy of Prematurity Cooperative Group, Good WV, Hardy RJ, et al, 2010. Final visual acuity results in the early treatment for retinopa- thy of prematurity study. Arch Ophthalmol, 128（6）: 663-671.

Kim HY, Baek SH, Baik SW, et al, 2018. The effect of sevoflurane on retinal angiogenesis in a mouse model of oxygen-induced retinopathy. J Anesth, 32（2）: 204-210.

Mintz-Hittner HA, Kennedy KA, Chuang, AZ, 2011. Efficacy of intravitreal bevacizumab for stage 3+ retinopathy of prematurity. N Engl J Med, 364（7）: 603-615.

Poggi C, Giusti B, Gozzini E, et al, 2015. Genetic contributions to the development of complications in preterm newborns. PloS one, 10（7）: e0131741.

Simmons AB, Bretz CA, Wang HB, 2018. et al., Gene therapy knockdown of VEGFR2 in retinal endothelial cells to treat retinopathy. Angiogenesis, 21（4）: 751-764.

Zhao RB, Qian LJ, Jiang L, 2014. miRNA-dependent cross-talk between VEGF and Ang-2 in hypoxia-induced microvascular dysfunction. Biochem Biophys Res Commun, 452（3）: 428-435.

第六章　早产儿用氧与视网膜病变

氧气疗法（oxygen therapy）简称氧疗，是用以纠正低氧血症及组织细胞缺氧的一种治疗方法。而早产儿视网膜病变（ROP）有着众多发病的高危因素，除极低出生体重和小胎龄外，对早产儿的氧疗也是一个重要的影响因素。对早产儿而言，不规范氧疗是导致众多早产儿出现 ROP 的一个高危因素。我们应该对 ROP 的预防重视高于其发病后的补救治疗，故而对刚出生未发病的早产儿特别是极低出生体重早产儿的氧疗护理就尤为重要。合理规范的氧疗不仅能挽救早产儿的生命，更能大大降低极早早产儿出现 ROP 的风险和概率。本章将就早产儿的用氧规范和氧疗常规进行详细描述，包括早产儿氧疗指征、适应证、呼吸道护理及具体的早产儿给氧方式和氧疗方法等内容，同时对氧疗中的并发症和注意事项也进行详细描述，通过氧疗规范化如调控早产儿氧疗浓度和血氧浓度，达到降低 ROP 发病率的目的。氧气是一种药物，正确的氧疗是许多重症疾病，尤其呼吸系统疾病的重要治疗措施，可以为其他治疗赢得时间。氧疗的目的是以适当的方式给患儿输送氧气，提高肺泡氧分压，改善肺泡气体交换，从而提高动脉血氧分压，纠正缺氧。早产儿作为特殊群体，不适宜的氧疗极易对其造成危害，甚至出现一系列严重并发症。正确诊断缺氧和掌握氧疗的指征是正确应用氧疗的前提。

第一节　早产儿氧疗指征

凡有低氧血症及组织缺氧者，均为氧疗指征。早产儿的氧疗指征为临床上有呼吸窘迫的表现，吸入空气时动脉氧分压（PaO_2）<50mmHg（1mmHg=0.133kPa）或经皮氧饱和度（$TcSO_2$）<85%者。治疗的理想目标是维持 PaO_2 在 50～80mmHg，或 $TcSO_2$ 在 88%～93%，$TcSO_2$ 不宜高于 95%。确切的指征应依据血气分析，但也要结合临床情况综合分析。

一、血 气 分 析

血气分析对鉴别病因、分析产生缺氧的机制和指导治疗均有重要的指导意义，是确诊有无低氧血症和缺氧的直接证据。血气分析是创伤性监护 PaO_2 的方法，强调必须取动脉血标本测血气才能正确分析新生儿的氧合状况，监测 PaO_2 也是唯一能避免高氧血症和减少 ROP 危险的方法。取动脉血可以采用侵入性动脉导管（经脐动脉、周围动脉）和外周动脉穿刺方法。在呼吸系统疾病急性期血气需在 4～6h 测定 1 次，在急性期过后，用氧体积分数已降至较低水平时可延长间隔时间。正常新生儿 PaO_2 为 10.7～13.3kPa（80～100mmHg）。小于 10.7kPa（80mmHg）为低氧血症，小于 6.7kPa（50mmHg）为缺氧，又称为 I 型呼吸衰竭，提示换气功能障碍。若伴动脉血二氧化碳分压（$PaCO_2$）升高大于 6.7kPa，称为 Ⅱ 型呼吸衰竭，提示通气功能障碍。如果 PaO_2 <6.7kPa 将不能满足机体细胞新陈代谢的需要，出现呼吸衰竭的症状体征，各组织器官也将受到缺氧的损害。如仅 PaO_2 降低而 pH（7.35～7.45）维持在正常范围，提示缺氧较轻或时间不长，机体尚处于代偿阶段，若 PaO_2 降低伴 pH 下降和碱缺失较重，表明失代偿性代谢性酸中毒和缺氧较重或时间较长。

（一）轻度缺氧

吸入空气时，PaO_2 为 8.0～9.33kPa（60～70mmHg），氧饱和度常为 85%～90%，通常不需要给氧。但此时已接近氧离曲线陡峭部分，PaO_2 轻微下降即可引起氧含量明显减少，需要密切观察病情变化。

（二）中度缺氧

PaO_2 为 5.33～8.0kPa（40～60mmHg），氧饱和度常为 75%～85%，提示已处于失代偿，宜尽早给予吸氧。

（三）重度缺氧

PaO_2 <5.33kPa（40mmHg），氧饱和度常小于 75%。此时常伴有 $PaCO_2$ 增高，多提示肺部严重病变或合并严重通气不足，对机体有严重威胁，为吸氧的绝对指征，必要时可考虑用呼吸器。

注意：正常新生儿 PaO_2 可在 8.0kPa（60mmHg）以下，对于早产儿，只有低于 6.67kPa（50mmHg）时才需给氧。

二、临 床 表 现

（一）发绀

严重发绀时 PaO_2 大都有明显下降，为明确的给氧指征。但就其原因而言，发绀是毛细血管内还原血红蛋白异常增高所致。发绀可分为周围性发绀和中心性发绀。在评估患者的供氧状态时，区分两者尤为重要。周围性发绀发生于静脉血中还原血红蛋白过多和组织从循环血液中摄取过多氧时，系组织灌注不良所致。中心性发绀发生于动脉血中血红蛋白饱和度降低时。在正常氧合的毛细血管中，还原血红蛋白量约为 2.5g/dl，此时血氧饱和度约为 75%，PaO_2 为 40mmHg，因此当发生中心性发绀时，PaO_2 水平低于 40mmHg。但因发绀受末梢循环状态、血红蛋白含量和皮肤颜色等因素影响，发绀与低氧血症的程度并不完全一致。例如，患者血红蛋白浓度 >150g/L 时，即使动脉血氧饱和度达 90%，也可出现发绀，因此轻、中度发绀应结合临床酌情用氧。

（二）呼吸状态改变

呼吸过慢、过速、呼吸困难及频繁呼吸暂停等对判断给氧有重要参考价值，具体如下：

（1）呼吸增快：新生儿安静时呼吸持续超过 60～70 次/分，严重者为 80～100 次/分，是患儿氧供不足时最早的增加通气和氧摄入的代偿方式。

（2）吸气三凹征：在增加呼吸频率仍不能代偿的氧供需矛盾时，膈肌和辅助呼吸肌加强做功，增加吸气力度和深度以增加潮气量，吸气时出现胸骨上、下及肋间隙凹陷。其功率与能量的消耗较大，增加呼吸频率，病情也较重。

（3）鼻翼扇动、鼻孔扩张：新生儿呼吸气流主要经过鼻道，呼吸费力时出现鼻孔扩张和鼻翼扇动。

（4）呼气呻吟：是呼气相后期声门关闭时气流冲击声带的声音。是肺泡萎陷性疾病时的一种代偿方式，其作用类似持续气道正压通气（CPAP），有利于增加功能残气量，防止肺泡进一步萎陷。

（5）呼吸困难：可表现为呼吸增快，伴明显的三凹征和呼气呻吟；危重病例呼吸反而减慢，持续低于 30 次/分称为呼吸减慢，表现为新生儿对化学刺激无反应能力，是严重呼吸衰竭的一个症状，提示病情凶险。可出现呼吸节律不整甚至呼吸暂停。

（三）心动过速和（或）血压升高

新生儿缺氧时可引起心动过速，心率>100 次/分如缺氧持续得不到纠正，可能出现心率下降。由于不同胎龄和出生体重的新生儿血压不同，如能监测中心脉压，可观察到血压升高。如果缺氧持续得不到纠正，将出现血压下降。

（四）烦躁不安，严重者意识障碍

发绀和呼吸困难都是给氧的重要临床指征，但二者的严重程度与需氧多少并非完全一致。心跳快和烦躁不安是早期缺氧的重要表现，除外其他原因后可作为给氧的指征。

对于心血管功能不全和贫血者，宜及早给氧以减少心血管负荷。

（五）其他实验室检查

（1）乳酸盐>5mmol/L（正常为 0.6～1.8mmol/L）。
（2）乳酸/丙酮酸值超过 9～15。
（3）阴离子间隙（AG）超过 25～45mmol/L。
以上指标高度提示缺氧，可予以氧疗。

第二节　氧疗适应证

不同疾病类型引起的低氧血症，其氧疗效果是不一样的，见表 6-2-1。

表 6-2-1　不同类型缺氧对氧疗的反应

低氧血症类型	病因	对氧疗的反应
低氧性缺氧	吸入氧浓度不足	缺氧改善迅速
	肺换气障碍*	缺氧改善迅速

续表

低氧血症类型	病因	对氧疗的反应
低氧性缺氧	肺通气障碍**	应在改善通气的基础上给氧
	通气/血流比例失调	有效，但有时欠佳
	动-静脉分流	取决于分流量大小
贫血性缺氧	贫血	急性贫血时有效
	一氧化碳中毒	高压氧反应好
组织中毒性缺氧	氰化物中毒	效果极微
淤血性缺氧	休克、心力衰竭	有效

*肺换气障碍，主要病变为肺弥散障碍，早期只有缺氧而无 CO_2 潴留，即 $PaCO_2$ 低于 4.7～6.0kPa，可通过提高吸入氧浓度来纠正缺氧，而且不会引起氧疗后 CO_2 进一步升高，氧疗效果好。可见于：①上呼吸道梗阻性疾病，如气道异物、急性会厌炎、喉炎等；②肺泡和肺间质疾病，如肺炎、肺结核、肺水肿等；③肺血管疾病，如肺栓塞、肺动静脉瘘等；④急性呼吸窘迫综合征。

**肺通气障碍，主要由于肺泡通气量减少，不仅有缺氧，而且有 CO_2 潴留，$PaCO_2$ 超过 4.7～6.0kPa。治疗必须在改善通气功能以排出 CO_2 的前提下给予低浓度氧。若单纯吸入高浓度氧，反而导致 CO_2 进一步潴留。因为这类患儿平时 PaO_2 较低，呼吸中枢主要通过缺氧来刺激。单纯吸入高浓度氧，PaO_2 提高后肺通气量反而减少，使 $PaCO_2$ 进一步升高。这类疾病包括：①气道阻塞性疾病，如哮喘等；②中枢神经系统疾病，如催眠药中毒等；③周围神经及呼吸肌疾病，如多发性神经炎等；④通气限制性疾病，如胸廓畸形等。

第三节　呼吸道护理的措施

正确合理的呼吸道护理、保持呼吸道通畅是氧疗得以实施的保证。

呼吸道分泌物的清除

鼻腔、口咽部直至下气道的分泌物均应清除，以减少气道阻塞所导致的通气障碍。具体措施如下。

（一）对吸入气体进行湿化

理想的室内空气相对湿度为 60%～65%。空气过于干燥时可引起呼吸道分泌物干燥、黏膜炎症、分泌物阻塞和气道黏膜纤毛功能受损。湿化不足可引起纤毛上皮变性、肺功能降低、肺表面活性物质（pulmonary surfactant，PS）减少、肺顺应性降低，最终导致 PaO_2 降低和 $PaCO_2$ 增高。吸入气体的温度过低常伴湿度降低——室温在 10℃时，空气含水量仅为 37℃时的 1/4，即当机体吸入 10℃的空气时，其呼出气的含水量是吸入气的 4 倍，气道水分的丢失大大增加，使痰液变得干稠。常用的湿化方式如下：

1. 加温湿化　利用湿化器的电热板，将蒸馏水加热、蒸发，通过调节湿化器的温度使吸入气温度（如头罩内温度）处于中性环境温度的范围，相对湿度达 60% 以上或接近饱和湿度。

2. 雾化吸入　除提供呼吸道水分外，尚可作为局部给药的递送方法，有喷射式雾化和超声雾化两种。前者简便易行，可持续使用；后者雾滴细小，能深入小气道，湿化效果好，但使用时间过长可致吸入水分过多和水中毒。

（二）胸部物理治疗

胸部物理治疗包括翻身、拍击胸背、吸痰等。翻身适用于所有接受呼吸治疗的患儿，其目的是预防或清除肺内分泌物的堆积及改善受压部位肺的扩张。其方法是应用击拍器自外周向肺门反复击拍，使胸部产生适当的震动为度，击拍的速度为100～120次/分。一般要求每2h一次，对机械通气者尤其需严格执行。拍击胸背系通过胸壁的震动，使小气道的分泌物松动易于进入较大的气道，这对有效的吸痰、防止肺不张、促进肺循环、改善肺功能有重要作用。拍击胸背适用于肺炎、肺膨胀不全、气管插管拔除后、人工通气患儿使用呼吸机48～72h后、慢性肺疾病及麻醉后恢复阶段的患儿，但对出生体重在1000g以下的超低出生体重儿，心力衰竭、颅内出血等不能耐受者，以及呼吸窘迫综合征早期未并发炎症和无痰者不宜进行。

湿化、雾化及物理治疗的目的在于能有效吸痰，保持气道通畅。一般吸痰只能吸出鼻咽及口咽部的分泌物，对下气道的分泌物可在喉镜或气管插管下吸引。气管内吸痰应先以复苏器给予纯氧吸入以提高血氧分压，并滴入生理盐水1～1.5ml后再抽吸。应当强调气管插管吸痰时必须严格遵循无菌操作，防止继发感染。呼吸窘迫综合征患者早期不宜吸痰，因患者早期的肺功能残气量靠呼气末正压通气（PEEP）维持，如频繁吸痰、脱开呼吸机会使PEEP丧失，可能加重肺萎缩。

（三）气管插管

为保持呼吸道通畅，并实施机械通气，常采用气管插管的方法。气管插管可经口或经鼻插入。经鼻插入的优点为易于固定，口腔清洁易于保持，插管可留置较长时间；缺点是经鼻插管操作难度大，易造成鼻腔压迫损伤、鼻咽部感染及将感染带入下呼吸道。经口插管可在喉镜下直视操作，方法简便，在需紧急通气时便于争取时间；但插管固定后位置易于移动是其缺点。插管的长度应插入至声门下1～2cm（即声门至气管隆嵴的中点）。

管插好后，常应用皮囊通气观察胸部起伏，检查有无漏气；听诊检查两肺呼吸音是否相等、是否误入食管等。如左胸呼吸音低于右胸，说明管端过深、进入右支气管，此时应将导管徐徐往后拉，直至听诊检查呼吸音两侧相等为止。如位置过高，则导管易于脱出，影响效果。有条件者应床旁摄X线胸片以观察管端的位置，正确的位置是管端处于第2、3胸椎之间的水平。

早产儿气管狭窄而短小，很容易发生堵管、脱管或导管过深造成一侧肺不张等并发症，应当注意经常检查。在气管插管前应用皮囊面罩以100%氧进行手控通气，以改善氧合、降低$PaCO_2$及减少可能发生的心搏骤停。如气管插管不能在30s内完成，心率下降，应暂停插管，并用皮囊面罩加压通气2～3min，待心率恢复时再行插管。当病情好转，不需要进行机械通气或CPAP治疗时，应按程序拔除气管插管，一般不应在带有气管插管的状态下进行面罩、头罩或氧气导管直接插入气管插管吸氧，因为在插管而无机械通气或CPAP状态下，患儿声门不能关闭，肺生理性的PEEP难以维持，同时呼吸道感染的机会也会增加。

第四节　早产儿给氧方式

一、头罩吸氧或改良鼻导管吸氧

头罩吸氧是采用有机玻璃或塑料制成的容积约 10L 的圆形或方形给氧装置，通常氧流量需 0.5～10L/min。使用时自颈部上方将患儿头部罩入罩内，勿触及下颌及面部，注意防止擦伤患儿皮肤。罩顶设有氧气通入插孔及多个气孔，可控制进入空气量以调节氧浓度，并可保持适当的湿度，或改良鼻导管吸氧用于有轻度呼吸窘迫的患儿。给氧体积分数视病情需要而定，初始氧体积分数不宜高于 400ml/L，10～20min 后根据 PaO_2 和 $TcSO_2$ 调整。如 RDS 进展或需长时间吸入高体积分数氧（>400ml/L）才能维持 PaO_2 稳定时，应尽早采用辅助呼吸。注意：①输入气体应加温并湿化，使头罩内的温度在患儿的中性温度范围内，否则冷气流吹向婴儿的头面部可导致寒冷反应；②氧气若直接吹在患儿脸上会影响舒适度；③流量要足，流量不足 5L/min，可致 CO_2 在头罩内积聚；④流量过大，如超过 12L/min，因气流过快，可导致患儿头部温度过低，甚至低体温。

鼻导管给氧法有三种：①导管置一侧鼻前庭，此法最常用。应用前先清洗患儿鼻孔，将鼻导管插入鼻孔内约 1cm 即可，这样较为舒服，易被患儿接受。②鼻导管深插至鼻咽部（鼻尖至耳垂的距离），即导管前端稍涂润滑油（或液状石蜡），插至软腭水平，以在口腔内见到管端为合适。但此法改善缺氧的效果并不更好，反而由于氧气直达咽部，减少了鼻腔的加温作用，易使咽部黏膜干燥，对患儿刺激很大；导管易被分泌物阻塞，且有可能使大量氧气进入胃内，造成不良后果，现已少用。③双孔鼻管法：由两个较短的输氧小管伸入鼻孔 0.5～1cm，并用胶布将其固定在唇上。此法对鼻黏膜无刺激，管腔也不易被痰痂堵塞，患儿易于接受。

鼻导管吸氧时，氧气未经加温、湿化不足、易刺激局部黏膜，因此必须控制氧流量、注意鼻导管的位置。新生儿鼻导管吸氧的氧流量为 0.3～0.5L/min。随意加大氧流量不能改善氧疗效果，干冷的氧气反而使气道刺激增加、鼻腔内分泌物干燥以致阻塞。吸入氧浓度理论计算公式是：FiO_2（%）=21+4×氧流量（L/min），但在使用时变化较大，常较实际值低，且年龄越小、相差越大。

二、鼻塞持续气道正压通气

鼻塞持续气道正压通气（nCPAP）用于有轻度呼吸窘迫的患儿，早期应用可减少机械通气的需求。早产儿 RDS 使用压力建议不低于 5cmH_2O（1cmH_2O=0.098kPa）。建议使用装有空氧混合器的 CPAP 装置以便调整氧体积分数，避免纯氧吸入。给氧体积分数视病情需要而定，初始氧体积分数可从 210ml/L 开始，不宜高于 400ml/L，10～20min 后根据 $TcSO_2$ 调整。如 RDS 进展或需长时间吸入高体积分数氧（>400ml/L）才能维持 $TcSO_2$ 稳定时，应尽早采用进一步措施辅助呼吸。

三、机 械 通 气

经上述处理的轻、中度呼吸窘迫，当 $FiO_2>0.4$ 时，$TcSO_2$ 仍 $<85\%$，$PaCO_2>60mmHg$，CPAP治疗无效，或临床上表现为重度呼吸窘迫，或有其他机械通气指征时需给予气管插管机械通气。

第五节　吸入氧浓度及动脉血氧水平的检测

一、吸入氧浓度

一般 FiO_2 用氧浓度分析仪进行监测，且以连续监测为佳，并记录。

二、动脉血氧水平监测

经皮氧分压测定（$TcPO_2$）是相对无创的血氧监测方法。在皮肤温度为 42～44℃时，测定的 $TcPO_2$ 值相似于动脉血的 PaO_2。在 PaO_2 为 50～100mmHg 时，$TcPO_2$ 与 PaO_2 相关性良好，故可用于临床动态观察。$TcPO_2$ 的缺点：①当皮肤灌流差，如休克、低温时，$TcPO_2$ 下降，与 PaO_2 相关性差；②技术操作复杂、费时、要求高，每 3～4h 要更换测定部位，以防局部烫伤；③需定时测定 PaO_2，以了解 $TcPO_2$ 的准确性。基于上述缺点和局限性，此法目前已逐渐被经皮血氧饱和度（transcutaneous oxygen saturation，$TcSO_2$）所代替。

动脉血氧饱和度（SaO_2）能反映血液的氧合状态及氧含量水平，可用经皮脉搏血氧饱和度仪进行测定。根据血红蛋白与氧合血红蛋白对光的吸收特性不同，用可以穿透血液的红光（660nm）与红外光（940nm）分别照射，并以光敏二极管对照射后的光信号（取有搏动的毛细血管床信号）处理得出 SaO_2 的数值。将传感器置于肢体末端（指、趾）、鼻尖或耳垂皮肤进行测定。当 SaO_2 为 70%～100%时，所测出的每次脉搏的 SaO_2 与血气分析仪测定出的 PaO_2 密切相关。但由于氧离曲线呈 S 形，在曲线平坦部，当 PaO_2 大幅度增加时 SaO_2 变化很小；脉搏血氧饱和度仪对高氧血症测定不敏感，当 SaO_2 $>95\%$时，PaO_2 常较难预测，可以超过 100mmHg（图 6-5-1）。

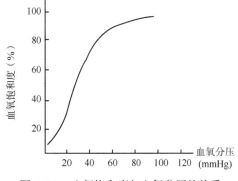

图 6-5-1　血氧饱和度与血氧分压的关系

SaO_2 监测范围：为防止高氧对视网膜和肺的损害，将新生儿 SaO_2 保持在 85%～95%较为妥当；对于 <28 周的早产儿，可保持在 85%～92%；其他年龄组的患儿可保持在90%～95%。脉搏血氧饱和度仪的优点是无创、准确，当体内氧合改变时，仪器于数秒内即可显示，且操作简便，不需要校正，易于掌握，能连续

监测动脉血氧水平。SaO_2 与 PaO_2 的关系可由氧离曲线查出。当患儿血管床搏动显著减小时，如低体温、血压过低、应用大剂量血管收缩药时，会影响血氧饱和度仪的准确性。当胎儿血红蛋白＞50%时，由于其对氧亲和力较大，仪器显示的 SaO_2 值常大于95%，对于新生儿，尤其是早产儿，需特别注意这一点。

第六节　氧疗方法的选择

氧疗应根据早产儿病情的轻重缓急，选用不同的氧疗方法。原则是尽量以较低的氧浓度、较简便的方法取得较满意的结果。

首先，了解早产儿年龄、意识状态、呼吸节律、呼吸频率和缺氧程度；其次，具体观察患儿鼻腔的情况，如有无鼻中隔偏曲或鼻痂阻塞；最后，评估早产儿合作程度，选择恰当的氧疗方法。

一、低浓度氧疗

吸氧浓度低于37%，可用于有 PaO_2 降低伴有 CO_2 潴留的早产儿。若24h内吸氧时间在15～18h及以上，可称为低浓度持续氧疗。用鼻导管、鼻塞及面罩均可。通常正常人吸入空气中的氧浓度为21%。对于 PaO_2 降低伴有 CO_2 潴留的早产儿，采用低浓度吸氧，吸入氧浓度为24%～25%，30min 至 2h 后复查 PaO_2 和 $PaCO_2$。如 PaO_2 仍处于中等以下低氧血症水平，$PaCO_2$ 不超过 0.67～1.33kPa，就可以将吸氧浓度提高到28%～30%，但不应超过35%或37%。若 $PaCO_2 > 1.33kPa$ 则应维持原来的氧浓度，且不中断吸氧。当吸氧后 PaO_2 升高到 8.0kPa 以上，$PaCO_2$ 值不大于 2.67kPa，即达基本要求。

二、中浓度氧疗

吸入氧浓度为40%～50%，适用于中重度低氧血症不伴有 CO_2 潴留的早产儿。可通过鼻塞、鼻导管及面罩给氧。

三、高浓度氧疗

吸入氧浓度为50%～100%，适用于重度缺氧、一氧化碳中毒及心肺复苏等。因为脑细胞对缺氧十分敏感，$PaO_2 < 3.3kPa$ 时，即丧失功能；严重缺氧超过数分钟，可产生不可逆的损伤。可通过面罩或机械通气等方法给氧。注意：FiO_2 过高可致氧中毒，时间不宜过长，吸纯氧不超过 6h，吸 80%的氧不超过 12h，吸 60%的氧不超过 24h。使 PaO_2 维持在 7.3～8.0kPa，SaO_2 在 85%～95%即可。这样既纠正缺氧，又不消除缺氧对呼吸中枢的兴奋作用。当使用皮质激素、发热或维生素 E 缺乏时，会加速氧中毒的发生，因此尤其需要注意。

第七节　氧疗效果判断

给氧浓度视早产儿需要而定。氧疗的最低要求是使 PaO_2 达到供给组织足够氧的水平，一般保持在 6.67~9.33kPa（50~70mmHg）。如 PaO_2 高于 12~13.3kPa（90~100mmHg），则为血氧过高，对早产儿有导致支气管肺发育不良和支气管肺发育不良的危险。若 PaO_2 高于 26.7kPa（200mmHg），在各年龄阶段均易发生氧中毒。

由于重症缺氧的早产儿均有 CO_2 潴留，此时呼吸中枢对 CO_2 敏感性低，缺氧为刺激呼吸的主要因素，故应予以控制性给氧。原则是使 PaO_2 逐渐达到 8kPa（60mmHg）以上，$PaCO_2$ 逐渐降至 6.67kPa（50mmHg）以下。$PaCO_2$ 增高较 CO_2 潴留症状早出现 1~2h，因此在此血气监测中具有非常重要的意义。无血气监测时可行持续低流量（<1.5L/min）观察给氧后症状变化，若意识障碍、呼吸困难、发绀等症状改善，心率逐渐下降，可继续给氧；若心率下降、意识障碍加重，出现呼吸抑制，表示有 CO_2 潴留，应减少吸氧浓度或予以机械通气。氧疗有效时给氧数分钟，心率即可减少 10 次/分以上，呼吸困难及发绀减轻，PaO_2 升高。

第八节　氧疗并发症及预防

一般低流量吸氧（FiO_2<40%）无明显危害和并发症，氧疗并发症多见于长时间高浓度吸氧者。

一、并 发 症

（一）抑制呼吸中枢，加重 CO_2 潴留

Ⅱ型呼吸衰竭的患儿，CO_2 轻度升高可刺激呼吸中枢，但 CO_2 过高对神经中枢反而有抑制作用，使其兴奋性降低，此时维持自主呼吸主要依赖低氧对外周化学感受器的刺激。吸入高浓度氧，PaO_2 迅速升高，解除了对呼吸的刺激作用，通气降低，CO_2 潴留加重，使呼吸中枢进一步受抑制，甚至呼吸停止。

（二）氧中毒

长时间吸入高浓度氧可造成早产儿严重的氧中毒肺损害，但有个体差异。氧中毒肺损害的早期主要损伤肺毛细血管，表现为充血、渗出及毛细血管退行性变；以后出现肺泡壁增厚、间质炎细胞浸润、肺泡内水肿、透明膜形成和肺不张等。早产儿肺氧中毒主要表现为支气管肺发育不良（bronchopulmonary dysplasia，BPD）。BPD 是指任何氧依赖（>21%）超过 28d 的新生儿。如果胎龄<32 周，则根据校正胎龄 36 周或出院时所需 FiO_2 分为：①轻度，未用氧；②中度，FiO_2<30%；③重度，FiO_2≥30%或需机械通气。如果胎龄≥32 周，根

据出生后 56d 或出院时所需 FiO_2 分为上述轻、中、重度。避免发生 BPD 的吸入氧浓度安全水平尚未确定。早产儿肺发育未臻成熟，肺泡易受高氧和机械通气压力的损伤，其发生率与胎龄、出生体重成反比，与 FiO_2、呼吸机压力及其使用时间成正比。但已有肺部疾病者危险性可降低。高浓度氧在体内产生大量高活性的超氧、过氧化氢及自由基等毒性产物，这些活性氧代谢产物作为炎性介质能干扰细胞代谢、抑制蛋白酶和 DNA 合成，造成广泛细胞和组织损伤；高浓度氧还可引起肺水肿、炎症、纤维蛋白沉积及肺表面活性物质活性降低等非特异性改变。而早产儿对氧化应激易感，即使吸入低浓度氧也可引起严重氧化应激反应，产生肺损伤。机械通气时高气道压或高潮气量可引起肺泡过度扩张，毛细血管内皮、肺泡上皮细胞及基膜破裂等机械损伤，导致液体渗漏至肺泡腔，触发炎症反应和促炎因子释放，气管支气管树结构破坏及 PS 灭活，致使肺细支气管上皮损伤及大部分终末肺泡萎陷。早产儿由于本身肺间质和肺泡结构不成熟，肺的弹力纤维和结缔组织发育不全，气道顺应性高，峰压过高时易造成肺泡破裂、气体进入肺间质，导致肺间质气肿，因此更易发生 BPD。其病变包括肺不张，肺泡和间质水肿、渗出，肺气肿，支气管黏膜广泛坏死及修复，纤维素沉着致肺泡膜增厚、纤维增生，从而导致肺顺应性降低，潮气量和功能残气量减少，无效腔增加，气道阻力和呼吸功增加，通气/血流（V/Q）值失调，气体交换面积减少，进而发生低氧血症、CO_2 潴留、肺血管床减少、肺血管重构、肺动脉高压。临床表现为慢性呼吸衰竭，长期（1 个月以上）对氧和呼吸机的依赖。一旦发生，病程迁延，死亡率高。

（三）早产儿视网膜病变

早产儿视网膜病变（ROP）仅见于新生儿，主要是早产儿，其发生率与胎龄成反比；与氧疗时间和 FiO_2 成正比；动脉血氧分压波动越大，其发生率越高、程度越重。一般说来，早产儿体重≤1000g，吸入氧浓度应为 20%～40%。早产儿 PaO_2＞13.3kPa（100mmHg）时，ROP 的发生率明显增高；PaO_2＜10.7kPa（80mmHg）时，ROP 的发生率明显减少。一般以 PaO_2 维持在 8.0～9.33kPa（60～70mmHg）为宜。因不成熟的视网膜血管对高氧极为敏感，易受损伤，初期为血管收缩、扭曲及血浆外渗，引起视网膜缺氧、血管生长因子产生；后期有新生血管形成伴有纤维组织增殖，导致瘢痕形成，重者纤维血管膜在晶状体后方形成晶状体后纤维膜，膜收缩将周边视网膜拉向眼球中心，引起牵引性视网膜脱离、视网膜结构破坏，最终可导致眼球萎缩、失明。80%的受累者可自发消退，瘢痕很小或查不出，发生眼盲者约 5%。

（四）脱氮性肺不张

氮是一种惰性气体，在体内不参与化学反应，可自由分布在所有体液中。因此，在稳定状态下，肺泡气、血液及细胞内液的氮分压（PN_2）几乎相等，故肺泡内的氮很少吸收，它对维持肺泡容积起一定作用。当吸入纯氧后，体内绝大部分氮将于 30min 内排除。当氧被吸收后肺泡萎缩，从而产生肺不张，称为脱氮性肺不张（denitrogenation absorptional atelectasis，DAA）。

（五）呼吸道分泌物黏稠

长期给氧或氧流量过大而加温湿化不足，可导致气道黏膜干燥，纤毛功能减弱，甚至分泌物潴留。

二、预　防

为预防氧疗的不良反应及并发症，临床上应正确掌握氧疗的指征，监测 FiO_2，在血气监测下早产儿宜维持在 6.67～9.33kPa（50～70mmHg）即可，一旦病情好转，及时适当降低 FiO_2，以至停用。高浓度氧必要时可以应用，同时应注意尽量减少动脉血氧的波动。当缺氧作为主要矛盾威胁生命时，不应过多考虑氧中毒而使早产儿得不到应有的氧供应。

第九节　氧疗注意事项

严格掌握氧疗指征，对临床上无发绀、无呼吸窘迫、PaO_2 或 $TcSO_2$ 正常者不必吸氧。对于早产儿的呼吸暂停主要针对病因治疗。

（1）在氧疗过程中，应密切监测 FiO_2、PaO_2 及 $TcSO_2$。在不同的呼吸支持水平，均应尽量以最低的氧体积分数维持 PaO_2 为 50～80mmHg，$TcSO_2$ 为 88%～93%。如高于目标值，应及时下调给氧体积分数。调整氧体积分数应逐步进行，以免波动过大。

（2）如早产儿长时间吸氧仍无改善，应积极查找病因，重新调整治疗方案，给予相应治疗。

（3）对于 RDS 早产儿或胎龄 26 周以下的 RDS 高危早产儿，或胎龄 28 周以下母亲未使用产前激素或出生时需插管复苏的早产儿，建议使用肺表面活性物质治疗。

（4）给早产儿用氧时，应当书面告知家长早产儿血管不成熟的特点、早产儿用氧的必要性和可能的危害。

（5）对符合眼科筛查标准的早产儿，应按标准严格实施筛查。

（6）进行早产儿氧疗必须具备相应的监测条件，如具备氧体积分数测定仪、血气分析仪或脉搏血氧饱和度仪等，如不具备氧疗监测条件，应转到具备相应条件的医院进行治疗。

（7）停止氧疗的指征。当 $FiO_2 \leqslant 40\%$ 时，若 $PaO_2 > 8.0kPa$（60mmHg），$SaO_2 > 85\%$，$PaCO_2 < 6.7kPa$（50mmHg），可先停止吸氧，呼吸空气 30min，若 PaO_2 仍大于 7.3kPa（55mmHg），则可停止吸氧。

（陈大鹏）

参 考 文 献

陈大鹏，母得志，2019. 儿童呼吸治疗学. 北京：科学出版社，75-86.

邵肖梅，叶鸿瑁，邱小汕，2019. 实用新生儿学. 第 5 版. 北京：人民卫生出版社，164-167.

中国医师协会新生儿科医师分会，2013. 早产儿治疗用氧和视网膜病变防治指南（修订版）. 中华实用儿科临床杂志，28（23）：1835-1836.

中华医学会眼科学分会眼底病学组，2014. 中国早产儿视网膜病变筛查指南（2014 年）. 中华眼科杂志，50（12）：933-935.

Thomson L，Paton J，2014. Oxygen toxicity. Paediatr Respir Rev，15（2）：120-123.

第七章　早产儿护理与视网膜病变

早产儿视网膜病变的危险因素众多，包括低出生体重和小胎龄，有研究认为早产儿早期体重的增长同样对于疾病的发生有着重要影响。而对于高危早产儿的护理则会根据疾病的高危因素进行分类和给予对应的护理，包括胎龄和出生体重等，而优质的护理也会大大降低早产儿视网膜病变疾病的发生率。本章将对早产儿护理进行详细阐述，包括早产儿分类和特点，如何进行护理评估和监护，以及一些用药安全和危险预防，这些有效优质的护理均会帮助早产儿降低早产儿视网膜病变的发生率。

第一节　早产儿分类及特点

一、早产儿分类

不同胎龄、不同出生体重早产儿的发育特点和生理情况都有所不同，可根据胎龄、出生体重、胎龄与体重的关系等进行分类，依据各类早产儿的特点进行相应的护理。

（一）根据胎龄分类

根据出生时胎龄的不同，分为足月儿、早产儿和过期产儿。其中早产儿的分类定义如下：

1. **早产儿**　指出生时胎龄＜37周的新生儿。
2. **晚期早产儿**　指出生时胎龄为 $34\sim36^{+6}$ 周的新生儿。
3. **中期早产儿**　指出生时胎龄为 $32\sim33^{+6}$ 周的新生儿。
4. **极早早产儿**　指出生时胎龄为 $28\sim31^{+6}$ 周的新生儿。
5. **超早早产儿**　指出生时胎龄＜28周的新生儿。

（二）根据出生体重分类

根据出生体重的不同，分为正常出生体重儿、低出生体重儿、极低出生体重儿、超低出生体重儿和巨大儿。早产儿大部分出生时体重＜2500g。

1. **正常出生体重儿**　指出生时体重为 2500～3999g 的新生儿。
2. **低出生体重儿**　指出生时体重＜2500g 的新生儿。
3. **极低出生体重儿**　指出生时体重为 1000～1499g 的新生儿。
4. **超低出生体重儿**　指出生时体重＜1000g 的新生儿。
5. **巨大儿**　指出生时体重≥4000g 的新生儿。

（三）根据出生体重与胎龄的关系分类

1. 适于胎龄儿　指出生体重在同胎龄儿平均体重的第 10～90 百分位的新生儿。

2. 小于胎龄儿　指出生体重在同胎龄儿平均体重的第 10 百分位以下的新生儿。

3. 大于胎龄儿　指出生体重在同胎龄儿平均体重的第 90 百分位以上的新生儿。

（四）根据出生后时间分类

1. 早期新生儿　指出生后<7d 的新生儿。

2. 晚期新生儿　指出生后 7～28d 的新生儿。

发生视网膜病变的早产儿一般多处于晚期新生儿，甚至进入婴儿期，但各器官系统发育仍不够成熟，需要进行密切的监测。

二、早产儿的生理特点

（一）体温调节

早产儿体温中枢发育不完善，皮下脂肪少，调节功能差，体表面积相对较大，体温容易随环境温度变化而变化，常因寒冷而导致硬肿症的发生，因环境温度过高引起体内水分丢失过多，出现"脱水热"。

（二）呼吸系统

新生儿肋间肌肉较弱，胸廓运动较浅，主要靠膈肌运动，以腹式呼吸为主，呼吸浅表不规则，一般为 40～60 次/分。早产儿常出现呼吸暂停的现象，胎龄越小，发生率越高。呼吸停止达到20s，伴随有心率下降（<100 次/分）或出现发绀，血氧饱和度下降称为呼吸暂停。如果呼吸停止 5～15s 后又出现呼吸，心率和血氧饱和度无明显变化称为周期性呼吸。

（三）消化系统

早产儿胃呈水平位，贲门较松弛，胃容量小，容易发生溢奶及呕吐，加上吸吮力差，吞咽反射弱，容易发生呛奶、胃食管反流。在缺血、缺氧、感染、喂养不当等情况下容易发生坏死性小肠结肠炎（necrotizing enterocolitis，NEC）。

（四）循环系统

足月新生儿安静时心率为 120～140 次/分，而早产儿心率相对较快，血压较足月儿低，动脉导管关闭常延迟，易导致心肺负荷增加。

（五）免疫系统

新生儿尤其是早产儿，免疫系统发育不成熟，缺乏来自母体的抗体，IgG 含量少，皮肤屏障功能弱，易感染，从而导致败血症；频繁侵入性操作，增加感染机会。

（六）其他

1. 血液系统 体重越低，红细胞数及血红蛋白含量降低越早，贫血常见；血管脆弱，易破裂出血。

2. 泌尿生殖系统 早产儿肾脏发育不成熟，处理水、电解质和酸性物质的能力差，易发生低钠血症、代谢性酸中毒等。

3. 神经系统 胎龄越小，各种反射越差；吸吮、吞咽、觅食反射等均不灵敏，嗜睡，肌张力低；易发生脑室周围白质软化和脑室周围-脑室内出血。

第二节　早产儿护理评估

一、早产儿护理评估内容及原则

（一）初步评估内容

对早产儿的评估，需要首先经过快速的 ABC 原则，一般采用观察法，评估重要症状并进行排序，即优先评估气道（A）、呼吸（B）和循环（C）问题，如气道是否畅通，有无奶汁反流或分泌物堵塞、自主呼吸、呼吸暂停，以及心率快慢，有无休克等表现，并依据其危害程度及轻重缓急进行处理。

（二）评估原则及注意事项

先视诊，再听诊，最后触诊。首先评估和记录重要症状，如果新生儿生命体征稳定，没有缺氧等异常表现，一般从非侵入性操作到侵入性操作。

1. 环境控制

（1）选择光线明亮的环境，但要注意避免阳光或强光直射双眼。

（2）将环境中噪声控制到最低。

（3）观察有无过度刺激的征象。

2. 促进早产儿舒适的措施

（1）早产儿身体周围放置鸟巢样体位支持。

（2）检查者温暖双手及需要查体的物品，如听诊器等。

（3）在触诊时给予早产儿安抚措施。

（4）提供发展性照顾，尽可能减少侵入性查体的评估操作。

3. 护理评估时机选择

（1）常规体格检查与喂奶时间一致，观察有无喂养线索，在喂奶前进行。

（2）各种检查安排有计划性，尽可能集中进行，减少对患儿的刺激。

（3）根据早产儿当时的情况调整检查评估内容，如出现呼吸急促、鼻翼扇动、三凹征，最好先暂停查体，给予对症处理，待生命体征平稳后再行检查。

4. 护理查体评估原则

（1）使用系统观点进行体格检查，一般采用观察法。

（2）对重要症状进行优先排序，如气道问题、呼吸暂停和惊厥应在体重测量等之前进行处理。

（3）先视诊，再听诊，最后触诊。

（4）情况允许时，从非侵入性到侵入性操作。

（5）根据情况从头到脚进行体格检查。

（6）整个检查过程应保持患儿舒适。

二、早产儿各系统的护理评估

（一）体温评估

1. 评估方法 使用电子体温计、水银体温计、耳温仪等体温测量工具进行，根据各测量工具的特点按使用说明要求进行测量。

2. 正常情况 一般认为核心温度为 36.5～37.5℃，体表温度为 36.0～37℃。

3. 异常情况

（1）低体温：国外将核心温度<36.5℃视为低体温。我国关于低体温的定义为体温<35℃。低体温常伴随呼吸暂停、心动过缓、呼吸窘迫、血流灌注不足、体重增长不良等。

（2）体温升高：核心温度>37.5℃为发热。发热常伴随易激惹、心动过速、呼吸暂停等。

4. 异常情况及处理

（1）体温监测：每 2～4h 监测体温，特殊情况下增加测量频率。

（2）低体温：根据低体温情况采取保暖措施进行复温，复温时注意纠正酸中毒和水电解质紊乱。

（3）发热：判断是否为环境温度过高所致，首选物理降温方式，如减少被盖、温水擦浴等，处理后 30min 再次监测体温情况，根据发热的原因进行处理。

（二）呼吸系统评估

1. 呼吸频率

（1）评估方法：一呼一吸为一个呼吸周期，数 60s 内早产儿的呼吸周期数目。

（2）正常情况：安静时呼吸不费力，早产儿呼吸频率（RR）为 30～60 次/分。早产儿可出现周期性呼吸。

（3）异常情况

1）呼吸急促：安静状态下呼吸频率持续>60 次/分，提示新生儿可能有呼吸窘迫、心力衰竭、败血症等。

2）呼吸暂停：呼吸停止时间>20s 伴发绀，心率<100 次/分、肌张力下降等，原发性呼吸暂停常见于无器质性疾病的早产儿，>80%的超低出生体重儿和25%的低出生体重儿都可能在新生儿期发生呼吸暂停。继发性呼吸暂停常见于低血糖、低体温、低血压、高热、败血症、呼吸系统疾病、心血管系统疾病等。

3）呼吸窘迫：出现鼻翼扇动、呻吟、三凹征等。

2. 呼吸音

（1）评估方法：听诊。

（2）正常情况：呼吸音清晰且双侧对称。

（3）异常情况

1）啰音提示可能有呼吸窘迫伴肺部有痰液。

2）胸部摩擦音可能表明胸腔积液或炎症。

3）喘鸣音可能表明上呼吸道部分阻塞。

（三）循环系统评估

1. 心率

（1）评估方法：用听诊器听诊 30s 或用监护仪监测心率，若心律不规则者需听诊 60s。

（2）正常情况：安静时心率为 120～160 次/分。

（3）异常情况

1）安静时心率持续<100 次/分，常见于窒息、心肌损伤、低体温、药物影响等。

2）安静时心率持续>160 次/分，常见于发热、贫血、缺氧等。

3）心律失常、阵发性室上性心动过速、心力衰竭、心房扑动或心房颤动、阵发性室性心动过速、心室扑动或心室颤动、房室传导阻滞、频发室性期前收缩等，常见于窒息缺氧、器质性心脏病、感染性疾病、电解质紊乱等。

4）心音低钝、弱则常见于感染、心力衰竭、休克等。

2. 毛细血管充盈时间（capillary refill time，CRT）

（1）评估方法：指压早产儿前臂内侧皮肤，撤离压力后观察毛细血管再充盈的时间。

（2）正常情况：毛细血管再充盈时间小于 3s。

（3）异常情况：毛细血管再充盈时间大于 3s 提示外周灌注差，有心排血量降低、休克可能等。

3. 血压

（1）评估方法：分为无创血压与有创血压两种，均使用监护仪进行。无创血压监测为非侵入性操作，临床多采用，使用相应型号血压袖带绑上肢体后测量，危重患者可以动脉置管后连接压力传感器进行有创动脉血压监测。

（2）正常情况

1）足月儿收缩压一般为 50～80mmHg，舒张压一般为 30～50mmHg，平均动脉压为 40～60mmHg，但血压的高低需要结合新生儿的体重、日龄等因素考虑。

2）早产儿的血压与出生体重和胎龄相关。当胎龄为 26～32 周时，平均动脉压在数值上近似等于胎龄值。

3）血压的大小与出生后日龄、体温、婴儿的行为状态和监测袖带的尺寸相关。

（3）异常情况

1）低血压：早产儿收缩压<40mmHg，提示有休克、心力衰竭或心排血量降低。

2）高血压：早产儿血压>80/50mmHg，或平均动脉压持续>70mmHg，提示可能有器质性或功能性肾脏问题。

3）上肢血压减下肢血压大于 20mmHg，提示有主动脉缩窄或动脉导管未闭可能。

（四）消化系统评估

1. 腹部外观

（1）评估方法：视诊、触诊。

（2）正常情况：腹部外观皮肤颜色正常，腹部对称，皮肤表面无明显张力，毛细血管无充血，触诊没有包块，触诊时新生儿无皱眉等疼痛表情，按压皮肤张力正常。肝脏触诊在右侧锁骨中线肋缘下 2cm 以内。

（3）异常情况

1）腹胀，张力增高和（或）伴有腹壁皮肤发红，提示胃肠道感染，如新生儿坏死性小肠结肠炎。

2）舟状腹提示有先天性膈疝，晚期新生儿提示可能营养不良。

3）明显可见的肠型提示有肠胀气或消化道梗阻等。

4）肝脏增大，提示有细菌、病毒感染，心力衰竭，血液系统疾病等。

2. 肠鸣音

（1）评估方法：听诊。

（2）正常情况：4 个象限的肠鸣音都是活跃的。

（3）异常情况

1）肠鸣音减弱或消失提示肠蠕动减弱，可能出现坏死性小肠结肠炎或肠梗阻。

2）肠鸣音亢进提示阻塞或肠蠕动过强。

（五）哭声评估

1. 评估方法　根据哭声的节奏、音调、频率，出现的时间段，与体位的关系等，有无其他伴随症状进行综合判断。

2. 正常情况　足月儿是有节奏的大声啼哭，早产儿是单调的、较弱的哭泣，哭声强度不大，持续时间不长，满足要求或去除非病理性因素后哭闹停止的情况常为生理性哭闹。

3. 异常情况

（1）哭声沙哑可能是喉头水肿、声带麻痹等。

（2）突然发生的剧烈哭闹且挣扎不安，需要警惕有无肠套叠、嵌顿疝、肠痉挛或外伤等。

（3）哭声音调高尖，无回声，提示可能有颅内出血、胆红素脑病或其他原因导致的颅内压增高等。

（4）猫叫样的哭声提示猫叫综合征等。

（六）皮肤评估

1. 颜色

（1）评估方法：视诊。

（2）正常情况：皮肤红润、温暖。

（3）异常情况

1）发绀提示有呼吸系统疾病、心脏病、低体温或感染等。

2）皮肤颜色青灰可能有灌注不良或败血症等。

3）黄疸提示有溶血病、肝脏疾病或败血症等。

4）苍白提示可能有贫血、低体温、休克等。

2. 完整性

（1）评估方法：视诊。

（2）正常情况：皮肤光滑、富有弹性且温暖，没有皮损。

（3）异常情况

1）水肿提示早产儿有低蛋白血症、肾脏疾病、心力衰竭、感染等情况。

2）皮疹有多种，常见脓疱疮、毒性红斑、血管瘤、湿疹、剥脱性皮炎等，需根据其出现的时间、大小、性质等进行综合判断。

（七）神经系统评估

1. 评估方法　原始反射的对应检查、肌肉张力检查、意识判断等。

2. 正常情况　有正常的吸吮反射、觅食反射、握持反射、竖颈反射、拥抱反射等，肌肉张力正常，双侧对称，意识方面易被刺激（如轻微摇晃、触摸身体等），唤醒处于觉醒状态，表现出转头、睁眼、四肢自主动作等。

3. 异常情况　异常原始反射（增强或减弱）可能提示神经系统等情况。意识障碍分为四种。①嗜睡：患儿很容易被唤醒，但不容易保持觉醒状态，弹足底3次，哭1~2声就再次入睡。②迟钝：可以用非疼痛性刺激唤醒，但很迟才醒来，且无法完全清醒，不能保持觉醒状态，弹足底5次，有微弱哭声。③浅昏迷（昏睡）：只有疼痛刺激才能唤醒患儿，弹足底10次不哭。④昏迷：疼痛刺激也不能唤醒患儿。根据原始反射、肌肉张力、意识及其他系统的查体情况进行综合判断，如有反应低下的情况则提示有神经系统疾病、感染、低体温、低血糖、甲状腺功能低下、遗传代谢疾病等。

（八）其他评估

新生儿危重病例单项指标：根据中华医学会儿科学分会新生儿学组专家共识，凡是符合下列单项指标之一的患儿均为危重新生儿，均需立即干预并转入三级甲等医院的新生儿重症监护室进行诊疗护理。①需行气管插管机械辅助呼吸者或反复呼吸暂停对刺激无反应者；②严重心律失常，如阵发性室上性心动过速合并心力衰竭、心房扑动和心房颤动、阵发性室性心动过速、心室扑动和心室颤动、房室传导阻滞（二度Ⅱ型以上）等患者；③弥散性血管内凝血者；④反复抽搐，经处理抽搐仍持续24h以上不能缓解者；⑤昏迷患儿；⑥体温≤30℃或>41℃者；⑦硬肿面积≥70%者；⑧血糖<1.1mmol/L（20mg/dl）者；⑨有换血指征的高胆红素血症者；⑩出生体重≤1000g。此外，对新生儿危重程度的评估还可进行综合评分。

第三节　早产儿监护措施

早产儿的监护有赖于对其生理特点的了解，其病理表现常不典型，需要通过细致的评估查体及监护获取相应信息进行综合判断，同时在使用相应监护设备时，需要了解其局限性。

一、体温监护

（一）早产儿产热与散热的特点

早产儿体温的维持有赖于产热和散热的动态平衡，其调节受控于下丘脑的体温调节中枢。机体的产热由基础代谢、食物的特殊动力作用、活动及对寒冷刺激的反应4部分组成。对于新生儿而言，会依靠糖原和脂肪代谢产热，但如未及时进食，糖原将很快被耗竭，则依赖脂肪代谢产热，主要靠分解棕色脂肪组织。棕色脂肪组织在孕26～28周开始形成，足月儿含量较多，主要分布在肩胛间区、颈部、腋窝、腹部大血管和肾上腺周围神经末梢及血流供应丰富处，并与邻近重要器官的血管相连接，能将热量输送到各脏器及组织。新生儿的棕色脂肪组织储存非常有限，尤其是早产儿，缺乏孕晚期棕色组织的存储，产热能力差，耐寒力低。

机体有效的产热还需要充足的氧供及葡萄糖供给，早产儿相比足月儿更依赖于糖类，低氧、低温、低糖三者常互为因果，因此在处理低体温时要及时纠正同时存在的或潜在的低糖或低氧，使机体产热能力恢复正常。

早产儿散热的途径包括辐射、对流、传导、蒸发。

（1）辐射：是指热量以电磁波的形式散失，发散至周围物体表面，是最主要的散热途径。如早产儿身体的体表面积大，裸露置于操作台，热量会以辐射的方式散失至环境中。

（2）对流：指通过流动气体或水从机体带走热量。如早产儿沐浴后需要及时擦干身体，避免带走热量，在进行机械辅助通气时，若气体的加温湿化效果不好，也会因吸入较冷的气体而散失热量。

（3）传导：指热量从体内器官经体表皮肤传导至与皮肤直接接触的寒冷物体，如被服、床垫等而丢失热量。

（4）蒸发：指由于存在蒸汽压力梯度，热量通过潮湿的皮肤及呼吸道散失。新生儿的体表面积大，表皮角化差，蒸发散热相对大于成人和儿童，早产儿更加明显。

（二）适中温度

适中温度是指在这一环境温度下，机体的耗氧代谢率最低，蒸发散热量也最小，同时又能保持正常的体温。因此，从定义上看，适中温度指的是适宜新生儿最佳的周围环境温度。成人与新生儿的适中温度不一样，早产儿与足月儿的适中温度也不一样，包括同一个新生儿随着日龄的增加，其适中温度的要求也逐渐降低。一般而言，新生儿的适中温度比成人高，胎龄越小，适中温度越高。当环境温度低于或高于适中温度时，足月儿及较大的早产儿可以在一定范围内通过调节产热和散热量使机体的体温维持在正常范围，这时监测出的体温正常值仅仅表明了产热和散热的平衡，并不等同于最佳或最低的耗氧代谢蒸发散热。

（三）早产儿的体温测量

1. 测量工具　早产儿的体温测量可以选择传统水银体温计、电子腋温计、耳道式体温计、红外线体温测量仪、暖箱肤温传感器、肛温计等。无论使用何种体温监测装置，都需要保证计量监测的准确度。

2. 测量部位　根据测量工具不同，早产儿体温测量的部位有所不同，包括耳温、腋温、肛温测量和暖箱肤温传感器测量，目前使用最多的是腋温和耳温。体温测量部位及其优缺点见表 7-3-1。

表 7-3-1　不同体温测量部位及其优缺点

体温测量部位	优点	缺点
耳温测量	简单快捷、监测的温度接近核心温度	早产儿耳道较小，不易测量，需要注意将探测头伸入耳道口，对准耳蜗方向
腋温测量	常用的方式，比较容易掌握，读数比较精准	测量时需要固定肢体以稳定温度计的放置
肛温测量	准确的核心温度	专用温度计，不易操作，不适用于腹泻等患儿，烦躁哭闹时易造成肛表断裂，且容易造成肛周及直肠黏膜破损
暖箱肤温传感器测量	持续监测，能得出动态数据	肤温传感器放置位置及固定直接影响读数准确度

3. 测量注意事项　由于体温异常的判断依赖于监测的体温度数，因此采用精准的设备进行规范操作才能保证数据收集的准确性。在进行体温测量时，需要考虑影响体温的因素，包括选择合适的时机，避免在早产儿刚哭闹或刚吃奶后测量，水银体温计测量前需要将水银柱甩到标准线以下，做好体温计一人一用一消毒；若使用耳温计，则需要注意耳温帽的专人专用，避免交叉感染。如暖箱肤温传感器用于持续的体温监测，同时还需要结合每 4～6h 的其他温度测量方式。同时，每次进行护理时，医务人员及早产儿照护者可以通过手的接触来感知新生儿的大致皮肤温度情况，发现异常立即使用温度计进行监测，这样才能保证连续性并及早发现问题。

二、呼吸系统监护

（一）评估呼吸运动

早产儿呼吸中枢发育不成熟，呼吸不规则，呼吸频率为 30～60 次/分。在对呼吸系统进行监护时，重点关注有无呼吸困难的表现。

早产儿因疾病等多种因素容易出现呼吸困难的表现，包括呼吸急促、呼吸暂停、三凹征、鼻翼扇动、呻吟等。

1. 呼吸急促　是指安静状态下呼吸频率持续＞60次/分，呼吸急促的发生原因是代偿性增加呼吸频率来增加每分通气量，从而改善氧合，提示新生儿可能有呼吸窘迫等。由于早产儿呼吸常不规则，因此需要数60s，一吸一呼为1次。

2. 呼吸暂停　是指呼吸停止时间＞20s伴发绀、心动过缓（心率＜100次/分）、肌张力下降等，常见于早产儿，＞80%的超低出生体重儿和25%的低出生体重儿都可能在新生儿期发生呼吸暂停。

3. 三凹征　指的是呼吸时出现胸骨上凹、锁骨上凹和肋间隙凹陷，有时伴有剑突下凹。出现三凹征是由于辅助呼吸肌参与，企图以扩张胸廓来增加吸气量，但因肺部气体吸入困难，不能扩张导致。

4. 鼻翼扇动　表现为吸气时鼻孔扩张，呼气时鼻孔复原，通过鼻翼扇动增加了气道的横截面积，减少了气道阻力，从而改善了氧合。

5. 呻吟　在呼气时闻及呻吟声，吸气时停止，是由于呼气时声门不完全开放所致，这样可以使肺内气体潴留产生正压，保留功能残气，防止肺泡萎陷。

出现呼吸困难的早产儿需要积极进行呼吸支持干预，具体参见"第六章早产儿用氧与视网膜病变"。

（二）血氧饱和度监测

血氧饱和度监测是目前最简便、最常用的氧合监测方式，通过监护仪或脉搏氧饱和度仪进行。

1. 传感器选择及连接　早产儿优选手表式传感器（指夹型影响对末梢循环的观察），将其无张力缠绕于患儿的手、足或手腕处，使传感器上光源极和感光极相对，确保接触良好。根据患儿病情设置监护仪或脉搏氧饱和度仪的报警界限，包括氧饱和度的报警界限和脉率报警界限。由于经皮血氧饱和度传感器为红外线或红射线，行蓝光治疗的患儿应将传感器覆盖，避免直接照射而损伤传感器。

2. 早产儿皮肤保护　早产儿皮肤娇嫩，容易出现压伤，因此经皮血氧饱和度的传感器需每2～4h更换一次，监测期间注意观察局部皮肤受压情况及远端循环情况，尤其是对极低及超低出生体重儿，防止局部皮肤受损。

3. 早产儿的氧疗评估　经皮血氧饱和度维持在88%～93%，若早产儿经皮血氧饱和度高于95%，须结合经皮氧分压或血气分析结果及时调整用氧方式、氧浓度、流量等，防止高氧对早产儿的损害。若患儿血氧饱和度低于90%，须排除有无烦躁、体位等影响因素，配合医师积极处理，避免血氧饱和度波动过大对患儿的不良影响。

4. 注意影响测量结果的因素

（1）循环障碍：休克、低体温、贫血及应用血管活性药物等导致血流灌注指数不足，监测的数据可能有偏差，甚至监测不出数据，须行血气分析进行判断。

（2）血压测量：勿将传感器与血压袖带放在同一手臂上测量，以免影响测量结果。

三、循环系统监护

（一）心电监护

1. 心电监护导联的连接

（1）三导联：新生儿常用，三个电极片分别安放在以下位置。

1）负极（红色）：右锁骨中点下缘。

2）正极（黄色）：左腋前线第4肋间。

3）接地电极（黑色）：剑突下偏右。

（2）五导联

1）黑线（LA）：左锁骨中线与第2肋间交点。

2）白线（RA）：右锁骨中线与第2肋间交点。

3）绿线（RL）：右下腹。

4）红线（LL）：左下腹。

5）棕线（C）：贴胸电极的位置即可。

（3）电极安放注意事项

1）安放电极前需要清洁皮肤。

2）早产儿皮肤娇嫩，选择粘贴性不要过强的电极，可以使用液体敷料等进行局部皮肤的保护。

3）注意对角安置白线电极和红线电极可以获得最佳的呼吸波形。

4）避免将肝区和心室置于呼吸电极的连线上，可以减少或避免心脏搏动和动脉血流产生的伪差。

2. 心率监护　早产儿可以通过心电监护仪测量心率，也可通过听诊计数，若有节律等异常需听诊60s。新生儿正常心率一般为120～160次/分，若患儿在安静情况下心率持续>160次/分或<100次/分（新生儿心肌损伤，基础心率一直在100次/分左右的除外，一般按基础心率范围上下浮动20%视作异常），应警惕相关疾病影响，积极应对处理。早产儿，尤其是有ROP的晚期早产儿，多存在贫血的情况，虽大多不需要处理，但更需要监测心率、氧合情况等。

（二）循环灌注情况监护

人体正常的血压维持取决于有效的循环血量、正常的泵血功能和全身血管阻力。低血压是危重新生儿，尤其是早产儿出生后早期的常见症状。晚期由于感染、药物使用等也可能导致低血压的发生。低血压不是反映组织循环灌注不足的早期指标，当血压维持的机制失代偿后才会发生低血压，因此需要结合其他评估如毛细血管再充盈时间等进行综合判断。

早产儿低血压的定义为收缩压或舒张压低于同矫正胎龄2个标准差以下，此外，早产儿收缩压<40mmHg也视为低血压，诊断时需要注意血压测量的准确性。

1. 无创动脉血压监测　选择早产儿肢体，通过血压袖带进行测量，一般选择上肢，但早产儿可能存在动脉导管未闭等情况，必要时可以同时监测上下肢的血压。新生儿期上肢和下肢的血压几乎相等。早产儿血压测量受患儿肢体活动、袖带宽度、松紧度影响。袖带过宽会使测量的血压偏低，过窄则偏高；袖带缠绕过紧使测量的血压偏低，过松则偏高。因此，注意袖带气囊应覆盖上臂（测量上肢时）或大腿长度的 2/3（测量下肢时），选择适宜的袖带型号。若测得血压值异常，需再次进行复测，排除影响因素，并结合患儿情况，如毛细血管再充盈时间等进行综合判断。

2. 有创动脉血压监测　利用动脉测压管的传感器获得收缩压与舒张压、平均动脉压。早期早产儿可以选择脐动脉置管监测；中晚期早产儿多采用外周动脉置管，可选择桡动脉进行。

（1）校零：有创动脉血压监测能得到连续的数据，但需要校零定标，传感器与心脏位置变化会影响测量数据。

（2）管路无气泡：气泡会阻止机械信号的传导，产生衰减的压力波形和错误的读数，即使直径只有 1mm 的微小气泡也可以产生严重的波形变化，因此管路中充满盐水以排尽空气。

（3）并发症防范：动脉置管后增加血栓形成及感染风险，因此应保持动脉连接管路的通畅，持续输注肝素液，防止血栓形成。严格进行无菌技术操作，防止感染。对动脉置管的部位远端应观察循环灌注情况，皮肤颜色、温度等。动脉栓塞的表现是远端肢体呈缺血状改变，皮肤苍白、皮温降低、肢体干瘪，触摸远端动脉搏动减弱或消失。若发现异常，需积极进行处理，防止进一步加重导致肢体坏死。

四、消化系统监护

（一）喂养不耐受监测

1. 早产儿喂养

（1）喂养品选择：早产儿喂养首选母乳。母乳含有分泌型IgA，可以阻止潜在病原微生物的定植；乳铁蛋白可以通过结合铁抑制细菌生长，还可以阻止细菌利用铁；营养因子可以促进胃肠道的生长发育，增强胃肠道的修复机制，同时对早产儿免疫系统发育具有相当大的影响。对生长发育情况不满意者，根据其具体情况可以选择母乳加母乳强化剂的喂养。若无母乳者，则根据生长发育情况选择早产儿出院后配方、早产儿配方奶或达到正常发育曲线后转为足月儿配方奶。

（2）喂养方式：正常足月儿能够展现出明显的行为提示饥饿，但早产儿的行为表现和状态改变需要照护者仔细观察。饥饿提示的行为有扭头并张口寻找、伸手到口、吸吮手指、做出吸吮动作等。

1）母乳喂养：早产儿吸吮力较弱，吸吮持续时间短，吸吮、吞咽、呼吸的协调性不足，容易从乳头上滑脱，需要反复含接。亲喂时对摄入量不容易判断，一般生长发育良好，达到体重增长至少 15g/（kg·d），每次母亲能感觉到充盈的乳房吸吮后空虚，早产儿喂养后安静入睡，大小便排出情况好，则不必纠结具体的摄入毫升数。但若生长发育情况不满意，则需要测量母乳的摄入量，可以采用精确秤对早产儿喂养前后体重差额进行测量得出。

2）奶瓶喂养：适用于需要添加强化剂或无母乳需配方奶喂养者。将选择的乳制品稀释，控制奶液温度为 40℃，滴 1～2 滴在前臂内侧测试不烫手，配制常饮入的量，并检查奶孔大小，轻触早产儿一侧面颊引发觅食反射后使其包含奶嘴，倾斜奶瓶使乳汁充满奶嘴，开始喂哺。

2. 早产儿喂养不耐受（feeding intolerance，FI）　是指在肠内喂养后出现奶汁消化障碍，导致腹胀、呕吐、胃潴留等情况。其病因不清，可能与早产致肠道发育不成熟有关，也可能是坏死性小肠结肠炎或败血症等严重疾病的早期临床表现。

（1）早产儿喂养不耐受诊断：胃残余量超过前一次喂养量的 50%，伴有呕吐和（或）腹胀。喂养计划失败，包括减少、延迟或中断肠内喂养。

（2）不必常规测量腹围。单纯的绿色或黄色胃内容物无临床意义，呕吐胆汁样物提示可能存在肠梗阻，有血性胃内容物时则需要禁食。

（3）对于有喂养不耐受风险的早产儿，安置胃管监测胃残余量。①如残余量＜5ml/kg 或小于上次喂养量的 50%，可将残留物注回胃内；若下次喂养前仍有残留，则喂养量需减去残留量。②如残余量＞5ml/kg 或大于上次喂养量的 50%，则回注前次喂养量的 50%，并暂禁食一次；若下一次喂养仍有残留，则根据临床情况减慢喂奶速度或禁食；若减慢喂奶速度后仍存在胃残留，则减少奶量为可耐受量。③回抽胃内容物时使用最小号注射器，抽吸时应缓慢、轻柔操作。④喂奶后把新生儿置于俯卧位半小时，有助于缓解胃潴留。以上关于胃残余量的处理均需要落实每一个个体的早产儿情况，综合分析后采取相应的方案，而不是绝对地按照上述情况进行。

（二）新生儿坏死性小肠结肠炎的监测

新生儿坏死性小肠结肠炎是以腹胀、呕吐、腹泻、便血，甚至休克及多器官功能衰竭为主要临床表现，腹部 X 线检查以肠壁囊样积气为特征的胃肠道急症，是威胁新生儿生命的最常见疾病之一。在 NICU，坏死性小肠结肠炎的发病率为 2%～5%，其中极低出生体重儿发病率为 4.5%～8.7%，病死率为 20%～30%；超低出生体重儿的病死率则高达 30.0%～50.9%。虽然 ROP 的早产儿大部分已经过了坏死性小肠结肠炎的高发时间段，但是由于手术刺激、麻醉影响、血流动力学改变、早产儿存在的动脉导管未闭、可能的低体温和感染情况等，也需要进行监测。

1. 坏死性小肠结肠炎的病因

（1）肠壁缺氧缺血：是坏死性小肠结肠炎发病的直接因素，机体处于缺氧状态的各种原因，如窒息、呼吸窘迫综合征、休克、酸中毒等都可以引起。由于缺氧引起机体体内血液重新分布，为了保证心脑等重要器官血液供应，胃肠道供血量急剧下降，肠系膜血管强烈收缩，引起肠黏膜微循环障碍，肠壁因此缺血受损。

（2）早产：早产儿由于肠道功能不成熟，肠道对各种分子和细菌的通透性高，细菌容易入侵繁殖，加上早产的一系列并发症如动脉导管未闭、呼吸暂停等，是早产儿容易发生坏死性小肠结肠炎的原因。

（3）感染：各种细菌、病毒感染等可以损伤肠黏膜，由于炎症反应的存在，其炎性介质参与了发病过程。

（4）喂养不当：不合理的喂养，如渗透压过大、奶量增加过快等也被认为是重要原因。

（5）其他：如机械通气等。

2. 临床评估 坏死性小肠结肠炎的表现大部分比较典型，腹胀常为首发症状，同时伴随有呕吐、便血等。因此，做好腹部查体时的细致评估，触摸有无张力增高，按压时早产儿有无皱眉等痛苦表情，观察全身有无非特异性症状如体温不稳定、反应低下、嗜睡、呼吸暂停、心动过缓等表现。及早发现，立即禁食，减轻胃肠道负担，积极进行处理，防止继续进展需要外科手术治疗。

（三）胃食管反流监测

胃食管反流（gastroesophageal reflux，GER）是指全身或局部原因引起的食管下端括约肌功能不全，胃内容物反流入食管及以上部位而产生的上消化道功能紊乱。新生儿出生后6周胃食管功能才达到成人水平，早产儿则需要2～3个月胃食管功能才能发育比较成熟，建立起有效的抗反流屏障。因此，在早产儿群体中胃食管反流的发病率可高达80%，多表现为呕吐，常伴有体重不增、食管炎等，严重者可有烦躁不安、易激惹、拒食、呼吸暂停，甚至呕血或便血；反流物误吸并发肺炎、窒息甚至猝死。

1. 影响因素

（1）胎龄与体重：胎龄越小，体重越轻，消化系统的协调功能越差，胃肠激素水平也相对较低。

（2）喂养不当：一次性喂养量过多，饮入前剧烈哭闹等原因造成腹压增大。

（3）操作诱发：更换尿布、搬动患儿、分泌物吸引、胃管安置等操作可加重反流的发生。

（4）患儿因素：患儿哭闹、用力排胎便、严重感染等可导致食管下括约肌张力降低或腹内压增高而引起反流。

（5）药物影响：茶碱类药物的使用可降低食管下括约肌张力或增加胃酸的分泌而导致反流。

2. 临床表现 呕吐为最常见症状，可见于90%以上的患儿，出生后第1周即可出现，表现为溢乳、轻度呕吐、喷射性呕吐、顽固性呕吐等。由于其胃食管功能成熟需要一定的时间，因此对于早产儿需要密切监测有无呕吐的情况，避免诱发反流的各种因素。

3. 体位 俯卧位虽然能防止反流物的吸入，促进胃的排空，但需要有专人密切监控，避免窒息。在喂养后采取竖抱30min可排出胃内空气，从而有效减少反流的发生。平时休息时抬高头肩部约30°，头偏向一侧，能减少反流的发生，即使发生反流，也避免误吸。

4. 反流的急救处理 在高危的早产儿床旁可准备吸引装置及吸痰管。发生反流后，快速将早产儿侧卧或俯卧于工作人员手臂，拍背协助呕吐出反流物，避免误吸，同时可采用吸引装置彻底清理口鼻腔内残留奶汁等。

第四节　早产儿用药管理

早产儿由于各器官功能发育不完善，其药物代谢和排泄的速度慢，不同胎龄、体重、日龄之间的差异也较大，同时早产儿由于皮肤娇嫩、血管细小、通透性高，容易出现渗漏而发生皮肤组织坏死的风险。

（一）用药途径

1. 静脉注射　是早产儿最常用的给药方式，包括静脉滴注及静脉注射，能保证药物快速有效地进入血液循环。

2. 口服给药　是早产儿常用的给药方式之一，但早产儿肠道常因吸收问题可能达不到有效的血药浓度。早产儿常见的胃食管反流等可影响药物的治疗效果。

3. 肌内注射　仅用于某些药物小剂量单次注射或只能肌内注射的药物，如维生素 K_1、疫苗注射等。肌内注射及皮下注射药物的吸收主要取决于局部的血流和药物沉积在肌肉中的面积。新生儿尤其是早产儿肌肉组织少，局部血流灌注不足，容易造成局部硬结及局部药物蓄积。

4. 经直肠给药　主要用于止惊药物如水合氯醛的使用。由于早产儿的大便次数多，直肠黏膜容易受刺激而反射性排便，因此影响药物效果。

5. 皮肤给药　局部外用药物经皮肤吸收达到治疗效果。早产儿体表面积大，皮肤角质层薄，药物经皮肤吸收较成人快。

（二）超说明书用药

超说明书用药（off-label drug use）是指处方或使用药物超出官方管理机构批准的药品说明书范围的用药行为。由于药物说明书编写于药物上市前，其更新和完善常滞后于医学研究，超说明书用药这一行为比较普遍。有报道指出，NICU 使用的药物中 50% 左右的都是超说明书用药。

超说明书用药时，常因无早产儿用药信息致药物管理不规范，出现超剂量和超疗程用药。加之早产儿各器官功能发育不完善，超说明书用药时可能会增加药物对其器官功能的损害而发生安全隐患。因此，护士在进行超说明书用药时，应该严密观察患儿是否出现药物不良反应，并及时汇报，及时采取相应对策，尽最大努力减少药物对患儿的伤害。

（三）输液安全管理

早产儿血管细小，缺乏皮下组织保护，加之药物本身的毒性作用，静脉输液过程中容易发生渗漏。早产儿表皮组织薄弱，一旦渗出容易扩散，从而引起组织损伤、皮肤坏死等。因此，医护人员需要在用药前进行风险评估，在用药期间严密观察预防渗漏或及早发现渗漏，并积极给予干预措施将伤害降到最低。

1. 早产儿输液渗漏的危险因素

（1）生理特点及疾病：早产儿静脉细小，血管通透性强，可能伴随有循环灌注不足、水肿及组织缺氧等，增加了渗漏的风险。

（2）药物因素：pH 过高或过低等刺激性强的药物，以及药物本身的毒性作用。

（3）穿刺技术：反复静脉穿刺，血管内皮损伤等。

（4）导管固定：导管固定不当，患儿穿刺部位反复摩擦，导管脱出等。

2. 早产儿输液渗漏的临床表现及后果　穿刺部位出现红、肿、热表现，触摸患儿有皱眉等痛苦表情，渗出处的皮肤起水疱，颜色发紫发黑，甚至组织坏死等。

3. 早产儿静脉输液渗漏的预防措施

（1）加强责任心：每位工作人员都需要充分认识渗漏的危害性，尤其是刺激性强的高风险药物，认真学习相关知识，严格按操作流程进行管理。

（2）输液前的充分评估：输液前充分评估早产儿病情、血管条件等，必要时与团队成员进行沟通，减少风险；评估药物用药途径及不良反应；对于特殊药物、新药品，使用前需认真阅读药物说明书，包括使用方法、注意事项及禁忌证等，合理规范使用。

（3）加强巡视：根据早产儿的病情、年龄、液体类型、血管通路装置的类型及解剖位置等综合判断液体渗漏的风险度，从而决定输液开始后的巡视频率，以早期识别有无渗漏发生，及早进行处理。

4. 输液渗漏后一般处理原则

（1）立即停止输液。

（2）回抽液体后拔除留置针，以减轻组织肿胀感。

（3）抬高患肢并制动。

（4）外用多磺酸黏多糖乳膏涂擦或用生理盐水、硫酸镁湿热敷，必要时进行封闭疗法。

第五节　早产儿安全管理

根据国际患者安全目标，需要依据早产儿诊疗护理过程中存在的风险点进行梳理，建立安全的文化和环境，制定完善的规章制度、职责及规范的流程，采取有效措施进行防范，能最大程度地减少风险的发生。

一、正确进行身份识别

1. 风险环节识别　包括早产儿入院、日常诊治及护理、外出检查等医疗护理环节。

2. 防范措施　落实身份识别制度及查对制度，提高医务人员身份识别的正确性。

（1）入院时确认腕带信息：入院时打印或手工填写腕带，与家属共同确认患儿姓名、登记号/住院号、床号等信息正确后，及时佩戴腕带（一般依据男左女右的习惯，手、脚各系一个腕带），同时填写床头卡，与腕带内容相符。

（2）操作中核查腕带信息：遵照患者十大安全目标里至少同时使用两种患者身份识别方法的原则，新生儿的身份识别可采用姓名、登记号/住院号。入院后进行各种检查、治疗、护理操作时都应首先确认患儿身份是否正确。

二、规范用药管理

1. 风险环节识别　从医嘱下达（或医嘱转抄）、医嘱执行、经药房配药、发药至病房的暂时储存、护士进行药物配制及使用等环节。

2. 防范措施

（1）用药的三查八对：落实三查，即操作前、操作中、操作后查；八对，即核对姓名、登记号/住院号、床号、药名、剂量、浓度、时间、给药途径。执行高风险药物时，双人查对，以提高用药的安全性。

（2）药物储存管理：病房一般不留基数，需要时由药房配送。药物标识清楚，存放处标签对应。高危药品单独存放，且有红色标识。

（3）确保药物剂量准确及正确使用：严格掌握新生儿常用药物剂量及换算方法，精确计算抽吸量。科室可制作特殊药物剂量速算卡，方便护士计算，减少记忆出错。急救车上可附常用急救药物（如肾上腺素、多巴胺等）的应用于不同体重早产儿的常用剂量，减少急救时计算错误。

三、妥善固定各种导管，防范非计划性拔管

1. 风险环节识别　早产儿留置各种管路时，尤其是术后带气管插管等，在日常操作等环节及患儿烦躁的情况下均有可能发生非计划性拔管。

2. 防范措施

（1）妥善固定各种导管：规范各种管路的固定方法，减少外力牵拉。每班查看并交接记录各种管道的外露情况（如气管插管的导管外露长度，做好标识，班班交接），发现异常，及时报告处理。

（2）保持早产儿安静：分析早产儿烦躁的原因并给予相应干预措施，如非营养性吸吮、安抚等，必要时适当约束或使用镇静剂。

（3）必要时双人操作：对于留置管路较多的早产儿，在进行体位变动、敷料更换等操作时难度较大，容易引起管道牵拉而脱出，最好双人完成，一人固定管道，一人操作，减少脱管风险。

（4）及时巡视：观察有无固定胶布被分泌物浸湿等情况，及时给予干预。

四、做好皮肤黏膜保护，防范医源性皮肤损伤

1. 风险环节识别　敷贴或胶布的粘贴过紧、早产儿水肿、强迫体位时间过长等。

2. 防范措施

（1）敷贴或胶布粘贴松紧适宜。

（2）去除敷贴或胶布时先浸湿，动作轻柔，必要时使用除胶剂。

（3）特殊高风险早产儿可以使用液体敷料、水胶体敷料等对受压部位、粘贴部位进行预防保护。

五、落实消毒隔离制度，防范医院感染发生

1. 风险环节识别　早产儿抵抗力低下，医护人员及其他工作人员在任何工作环节未严格执行消毒隔离措施都有可能导致医院感染的发生。

2. 防范措施

（1）做好早产儿营养管理，提高抵抗力。

（2）严格落实手卫生规范，提供足够的手卫生设施，监测并持续督导手卫生依从性。

（3）所有设备、环境、物品等均按要求进行清洁及消毒管理。

（4）减少有创操作，减少总操作次数及频率。

（5）对高风险情况加强消毒隔离，及时识别感染征象，积极防控医院感染。

六、规范喂养，加强监测，防止误吸致窒息、猝死

1. 风险环节识别　因早产儿的解剖生理特点决定所有患儿在住院期间都有可能发生反流的风险。

2. 防范措施

（1）提高意识：医护人员都应该意识到所有住院早产儿均有可能发生奶汁反流的风险，向家属做好健康教育。

（2）指导家属规范喂养操作：喂奶时抬高头肩部喂养，喂毕拍背协助排出吞入的气体，取头高侧卧位，头偏向一侧。

（3）加强巡视。

七、做好环境安全管理，防范坠地

1. 风险环节识别　家属将早产儿放在床上无人看护时、无护栏的床等。

2. 防范措施

（1）执行各种操作时需将早产儿置于安全环境，专人看护。

（2）早产儿所用的床位需设床档或采用约束带保证安全。

（3）做好家属的健康教育。

（4）定期对相关仪器设备进行维护检查，排除安全隐患。

附：中国医院协会《患者安全目标》（2019版）

目标一　正确识别患者身份

目标二　确保用药与用血安全

目标三　强化围手术期安全管理

目标四　预防和减少健康保健相关感染

目标五　加强医务人员之间的有效沟通

目标六　防范与减少意外伤害

目标七　提升管路安全

目标八　鼓励患者及其家属参与患者安全

目标九　加强医学装备安全与警报管理

目标十　加强电子病历系统安全管理

第六节　早产儿发展性照顾

早产儿发展性照顾（developmental care）又称为发育支持护理，指改变 NICU 的环境和照顾方式，从而保障早产儿及其家属身心健康的护理方法。其护理理念是根据早产儿发育的特点，提供适合其个体化生长发育的环境和护理措施。要求护理人员时刻保证护理早产儿的双手是温暖的，能预先评估早产儿在 NICU 中承受的应激压力，并给予支持措施以缓解压力，同时指导父母共同参与，促进早产儿的发育。

一、发展性照顾理论依据

1. 早产儿在子宫内外的环境差异

（1）胎儿在子宫内：子宫内声音处于低频率，母亲作息有规律，环境幽暗舒适、温暖，无侵入性操作，有边界感、安全感。

（2）早产儿在 NICU 中：噪声处于高频率高分贝，刺激缺乏规律性，光线明亮刺眼，无昼夜之分，非预期侵入性操作频率高，疼痛无法预期，肢体活动无边界感，缺乏安全感。

2. 早产儿发育限制　早产儿各系统器官发育均不成熟。

（1）体温调节：体温中枢发育不成熟，皮下脂肪少，调节功能差，体温易随环境温度变化而变化。

（2）呼吸系统：因缺乏肺泡表面活性物质，容易发生新生儿呼吸窘迫综合征。

（3）消化系统：胎龄越小，吸吮-吞咽协调能力越差，消化能力越弱。

（4）循环系统：心率快，血压较低。动脉导管关闭常延迟，易导致心肺负荷增加。

（5）血液系统：体重越低，红细胞及血红蛋白降低越早，贫血常见。

（6）泌尿生殖系统：肾脏发育不成熟，抗利尿激素缺乏，处理水、电解质和酸性物质能力差，易发生低钠血症、代谢性酸中毒、高血糖、尿糖阳性等。

（7）神经系统：行为状态缺乏规律性，缺乏原始反射，肢体协调能力差，感官系统异常，易患颅内出血等并发症。

（8）免疫系统：免疫系统不成熟，缺乏来自母体的抗体，IgG 含量少，皮肤屏障功能弱，易感染导致败血症；频繁侵入性操作增加感染机会。

（9）酶代谢：肝脏不成熟，生理性黄疸持续时间长且较重，常引起高胆红素血症甚至胆红素脑病。

（10）其他：无体力，长期维持某一体位，无能力应对外界刺激。

3. NICU 的环境影响　NICU 的护理环境中的许多因素已经被确定是引起重症或早产儿

不良刺激的潜在来源。

（1）光线：无法张开双眼，减少了与家属的交流、接触，影响亲子关系建立；连续性的光线刺激使早产儿视网膜病变的发生机会增加；早产儿长期处于快速动眼期睡眠，深睡眠时间短，生命体征不稳定，呼吸暂停发生率增加，体重增加缓慢。

（2）噪声：NICU环境中噪声来源有仪器设备运行声音、监护仪器报警声（55～88dB）、开关暖箱门声（79dB）、人员交谈声（80dB）、电话声（65dB）、开关门声等。美国儿科学会建议NICU噪声不能超过60dB，据调查资料显示，NICU中声音的水平在50～90dB，最高可达到120dB。而早产儿的听觉阈值为40dB，NICU声音易导致早产儿出现以下生理变化：①造成睡眠中断，生长激素降低；②出现惊吓反应、四肢颤抖、呼吸增快、心率加快、眼球无意识转动；③突发的噪声可导致血氧饱和度降低、烦躁、颅内压升高；④导致周边血管收缩、皮肤花斑纹及血压升高。

（3）不适当的体位、姿态：平卧位肢体外展，能量消耗增加，肢体缺乏弯曲和支持；减少手靠近口唇的机会，影响手、眼的协调能力；头部位置不对称，可能影响方向感和导致畸形；长期仰卧或俯卧可导致髋部过度外旋和外展，扁平变形，W形手臂，形成蛙式姿势；nCPAP辅助通气患儿，长时间使用帽子固定头部，使头部发展受限，影响外观。

（4）侵入性操作：NICU中的各种检查和操作多为不良刺激，部分有侵入性且无告知性，这些刺激均可导致患儿血氧饱和度产生波动和生理状态不稳定，并可产生疼痛刺激，影响神经系统的发育。

（5）不良刺激：包括过度的触觉刺激和不良的味觉及嗅觉刺激。NICU中所接触的刺激多是不舒服的，表现为心率、血压的变化，颅内压增高，脉搏血氧饱和度（SpO_2）降低等；NICU中所接触的嗅觉刺激多是不舒服的，如消毒水、酒精、橡胶手套等。

（6）与父母分离：NICU中为控制医院感染，大多对探视进行了限制，这样使早产儿与父母家庭分离，从而产生恐惧、失控、不确定和无信心。

二、早产儿个体化发育支持护理程序

早产儿个体化发育支持护理程序（neonatal individual developmental care assessment program，NIDCAP）是一种新的护理理念，强调照护早产儿时应顾及其个别性，将早产儿视为一个整体，只有在神经系统、行为状态、肌肉张力或活动力、自我规律与安抚行为上维持平衡，方能接收外界刺激或在互动的过程中受益。护理应由环境的改善开始做起，着重早产儿的个别性，呼吁提供规律性的照护措施，以行为表现作为提供护理的参考。

三、发展性照顾的护理干预

1. 早产儿行为反应评估
（1）评估早产儿是否对外界刺激或互动出现较一致的反应。

（2）评估早产儿是否有控制行为状态或意识形态的能力，以接受有利于自身的良性互动。

（3）评估早产儿是否有维持平稳的肌肉张力、良好肢体活动或行为状态的能力，以及能否进行自我安抚的行为。

（4）评估早产儿是否有维持平稳生理状态的能力。

2. 评估与护理

（1）环境评估与护理

1）环境评估：包括光线强弱、噪声大小、睡眠中断与否及光疗时是否遮盖眼睛，模拟子宫内环境。

2）护理：①减少环境中的光线。提供周期性的灯光照明（区分白天和黑夜），可提高早产儿体重增长，降低心率；提供窗帘、遮光眼罩、遮光床罩等保护性措施以减少灯光照射总时间，保证睡眠；光疗期间戴眼罩。②减少环境中的噪声。营造安静的环境，调低各种仪器的音量，发现有报警声立即先消音再寻找原因解决，做到说话轻、走路轻、关门轻、操作轻；关闭垃圾桶盖时避免出现声音；避免敲击暖箱或关闭箱门时出现声音；控制总的噪声音量（不能产生除治疗以外的其他不必要的声响）；暖箱上不应放置任何物品。③在修建或重建 NICU 时，可考虑从发展性照顾的角度提供光线和声音控制。

（2）体位评估与护理

1）体位评估：有无髋关节外展（蛙式体位）、肩部内收或外展（类似W形）、颈部伸展及身体呈弓形。

2）体位目标：促进身体的伸展与屈曲的平衡，主要包括屈曲位、中线位、被包裹、匀称性、能承受体重、自我抚慰、生命体征平稳、舒适和入睡。

3）体位原则：①手傍中心位、手傍口位，抓握的机会。②维持躯干直线，臀部和膝盖屈曲 90°，避免过度外展。③允许支撑，不能长时间在一个体位，维持一个匀称的体位。④预防头部和颈部过度伸展，头颈处于伸长位置，下颏在中心位置或轻微向下内收。⑤妥善固定鼻孔中的导管，保持正常的鼻孔形状，避免鼻部 T 形区受损和维持鼻中隔完整。

4）护理：①俯卧位摆放，可减少早产儿呼吸暂停的发作和周期性呼吸，改善早产儿潮气量及肺顺应性，降低气道阻力，有助于气体交换；呼吸时胸壁的协调好；睡眠状态改善、耗能减少；促进胃排空，反流减少。但要避免长时间俯卧，以免导致肩内缩、颈部过度外转及肩部后仰。俯卧位摆放时应保持四肢屈曲，头偏向一侧，髋关节屈曲以预防髋关节的外翻，可用小毛巾轻微地垫高骨盆，使前膝能承受重量。②侧卧位摆放，可使头处于中心位，手傍中心位、手傍口位，增加吸吮和抓握的机会，左侧卧位可减少反流，侧卧位可用于气胸的治疗或手术体位。侧卧位摆放时，背部用被单等提供支持，使用毛巾或棉垫置于下肢之间，在髋关节下放置小毛巾以利于关节的稳定，轻微提高骨盆，促进髋部屈曲，协助上方的大腿屈曲。③仰卧位摆放，便于观察胸廓运动，有利于使用高频呼吸机的胸廓运动；便于脐动静脉插管、胸腔引流的留置；减少 nCPAP 鼻孔压力；允许肢体运动；臀部和膝关节放松，容易建立足的支撑，还可避免颈部伸展；但可增加惊吓反射及导致睡眠障碍。仰卧位摆放时，头部正中可使用小枕支持头部维持正中位，减少颅内压波动，但要注意气道的畅通，防止颈部过度屈曲及伸展。④鸟巢定位支持包，具有下肢保护功能，帮助锻炼下肢的屈曲平衡；促进足的支撑、预先负重的训练；移动体位时的应用，可减少对宝宝的刺激和干扰。使用时应使早产儿四肢均能触及周边，提供类似子宫内的触觉刺激，增加安全感，减少苦恼，减少皮肤擦伤。

（3）非营养性吸吮：可减少哭泣，分散患儿注意力，减少激惹，保持安静状态，降低心率、血氧饱和度的波动幅度；促进胃肠蠕动和体重增长；促进吸吮、吞咽和呼吸协调能力；促进食物消化；降低过渡至经口喂养的时间；促进口满足感，还可通过刺激口腔触觉受体而提高疼痛阈值，能直接或间接促进 5-羟色胺的释放，从而产生镇痛作用。

（4）改善嗅觉刺激：主要包括打开乙醇、聚维酮碘及其他消毒水时尽量远离患儿；在暖箱内使用酒精棉球或其他消毒棉棒后要立即离开；工作人员不用浓烈的香水或护手霜；提供早产儿舒适的嗅觉环境，可将父母穿过的衣物放于新生儿头位，这种持续的身体味道具有安抚及舒适的作用。

（5）抚触：按摩、拥抱及肌肤接触等将良性温和刺激经由表皮神经末梢传递至中枢神经系统，使患儿获得安全感及依附感，起到安慰作用，调节行为状态，降低患儿对疼痛的敏感性。

（6）宁握：指以手或包布协助早产儿，使其能维持类似胎儿在母亲子宫内身体屈曲向中心靠拢的姿势。宁握可使早产儿在面对外界压力时能感受到被安全呵护的经验，在早产儿生理不稳定、哭闹不安及疼痛处置前后执行宁握可安抚早产儿，协助其保持生理稳定。

（7）蛙形枕：重约 464g，是一种多功能、蛙形定型支持产品，可当作护理人员的第三只手，有助于本体感觉反馈，减少对患儿的不良刺激。使用过程中禁止将整个蛙形枕的重量压在早产儿身上；禁止放置在早产儿口鼻周围或者任何影响呼吸的地方；不推荐用于高频振荡通气中的患儿；禁止 X 线通过，容易造成伪影；避免覆盖复温传感器探头。

（8）袋鼠式护理：是指将早产儿放在父/母赤裸的胸前（skin-to-skin），提供温暖及安全感，且能听到父/母心跳的一种方式。袋鼠式护理可修补医疗介入的伤害，降低早产儿的压力，增加睡眠，促进父母与早产儿间依附关系的建立。

（9）控制侵入性操作：各项操作尽量集中进行，在治疗或操作前应轻轻抚摸或唤醒睡眠中的患儿，操作过程中给予安抚措施控制疼痛，集中治疗结束后，提供安静的时间段，有助于延长早产儿的睡眠周期。

（10）集中护理：使其有不被打扰的睡眠时段，若发现患儿疲惫，应给予足够的休息时段以促进其复原；不要突然惊醒早产儿，治疗前轻柔唤醒或触摸患儿；给予护理措施时，观察其反应以避免过度刺激；治疗时应密切观察患儿是否出现异常行为，并给予抚慰措施。

（11）合理镇痛：详见本章"第七节早产儿疼痛管理"。

（12）鼓励早产儿父母参与：Klaus 等指出，发展性照顾中很重要的一个角色就是——家庭。应提供定时的探视，鼓励父母参与到早产儿的照顾计划中，帮助父母认识早产儿的行为，增进父母对早产儿的信心和认可，促进父母与早产儿的互动。

1）对父母的评估：早产儿住院期间对父母的语言、文化习俗、家庭目标，以及父母对其病情、行为线索、发育支持的了解情况。

2）提供支持护理：①祝贺父母初为人父（人母），而不是旁观者；如父母是外籍人士，医院有条件且有必要时可提供语言翻译器。②持续为父母提供患儿病情的进展情况，必要时还可以为父母提供家庭会议。③教会父母如何解读患儿的行为线索、如何评估患儿的反应及如何安抚患儿。④病情稳定者，教会家属如何进行袋鼠式护理。⑤协助父母建立并跟进家庭目标，且提供及时反馈。⑥写下家庭和早产儿需要达到的目标并跟进。⑦尊重及包容文化信仰。

（13）出院后（家庭）护理：早产儿的生长发育是一个连续的过程，出院后的环境及照护行为对早产儿日后的发育同样起着决定性的作用。

1）出院计划：为早产儿制订个体化随访计划，并重点关注其生长发育情况；告知父母哪些期望目标是生长发育的里程碑，教会父母如何计算早产儿的校正胎龄；向家长解释在早产儿出生后第一年，对生长发育的评估应该是基于早产儿最初的年龄，而不是目前的年龄。

2）喂养与营养支持：帮助家属学习喂养技巧，宝宝可能会有胃食管反流、便秘、疝气等；必要时还应进行胃造瘘口的护理指导；反复演示药物服用方法，在出院前填好药物处方，如有所需可让家属返回医院学习药物服用的相关注意事项。

3）其他：教会家属识别缺氧窒息或奶汁反流窒息等表现，教会早产儿照顾者识别家庭监护设备报警处理，以及窒息后紧急处理方法或心肺复苏。假如早产儿出院时仍需氧气支持，指导家属在家中或外出旅游时使用氧气的安全注意事项，以及鼻导管吸氧的护理，降低对氧气的依赖，做好随访。

3. 早产儿发展性照顾的预期结果

（1）经口喂养开始时间早，喂养不耐受的发生率低。

（2）促进体重的增长。

（3）肢体活动协调，促进行为、智能发育。

（4）在给予操作时生命体征变化小。

（5）能采取自我控制行为以应对外界刺激，达到内部平衡。

（6）促进治疗，缩短住院日，减少住院费用。

（7）家庭功能得以促进。

4. 发育支持护理自评量表　包括4个维度，46个条目。观察早产儿的暗示行为（16个条目）、实施以家庭为中心的护理（12个条目）、与同事间的合作性（9个条目）、环境控制（9个条目），总分为 0～92 分，分数越高，说明护士在工作中实施发育支持护理（developmental supportive care，DSC）越多。

第七节　早产儿疼痛管理

国际疼痛研究协会（International Association for the Study of Pain，IASP）将疼痛定义为一种不愉快的感觉，一种与组织损伤或潜在组织损伤有关的感受、情感、认知和行为的主观痛苦体验。由于新生儿无法言语，人们普遍认为新生儿的神经系统发育尚未成熟，因此不会感受痛苦，并认为其无法回忆出生后的早期经历，且不会对今后的行为和生长发育产生影响。但近年研究证实新生儿（尤其早产儿）与年长儿童比较，对伤害性刺激更敏感，且 87% 的疼痛经历均与必需的治疗及护理行为有关。新生儿对各种操作刺激产生强大的生理、行为、激素和代谢性反应，由此带来一系列近期或远期效应。国际上已将疼痛定义为继体温、脉搏、呼吸、血压四大生命体征之后的第 5 生命体征，而国内目前对新生儿疼痛的认识及控制均不够。

一、疼痛的概述

1. 疼痛对早产儿的影响　研究表明，痛觉相关通路在孕中晚期已经形成，且由于抑制性神经递质相对匮乏，新生儿痛觉兴奋和敏化阈值较低，痛性刺激可以导致更多中枢效应，其感知疼痛较成人更强烈，尤其是入住 NICU 的新生儿。据调查，NICU 新生儿平均每天接受疼痛性操作的次数高达 16 次，且绝大多数操作并未采取镇痛措施，持久频繁的操作性刺激特别容易触发疼痛的高敏感性，给新生儿带来一系列短期及长期不良影响。

（1）短期影响：主要是疼痛引起的急性应激反应，主要为生理反应，包括生理参数的改变、高代谢状态、电解质失衡和免疫功能紊乱。例如，心率增加、呼吸浅促、血压升高、血氧饱和度下降、耗氧量增加；神经内分泌的改变、免疫功能紊乱、胃酸分泌过多、喂养困难、睡眠障碍、情绪不良等；皮肤颜色改变、恶心呕吐、干咳、出汗、瞳孔散大等；侵入性操作导致颅内压骤然增高诱发脑室内出血和脑室周围白质软化，严重者可发生脑瘫甚至死亡。

（2）远期影响：新生儿期的反复、持续疼痛刺激可改变中枢神经系统结构和疼痛传导路径结构，增加对疼痛的敏感性，并影响大脑的发育。疼痛对海马结构有神经毒作用，会对认知、记忆、运动发育有影响，导致青少年时期出现多动症、注意力不集中、学习困难、运动障碍，甚至出现心理障碍。住院期间反复遭受疼痛刺激的新生儿将会引起痛觉改变，如慢性疼痛综合征、躯体不适、发育迟缓等，而不恰当的疼痛处理对未来运动和行为发育迟缓的影响比新生儿所患基础疾病的影响更加严重。

2. 新生儿疼痛的来源　新生儿期的疼痛主要来源于一系列致痛性操作。

（1）诊断性操作：包括动脉穿刺、支气管镜检查、足跟采血、腰椎穿刺、早产儿视网膜病变检查等。

（2）治疗性操作：包括脐动静脉置管、PICC 置管、胸部物理治疗、经口鼻腔吸痰、气管插管、置入胃管、肌内注射、静脉穿刺、机械通气、体位引流、去除黏性胶布，以及胸腔闭式引流、腹腔引流、尿道插管、外科换药等。对于超早早产儿，更换尿布、体温测量等日常的护理操作，甚至病房光线、噪声水平等都将成为疼痛刺激给其带来不愉快的情绪体验。

3. 新生儿疼痛的表现　因新生儿无法通过主诉表达痛苦，其疼痛反应主要有行为表现、生理学表现和生化反应。

（1）行为表现：主要包括面部表情、哭声和身体运动。①面部表情：痛苦面容、皱眉或眉头紧锁、紧闭双眼、嘴唇水平张开、鼻唇沟加深和下颌震颤等。②哭声：突然尖叫。相对饥饿、愤怒和恐惧时的哭声，其频率和振幅都有所不同。③身体运动：上肢、下肢甚至整个身体的活动增加，手指展开或握拳，四肢屈曲等；极低出生体重儿和重症新生儿则表现为四肢肌张力低下、肌肉松弛和反应迟缓等。

（2）生理学表现：①心率、呼吸频率、血压、颅内压升高。②掌心出汗。③经皮血氧饱和度及外周血流量下降。④自主神经反应包括皮肤颜色改变、恶心呕吐、干咳、瞳孔放大等。

（3）生化反应：主要包括激素和代谢的变化。①儿茶酚胺、肾上腺素、胰高血糖素和皮质类固醇或皮质醇的增加；②催乳素、胰岛素和免疫力的下降；③分解代谢紊乱。

二、新生儿常用疼痛评估工具

有效的评估是做好新生儿疼痛管理的前提，目前的疼痛评估工具主要有单维度和多维度两类。

1. 单维度评估工具　主要以行为指标为基础进行评估，观察患儿哭闹、面部表情等，包括新生儿面部编码系统和 CHIPPS 量表等。

（1）新生儿面部编码系统（neonatal facial coding system，NFCS）：广泛应用于评估早产儿、新生儿和 18 月龄以下婴儿的急性疼痛。NFCS 包含 10 项指标：皱眉、挤眼、鼻唇沟加深、张口、嘴呈垂直伸展或水平伸展、嘴呈"O"形、舌呈杯状、伸舌（只用于评估胎龄≤32 周的早产儿）、下颌颤动。每项指标 1 分，总分 10 分（足月儿为 9 分），分值越高，表明疼痛越严重。

（2）CHIPPS 量表：适用于 0～6 岁儿童的术后疼痛评估。由哭声、面部表情、躯干姿势、下肢姿势、躁动不安 5 个行为指标组成，每个指标从 0～10 分计分，0 分表示没有痛苦，10 分表示非常痛苦。

2. 多维度评估工具　主要是综合新生儿生理和行为等多方面的因素进行评估。

（1）新生儿疼痛/激惹与镇静量表（neonatal pain agitation and sedation scale，N-PASS）（表 7-7-1）：用于评估足月儿和早产儿的疼痛程度与镇静水平。由 5 个部分的行为和生理数据组成，包括面部表情、哭闹易怒、行为状态、四肢肌力和生命体征（心率、呼吸、血压、血氧饱和度）。镇静时每项计分 0 分、−1 分、−2 分，镇静总分为−10～0 分；镇静水平分级：0 分为无镇静，−5～−2 分为轻度镇静，−10～<−5 分为深度镇静。疼痛时每项得分 0～2 分，胎龄<30 周时疼痛评估+1 分，疼痛总分为 0～11 分，得分>3 分时应给予治疗或干预措施。

表 7-7-1　新生儿疼痛/激惹与镇静量表

评估标准	镇静		正常	疼痛/激惹	
	−2分	−1分	0分	1分	2分
哭的易感性	剧烈疼痛刺激也不哭	剧烈疼痛刺激时呻吟或低声哭	哭泣正常，无易哭	易哭、间断哭吵，可被安抚	高调哭或无声但持续哭，不能被安抚
行为状态	无自主运动，对任何刺激都无明确反应	对刺激轻度醒觉，自主运动少	适于胎龄行为特点	不安、常醒、蠕动	角弓反张、踢蹬、长时间觉醒，对刺激轻度醒觉/无自主运动（未用镇静剂）
面部表情	张口、无表情	对强刺激有少许表情	正常、放松	对疼痛有表情变化	对疼痛有持续表情变化

续表

评估标准	镇静		正常	疼痛/激惹	
	-2分	-1分	0分	1分	2分
肌力、肌张力	无握持反射、肌张力无	握持反射减弱、肌张力下降	肌张力正常、手足放松	间断握拳，蜷手指、脚趾，躯体不紧张	持续握拳，蜷手指、脚趾，躯体紧张
生命体征	刺激无变化，呼吸减慢或呼吸暂停	刺激后改变<10%基线水平	适于胎龄表现	刺激后较基线水平升高10%~20%，SaO$_2$为76%~85%，刺激后迅速恢复升高	刺激后较基线水平升高大于20%，SaO$_2$<75%，刺激后缓慢恢复升高

（2）新生儿疼痛量表（neonatal infant pain scale，NIPS）：用于评估早产儿（<37周）和足月儿（出生后 6 周内）的操作性疼痛，如静脉穿刺、肌内注射等，包括面部表情、哭闹、呼吸形态、活动（上肢、腿部）和觉醒状态。除"哭闹"评分为 0~2 分外，其余各条目评分均为 0~1 分，总分为 0~7 分，本量表具有良好的信度和效度，分值越高表示疼痛越严重。用于评估新生儿术后疼痛时，>4 分则需要采取镇痛措施。

（3）早产儿疼痛量表（premature infant pain profile，PIPP）（表 7-7-2）：用于评估足月儿和早产儿的急性疼痛。该量表包括 7 个条目，其中行为指标 3 个（面部动作：皱眉、挤眼、鼻唇沟加深），生理指标 2 个（心率和经皮血氧饱和度），相关指标 2 个（觉醒程度和面部活动）。每项分值为 0~3 分，早产儿总分为 21 分，足月儿总分 18 分；>6 分则需采用镇痛治疗，7~12 分为中度疼痛，>12 分为重度疼痛。

表 7-7-2　早产儿疼痛量表

项目	0分	1分	2分	3分
胎龄	36 周以上	32~35 周	28~31 周	小于 28 周
行为	觉醒/活动，眼睁开，有面部活动	觉醒/活动，眼睁开，无面部活动	活动/睡眠，双眼闭，有面部活动	安静/睡眠，双眼闭，无面部活动
心率最大值	增加 0~4 次/分	增加 5~14 次/分	增加 15~24 次/分	增加≥25 次/分
血氧饱和度最低	下降 0~<2.4%	下降 2.5%~4.9%	下降 5.0%~<7.4%	下降≥7.5%
皱眉	无	轻	中	重
挤眼	无	轻	中	重
鼻唇沟变深	无	轻	中	重

注：皱眉、挤眼、鼻唇沟变深的"无"定义为少于观察时间的 9%，"轻""中""重"分别为少于观察时间的 10%~39%、40%~69% 和大于等于 70%。

（4）CRIES 新生儿术后疼痛测量工具（neonatal postoperative pain measurement tool）：用于评估术后疼痛，足月儿、胎龄>32 周早产儿的疼痛评估。CRIES 为 5 个条目英文首字母的缩写，即哭闹（crying）、经皮血氧饱和度>95% 时所需的氧浓度（requires O$_2$ for oxygen saturation >95%）、生命体征（心率和血压）升高（increased vital signs）、面部表情（expression）和失眠（sleeplessness）5 项内容。每项分值为 0~2 分，总分 10 分，>3 分则需镇痛治疗，4~6 分为中度疼痛，7~10 分为重度疼痛。为避免惊醒患儿，生命体征在最后测量，睡眠障碍则是基于记录 1h 前的观察结果。

（5）新生儿急性疼痛评估量表（neonatal infant acute pain assessment scale，NIAPAS）：主要用于测量各种致痛性操作过程中带给患儿的急性疼痛和评价各种镇痛措施的镇痛疗效，包括 5 个行为指标（警觉性、面部表情、哭闹、肌张力和对操作的反应）、3 个生理指标（心率、呼吸和血氧饱和度）和 1 个情境指标（胎龄）。"肌张力"和"呼吸"评分为 0～1 分，"胎龄"和"哭闹"评分为 0～3 分，其余各项评分为 0～2 分，总分为 0～18 分，根据评分判断新生儿无疼痛、轻度疼痛、中度疼痛和重度疼痛。

（6）新生儿疼痛行为指征（behavioral indicators of infant pain，BIIP）：包括睡眠/觉醒状态（深度睡眠、浅睡眠、昏昏欲睡、安静，清醒、活跃/清醒、激惹/哭闹）、5 种面部动作（皱眉、挤眼、鼻唇沟加深、嘴水平伸展、舌绷紧）和 2 个手部动作（手指张开、握拳）。评估孕 32 周（胎龄 24～32 周）早产儿急性操作性疼痛时，BIIP 有良好的信度、效度、敏感度和特异度。评估健康足月新生儿急性操作性疼痛时，BIIP 比 PIPP 更加敏感。其中深度睡眠、浅睡眠、昏昏欲睡、安静/清醒评分为 0 分，活跃/清醒评分为 1 分，激惹/哭闹评分为 2 分，其他各项均评分为 1 分，总分为 0～9 分，得分越高，疼痛程度越重。

以上评估量表中 NIPS、PIPP 和 NIAPAS 对于评估操作性疼痛有良好的实用性和可行性；N-PASS 用于评估机械通气新生儿疼痛具有良好的信度和效度；CRIES 对于评估术后疼痛有较强的实用性和可行性。

三、疼　痛　管　理

1. 舒适性措施　对临床上的任何操作均提供环境、行为、非药物等舒适性措施，如附有蔗糖水的安慰奶嘴联合注意力转移技巧。

2. 减轻疼痛的非药物干预措施

（1）病房环境设置：与胎儿期子宫内环境相比，新生儿病房环境是一种高噪声、强光线、疼痛刺激多、缺乏母子交流的压力环境，因此对新生儿病室的环境进行调整就显得尤为重要。主要包括调节室内光线强度，降低噪声，减少伤害性刺激（光和噪声）。可采用以下措施：

1）暖箱上覆盖遮光性能好的床罩，夜间无操作时适当关闭病室的灯光。

2）医务人员说话声音尽量轻柔，最好不在早产儿暖箱或床旁说话。

3）走路轻柔，避免穿响底鞋。

4）不要用力碰撞暖箱门，避免敲击暖箱。

5）操作时做到"三轻"，并且集中有序。

6）尽量减少科室噪声，监护仪、手机、电话调至最小音量，及时消除监护仪、微量泵及呼吸机的报警声等。

（2）舒适体位：屈曲体位和包裹襁褓是疼痛的主要治疗体位。在给新生儿实施致痛性操作时，操作者将两手分别置于新生儿的头和双脚，使其成屈曲体位或采用襁褓包裹的方式，可提高其自我调节能力，从而降低各种致痛性操作所产生的疼痛。

（3）非营养性吸吮（non-nutritive sucking，NNS）：可通过刺激口腔触觉受体以提高疼痛阈值，促进 5-羟色胺的释放，从而产生镇痛作用。同时，吸吮可有效分散注意力以减轻疼痛。研究指出，当 NNS 的吸吮频率达 30 次/分时即可发挥镇痛作用。

（4）分散注意力：致痛性操作前提供刺激分散新生儿的注意力，尽可能让母亲参与这个过程，以阻止疼痛向大脑皮质传导，如感觉饱和（穿刺前母亲或护士的抚摸、与患儿低语、母乳喂养或袋鼠式护理等）。

（5）优化操作流程：应尽量在安静和放松的环境中进行操作，操作前后应将患儿置于温暖包裹中。

1）尽量不要打断新生儿睡眠。实施计划性操作时，尽可能地延长与喂奶或其他操作的间隔时间，一般操作 2h 内不应再安排疼痛性操作，以利于恢复。

2）对于计划性操作，如采集血样本或建立血管通路，开始操作前患儿应处于最佳基础状态或安静睡眠。对足月新生儿或体重较重的早产儿，不推荐足跟采血，最好为静脉采血，其疼痛较小，且专业人员操作更有效。

3）不要挤压灌注良好的足跟，挤压本身也会产生不必要的疼痛。

4）操作结束后，应继续监测生理参数，直至恢复基线水平。

3. 药物干预措施 对于导致严重的操作性疼痛的刺激，可进行疼痛评分，使用非药物联合药物干预的措施产生叠加协同镇痛效应。药物使用主要包括以下内容：

（1）蔗糖和葡萄糖：口服蔗糖液常用于缓解轻、中度的新生儿操作性疼痛。研究表明，在疼痛操作前 2min 给予蔗糖液口服，可最大程度降低生理性和行为性疼痛指标，且效果可持续 4min。口服蔗糖液与非药物治疗方法（如非营养性吸吮、襁褓包裹）联合应用时可叠加镇痛效果，尤其适合眼科检查和免疫接种。

（2）阿片类药物（吗啡或芬太尼）：缓解新生儿操作性疼痛最常用的药物为阿片类药物，以芬太尼和吗啡最常见，尤其对于持续性疼痛效果更好。但目前尚缺乏新生儿期使用这类药物的合适剂量和远期影响相关的研究报道。

（3）苯二氮䓬类药物（咪达唑仑）：目前的证据表明，这类药物与阿片类药物合用会增加呼吸抑制和低血压，而单独使用这类药物用于镇痛时效果微弱，且不会为患儿带来更多益处。在 NICU 中输注咪达唑仑镇静时会增加患儿安全风险，应密切监测使用这类药物的患儿，尤其需要关注神经毒性。

（4）非成瘾性的镇痛剂（对乙酰氨基酚）：口服或静脉使用对乙酰氨基酚仅限于控制术后疼痛。研究表明，对乙酰氨基酚用于外科术后新生儿的镇痛，可减少术后疼痛对吗啡的需要量。

（5）局部麻醉药（丙胺卡因或利多卡因乳膏）：局部麻醉可以减轻一些新生儿操作性疼痛，也可与其他操作性疼痛管理方法合用。

第八节 早产儿转运

早产儿在进行早产儿视网膜病变手术前可能需要转运进行相关检查，术后需要手术室与监护室的交接转运等，因此都应遵循转运的 STABLE 原则。STABLE 原则可以指导转运人员有效稳定患儿病情，但在需要新生儿复苏时，ABC 原则优于 STABLE 原则。

1. 安全和血糖管理"S"（safe care and sugar）

（1）安全：保证患儿转运安全是转运的最根本前提。因此，转运过程中的任何与安全有关的事项，如可能的奶汁反流与误吸，患儿坠地风险等都应引起转运人员的高度重视。

（2）血糖管理：需维持患儿血糖稳定在 2.7～7.0mmol/L。若血糖低于 2.6mmol/L，给予 10%葡萄糖 2ml/kg，以 1ml/min 的速度静脉注射，具体参见本章"第三节早产儿监护措施"部分。

2. 体温管理"T"（temperature）　无论健康还是患病新生儿，维持体温稳定均是最首要的目标。因此，采取合理的保暖方式，预估可能出现的低体温情况，积极进行干预。

3. 气道管理"A"（assisted breathing）　指保证呼吸道通畅，及时清除患儿呼吸道内的分泌物，视病情需要给予吸氧，必要时进行气管插管维持有效的通气，此时应适当放宽气管插管的指征。并注意整个转运途中患儿保持鼻吸气体位。

4. 血压管理"B"（blood pressure）　指维持循环、保持血压稳定。目前比较普遍的临床实践方法是利用平均动脉压来评价患儿的血压是否正常，尽管这种方法还没有被实践验证，但临床还是普遍接受，如果患儿的平均动脉压等于胎龄或稍高出胎龄一点，即可认为血压是正常的。转运过程中需监测患儿的血压、心率及经皮血氧饱和度以确认机体是否能维持正常灌注。出现休克或血压偏低时可使用生理盐水 10ml/kg 扩容，15～30min 输完，也可应用多巴胺及多巴酚丁胺维持血压。

5. 实验室检查"L"（lab work）　确保患儿各项实验室指标处于正常值范围：应用掌式血气分析仪监测患儿的各项指标，根据结果进行纠酸和补液，确保患儿的水、电解质及酸碱平衡。

6. 情感支持"E"（emotional support）　待患儿病情稳定后，由医师向患儿的法定监护人（父母）讲明目前患儿的病情及转运途中可能会发生的各种意外情况，稳定患儿家属的情绪，使其主动配合，争取抢救时间。

（胡艳玲　李　姣）

参 考 文 献

封志纯，母得志，2021. 新生儿坏死性小肠结肠炎临床诊疗指南（2020）. 中国当代儿科杂志，23（1）：1-11.

李杨，彭文涛，张欣，2015. 实用早产儿护理学. 北京：人民卫生出版社.

邵肖梅，叶鸿瑁，邱小汕，2019. 实用新生儿学. 第 5 版. 北京：人民卫生出版社.

魏克伦，陈克正，孙眉月，2001. 新生儿危重病例评分法（草案）. 中华儿科杂志，39（1）：42-43.

中国新生儿复苏项目专家组，2016. 中国新生儿复苏指南（2016 年北京修订）. 中国新生儿科杂志，19（7）：481-485.

中国医师协会新生儿科医师分会循证专业委员会，2020. 早产儿喂养不耐受临床诊疗指南（2020）. 中国当代儿科杂志，22（10）：1047-1055.

中国医师协会新生儿专业委员会，2013. 中国新生儿转运指南（2013）. 中华实用儿科临床杂志，28（2）：153-155.

中华人民共和国国家卫生健康委员会，2018. 医院感染预防与控制评价规范. WS/T 592—2018.

中华人民共和国国家卫生健康委员会，2019. 医务人员手卫生规范. WS/T 313—2019.

Kattwinkel J，Perlman JM，Aziz K，et al，2010. Neonatal resuscitation：2010 American Heart Association guidelines for cardiopulmonary resuscitation and emer-gency cardiovascular care.Pediatrics，126（5）：e1400-e1413.

第八章　早产儿麻醉与视网膜病变

由于患者年龄小和配合度低等特点，早产儿的眼科治疗与成人眼科治疗有较大区别，如麻醉方式，成人由于可配合眼科手术和治疗，可给予局部麻醉的麻醉方式，而儿童则需进行全身麻醉才可进行相关治疗。在儿童患者中，由于早产儿各系统发育落后，面临着更大的麻醉风险，因此对早产儿麻醉风险的评估至关重要，只有这样才能进一步保障早产儿手术的安全，确保其 ROP 的治疗得以顺利进行。本章对早产儿麻醉风险，包括各系统病理生理特点、麻醉访视、麻醉方式和麻醉中的气道管理等进行了详细介绍，同时在第九章中对于 ROP 患儿的围手术期麻醉管理进行了具体阐述，可帮助 ROP 手术和治疗中相关麻醉人员对早产儿在视网膜病变手术治疗中的麻醉管理有更多了解。

第一节　早产儿病理生理特点

随着医疗技术的发展进步，早产儿的存活率得到提高。而早产儿各器官系统发育尚未成熟，可能存在各系统的合并症，对手术和麻醉的耐受性差，围手术期发生并发症及死亡的风险增高。评估早产儿的麻醉风险，保障围麻醉期安全，需要充分了解其特殊的病理生理特点。

一、循环系统

（一）发育特点

早产儿的心肌细胞发育不完善，循环系统在出生后逐渐从胎儿循环过渡到成人循环。

相比于成人心肌细胞，新生儿心肌细胞结构发育不完全、数量少、收缩力低，心排血量多依赖于心率，且对容量和压力负荷改变的适应性差。正常情况下，新生儿心率较快，达 120~160 次/分，降低心率会显著减少心排血量，而早产儿对心率的变化更敏感。对于早产儿应密切关注心率并精细调节液体输入。

胎儿时期的血液循环大部分不经过肺循环，来自胎盘的氧合血液以右向左分流的方式经卵圆孔和动脉导管进入主动脉，完成体循环。胎儿循环的特点是肺血管阻力高、肺血流少、体循环阻力低，且存在分流。出生后肺开始通气，肺循环内氧含量增高，血管阻力大幅下降，血流量增加，卵圆孔和动脉导管逐渐出现从功能性至解剖性闭合。

（二）常见合并症

1. 动脉导管未闭　早产儿常存在卵圆孔和动脉导管闭合延迟，伴左向右分流，导致经肺循环的血流量过多，造成肺脏负担增大，临床上发生肺水肿、肺出血、支气管肺发育不良、右心衰竭的风险增加。如果肺动脉及右心系统阻力增高，血液可经未闭动脉导管右向左分流，导致上下肢的动脉血氧饱和度存在差异。动脉导管前端/近心端血液血氧含量高，为左心室流出的动脉血，动脉导管后端/远心端血液血氧含量低，为右向左分流血液的混合动脉血。

2. 新生儿持续肺动脉高压（persistent pulmonary hypertension of the newborn，PPHN）　患儿肺血管发育不良或由于缺氧、酸中毒等引起肺动脉收缩，肺血管阻力增加，可引起右向左分流持续存在，导致难以缓解的低氧血症。可以通过增加体循环血压、吸氧及一氧化氮扩张肺血管、机械通气改善氧合，并纠正酸中毒等方法予以治疗。缺氧严重者可使用体外膜肺（extracorporeal membrane oxygenation，ECMO）挽救生命。

此外，早产儿其他常见的先天性心脏异常还包括肺动脉闭锁伴室间隔缺损、完全性房室隔缺损、主动脉缩窄、法洛四联症及肺动脉瓣狭窄。

二、呼 吸 系 统

（一）发育特点

早产儿出生后，机体的氧供需要快速从胎盘脐血供应转化为依赖肺的气体交换。其中，肺泡表面活性物质可以减小肺泡壁表面张力，促使肺泡扩张，完成肺气体交换转变。

胚胎发育过程中，在胎龄约 24 周开始形成肺泡并产生肺泡表面活性物质，26～28 周开始活跃生成，34～36 周产生足够的肺泡表面活性物质。出生前给予糖皮质激素可增加表面活性物质产生。出生后呼吸系统继续发育，完善肺泡化，以及气道和微血管发育成熟。早产儿膈肌和肋间肌中Ⅰ型肌细胞缺乏，增加呼吸做功时容易发生呼吸肌疲劳，因而应激状态下代偿能力小。

（二）常见合并症

1. 新生儿呼吸窘迫综合征　也称为肺透明膜病，由肺泡表面活性物质缺乏引起。早产儿肺泡表面活性物质产生数量少且不成熟，肺泡表面张力增高，呼气末部分肺泡萎陷，渐进性肺不张及通气/血流比失调，导致低氧血症，继而由于炎症反应加重肺损伤，引起肺水肿。患儿胎龄越小，发病率和严重程度越高。治疗上可给予吸氧、呼吸支持、持续气道内正压及外源性表面活性物质。

2. 支气管肺发育不良（bronchopulmonary dysplasia，BPD）　也称为新生儿慢性肺疾病，常见于极低出生体重儿，表现为肺泡发育不良，肺部分过度充气伴部分肺不张，肺实质纤维化及肺血管发育异常引起肺血管阻力增加。患儿通气不均匀和通气/血流比失调可产生低氧血症与高碳酸血症。当早产儿存在动脉导管未闭时，支气管肺发育不良会加重。治疗包括呼吸支持、足够的营养和利尿。

3. 早产儿呼吸暂停　由呼吸系统中枢及呼吸器官发育不成熟引起。通常定义为呼吸停止超过 20s 或短暂呼吸停止伴缺氧和（或）心动过缓，分为中枢性、阻塞性及混合性。早产儿通常存在周期性呼吸，即呼吸与短暂呼吸停止（5～10s）交替出现，如不伴有缺氧或心动过缓，无须处理。代谢异常（低血糖、低钙血症、低体温）、低氧血症、高热、贫血、脑病和感染（脓毒症）等加重呼吸暂停。

其他呼吸系统合并症包括先天性膈疝、气管食管瘘等。

三、神 经 系 统

新生儿已有痛觉传导系统，能感知疼痛，对伤害性刺激有应激反应。早产儿脑发育不良且脑血流自主调节能力低，对血压波动耐受性差。构成脑白质的细胞对低血压产生的缺血缺氧较为敏感，低血压时发生脑缺血风险增大。而血压增高加大脑室血管破裂及出血风险。

因而，早产儿常见的合并症包括脑室内出血和脑室周围白质软化，并会导致出血后脑积水、脑瘫和癫痫发作。高二氧化碳血症、低氧、低血糖使脑室内出血及神经发育损伤的风险升高。

四、代 谢 系 统

早产儿缺乏寒战反应能力及其体内褐色脂肪组织较少，产热能力低，而且单位体表面积更大，皮肤薄，容易丢失热量，导致低体温。患儿低体温会引起代谢障碍，如低血糖、酸中毒及高钾血症等。因而，围手术期应注意早产儿的体温保护。

早产儿肝糖原储备不足，而代谢（主要是脑代谢）所需能量较高，葡萄糖消耗较多，更容易发生低血糖。通常认为全血血糖低于 2.2mmol/L（40mg/dl）应诊断为新生儿低血糖。低血糖容易引起脑损伤，表现为反应差、惊厥、呼吸暂停、嗜睡等，严重时可出现延脑生命中枢功能障碍。

五、消 化 系 统

早产儿肝脏功能不成熟，酶诱导作用不足，清除能力降低，药物清除半衰期延长。且由于胆红素生成过多、结合障碍或排泄减少，容易发生高胆红素血症。早产儿血脑屏障发育不成熟，进入脑内胆红素增多，诱发脑损伤和核黄疸。患儿表现为嗜睡、发热甚至惊厥等。高胆红素血症也可损伤肝脏功能，影响药物代谢和凝血功能。

胃食管反流：由早产儿食管短小，食管下段括约肌菲薄且食管蠕动动力不足，胃排空时间延长等因素导致。生理性胃食管反流可随出生后发育而改善，严重情况下则可引起吸入性肺炎、支气管痉挛等。

坏死性小肠结肠炎：发病机制不明，可能与婴儿出生后缺氧窒息，肠黏膜因缺血、缺氧发生损伤有关，肠道喂养似可加重黏膜损伤。婴儿表现为腹胀、肠梗阻及粪便带血，严重时伴全身反应，包括呼吸暂停增加、心动过缓、贫血、嗜睡、少尿及出血倾向。

六、泌尿系统

妊娠32周前肾脏未发育成熟，浓缩或稀释功能较差，对水和电解质处理能力不足，对液体过量或脱水的耐受性都低。碳酸盐从尿液丢失，使早产儿尿液偏碱性并伴轻度代谢性酸中毒，可能导致细胞内钾离子外移，血浆钾离子浓度超过5.0mmol/L。葡萄糖和钙排出增多，需要补充外源性葡萄糖及钙。吸收钠的能力低，容易丧失钠离子，如输液中不含钠盐，可产生低钠血症。手术前维持正常的血容量和电解质浓度能保障围手术期的安全，术中容量的补充应进行精细调节。

七、早产儿视网膜病变

早产儿吸入高浓度氧时，尚未发育完全的视网膜新生血管及纤维组织异常增生，引起视网膜病变，是早产儿视力丧失的主要原因。其他原因包括贫血、感染、颅内出血、酸中毒等。预防在早产儿视网膜病变处理中非常重要，而该病的治疗方法则包括冷冻治疗、激光治疗和玻璃体切割术等。

第二节　早产儿术前访视与评估

对早产儿的麻醉前准备包括术前访视、评估患儿的病情、了解手术方式、制订相应的麻醉方案，以及向家属介绍麻醉过程和可能存在的风险，缓解家属的紧张焦虑情绪，建立良好的医患关系。最终目的是尽可能避免会造成患儿围手术期不良反应的各种情况，降低围手术期并发症的发生风险，保障围手术期安全。

一、术前评估

术前评估包括患儿、手术、麻醉3个方面的风险评估。早产儿的视网膜病变手术属于低危风险手术，围手术期风险评估主要集中在早产引起的各种并发症及其可能对麻醉预后造成的影响方面。

（一）病史采集

早产儿出生情况：了解患儿出生时胎龄，以及手术前患儿的矫正胎龄。胎龄及矫正胎龄越小的患儿，围手术期并发症风险越高。回顾患儿出生时Apgar评分和分娩史，了解是否有围产期窒息史和存在的后遗症。

早产相关并发症：询问有无心血管系统、呼吸系统、神经系统等并发症及发育畸形，明确患儿治疗过程和目前状况。重点包括有无紫绀型先天性心脏病及肺动脉高压和心力衰竭病史，有无呼吸窘迫及呼吸暂停等病史，有无呕吐及胃食管反流等情况，有无低血糖病史，有无颅内出血等。

家族史采集：了解家族史，包括家族成员既往麻醉手术史、恶性高热病史等；孕妇用药及疾病史，如妊娠糖尿病病史。

既往麻醉或手术史：如患儿既往曾因视网膜病变或其他疾病行手术治疗，了解术中、术后并发症，以及术后恢复情况或在 ICU 中的治疗情况。

近期呼吸道疾病：明确有无近期上呼吸道感染史。上呼吸道感染可增加患儿气道黏液阻塞、肺不张、缺氧等风险，围手术期喉痉挛、支气管痉挛及呛咳、屏气风险增大。如上呼吸道感染合并以下情况，建议延迟手术：脓性（黄绿色）鼻涕、发热、肺部感染征象（啰音、喘鸣），以及既往哮喘病史。

（二）体格检查

新生儿正常生命体征参考值如表8-2-1所示，生命体征改变提示患儿脏器或系统功能异常。如体温升高提示体内炎症反应或代谢紊乱，代表患儿氧耗量增加，增大围手术期呼吸循环系统风险。

表 8-2-1　新生儿正常生命体征参考值

生命体征	足月儿	早产儿
脉搏（次/分）	120～160（睡眠时可至 85～90）	120～160
呼吸（次/分）	40～60	50～70
血压（mmHg）	55～70/40～50	40～60/20～40
体温（℃）	37.5（直肠）	36.7～37.3

观察患儿皮肤黏膜颜色，可发现有无黄疸或发绀。患儿体重检查代表营养和发育情况，可指导药物使用。患儿精神状况，如反应淡漠，提示内环境或神经系统异常。

观察患儿呼吸动度，有无呼吸急促、呼吸暂停或呼吸困难，有无（膈肌和辅助呼吸肌异常活动）三凹征，可评估气道，辨别困难气道风险。听诊双肺呼吸音，是否存在啰音、湿啰音或哮鸣音，判断呼吸系统感染可能。

心脏检查：了解心率、心律、心音及心脏杂音。心脏听诊可排除心脏大血管畸形，必要时检查心脏彩超，明确心脏畸形类型。

（三）实验室检查

基本的实验室检查内容包括血常规、血糖值和凝血功能。根据早产儿既往病史和临床情况可安排其他相关检查。血常规检查主要了解患儿是否贫血，年龄小于 3 个月的婴儿，术前血红蛋白应至少超过 110g/L。凝血功能检查主要了解是否存在凝血功能异常。血生化检查主要了解血清电解质水平，包括血清钾离子与钙离子，以及血糖水平。低钾、低钙血症及低血糖均可导致心律失常和肌无力，应给予及时纠正。心电图及心脏彩超检查可提示心脏电活动及结构和功能的改变。胸部X线片和血气分析检查可提示肺部感染及其严重程度。

二、术前禁食

麻醉诱导后，患儿保护性呛咳和吞咽反射受到抑制，可能出现胃内容物反流引起误吸。术前禁食能减少患儿胃内容物量，降低反流误吸风险。此外，新生儿因代谢旺盛、体液丧失较快，容易发生低血糖、脱水或代谢性酸中毒，禁食时间不宜过长。早产儿禁食禁饮时间如表8-2-2所示。

表 8-2-2　禁食禁饮原则

食物类型	禁食禁饮时间（h）
清饮料	2
母乳	4
牛奶及配方奶制品	6
含脂类/肉类食物	8

清饮料包括清水、糖水、无渣果汁。为避免患儿脱水，建议手术前2h喂养清饮料（含糖液）2～5ml/kg，或静脉输液4ml/（kg·h）。如果患儿有消化系统并发症或中枢神经系统病变，可适当延长禁食时间。

三、术前准备

术前应尽量改善早产儿已经存在的脱水、电解质紊乱、感染等增加围手术期风险的情况，尽可能调节患儿内环境达最佳状态。

如果患儿存在可能明显影响麻醉安全的疾病，如气道解剖结构异常、合并已知或怀疑困难气道，以及存在重要的威胁生命的并发症，应安排麻醉会诊。其中严重并发症包括食管闭锁伴气管食管瘘、膈疝、紫绀型先天性心脏病或心力衰竭、严重代谢紊乱、坏死性小肠结肠炎、脓毒症等。

由于早产儿体温调节功能不足，转运途中应注意保温，包括应用保温毯、恒温箱或烤灯照射。

第三节　早产儿麻醉药物选择

早产儿体脂和肌肉含量少，药物在体内再分布减少，且早产儿肝肾功能发育不成熟，细胞色素 P450 酶相关系统缺乏，导致药物代谢延迟，作用延长，甚至患儿苏醒延迟。早产儿视网膜病变检查及手术时间相对较短，常需要作用时间不宜过长的麻醉药物。

一、麻醉前用药

早产儿通常不需要使用麻醉前用药。父母的陪伴可以达到镇静、安抚作用。而且，避免术前长时间禁饮禁食，可以减少患儿焦虑哭闹。

二、吸入麻醉药物

吸入麻醉药物包括气体麻醉药物（氧化亚氮）和挥发性麻醉药物（如七氟烷、地氟烷、氟烷等）。相比于成人，新生儿吸入麻醉药物摄入更快，其原因包括单位体表面积肺泡通气量增加、肺泡通气量与功能残气量比值增高、血/气分配系数更低，吸入麻醉药物能更快地达到肺泡和血液中的气体分压平衡。新生儿流入脑组织的心排血量比例更高，血液和组织中溶解度较低，血脑平衡更快。

血/气分配系数由高到低为氟烷＞恩氟烷＞异氟烷＞七氟烷＞地氟烷，其中地氟烷缺乏新生儿数据。血/气分配系数低者药物摄入和洗出速度快。由于七氟烷和氟烷经面罩给药没有呼吸道刺激，而氟烷可导致新生儿心动过缓及严重低血压，因此多选择七氟烷作为早产儿吸入麻醉诱导药物。氧化亚氮可降低肺泡内氧分压，导致低氧血症，不适用于新生儿，尤其是早产儿。

应用吸入麻醉药物时，麻醉随早产儿自主呼吸逐渐加深，呼吸受到抑制，肺泡通气量降低，摄入吸入麻醉药物减少，同时麻醉药物在组织中再分布，导致麻醉逐渐减浅，自主呼吸随之增加。这种呼吸机制是机体的负反馈保护机制。因而维持足够的麻醉深度需要适当辅助地控制呼吸。但在控制呼吸时，需要注意避免麻醉过深导致心血管系统抑制、降低血压、减少心排血量。对于存在先天性心脏病或肺内右向左分流的早产儿，流经肺泡的有效血流量减少，吸入麻醉药物摄取延迟，诱导减慢。其中溶解度低的麻醉药物（如七氟烷、地氟烷和氧化亚氮）延迟更明显。所有的吸入麻醉药物（氙气除外）均可能引发易感患者的恶性高热反应，应注意有恶性高热家族史的早产儿。

七氟烷的化学名为氟甲基-六氟-异丙基醚。其抑制中枢神经达到麻醉作用，并对非去极化肌松药有协同作用。新生儿最低肺泡有效浓度（MAC）值为3.3%。气管插管的MAC值比切皮 MAC 值高。需要注意的是，应用七氟烷可能诱发癫痫样反应。七氟烷在二氧化碳吸附剂碱石灰中降解生成复合物 A，且在低流量麻醉下增加。复合物 A 在动物模型中表现为肾脏毒性，所以建议七氟烷麻醉时新鲜气体流量在 2L/min 以上。

三、阿片类镇痛药物

阿片类药物如吗啡、芬太尼、舒芬太尼及瑞芬太尼，选择性作用于 μ 受体，主要通过肝脏代谢，经肾脏排出。瑞芬太尼可通过组织非特异性酯酶代谢，其对心血管抑制作用小，呼吸抑制呈剂量依赖性。注射时可能发生肌肉僵直，与药物剂量及注射速度有关。吗啡常用于新生儿和婴儿的术后镇痛。对于早产儿视网膜手术的麻醉更常用芬太尼。

芬太尼效能为吗啡的 75～125 倍，作用时间为 35～45min。单次芬太尼 3μg/kg 可以减少早产儿插管和机械通气相关的应激反应。芬太尼经肝脏代谢，肝血流量减少时代谢降低，清除延迟。对于早产儿，芬太尼导致呼吸抑制作用时间较长，加重术后呼吸暂停发生。因此，患儿苏醒期间应注意观察。

瑞芬太尼效能与芬太尼近似，消除半衰期短，为 3～6min。单次静脉注射1～2μg/kg 后需持续输注。新生儿中，瑞芬太尼连续静脉输注的安全剂量可达 0.25μg/（kg·min）。代谢经由肝外途径的非特异性酯酶分解，药物清除不受年龄和输注时间影响。负荷剂量可能导致低血压和心动过缓。

纳洛酮为阿片类药物拮抗剂，竞争性拮抗大脑和脊髓阿片受体，可逆转阿片类药物作用，如中枢和呼吸抑制，促使患儿苏醒及恢复自主呼吸。1～2min 出现峰效应，作用时间为 30～60min。需要注意可再次出现阿片类药物引起的呼吸抑制。

四、静脉麻醉药物

静脉麻醉药物常用于静脉全身麻醉和维持镇静。适用于早产儿视网膜手术的主要药物是丙泊酚。

丙泊酚通过增强中枢神经系统 γ-氨基丁酸（GABA$_A$）受体功能抑制神经传递，达到镇静催眠作用。丙泊酚静脉诱导剂量为 2～2.5mg/kg，可在 1min 内导致意识消失。药物主要经肝脏途径代谢，受肝血流量限制，心排血量降低时，清除率下降。呼吸抑制、心血管抑制呈剂量依赖性。早产儿多次给药可在血液和脑中累积，导致苏醒延迟。静脉注射可引起注射痛，提前静脉注射利多卡因 0.5mg/kg 或使用阿片类药物可减少注射痛。新生儿平衡半衰期低于成人已知的 3min。对于出生后早期新生儿，当丙泊酚用量达 2～3mg/kg 时，可能发生低血压、心动过缓及低氧饱和度。治疗可给予阿托品 0.01～0.02mg/kg 及晶体溶液 10～20ml/kg，同时给予氧疗。

苯二氮䓬类药物，如咪达唑仑，通过与GABA$_A$受体结合，增强抑制性神经传递，产生遗忘、抗惊厥、抗焦虑、镇静及催眠作用，呼吸及心血管抑制作用轻。药物经肝脏途径代谢，经肾清除。苯二氮䓬类药物可加重早产儿呼吸暂停发生，在早产儿视网膜手术中需慎重使用。

五、神经肌肉阻滞药物

神经肌肉阻滞药物通过作用于神经肌肉接头处的乙酰胆碱受体，阻断突触信号传导，导致骨骼肌松弛。根据药物与受体结合后是否导致肌膜去极化分为去极化和非去极化肌松药。新生儿及 2 个月以内小婴儿神经肌肉接头发育不完善，对肌松药高度敏感，起效时间快且作用时间延长。要达到同样的神经肌肉阻滞效果，新生儿所需药物血浆浓度比儿童和成年人少 20%～50%。且早产儿视网膜手术对神经肌肉阻滞的需求小，故应减少使用此类药物。

非去极化阻滞为可逆性竞争性作用，可由新斯的明等乙酰胆碱酯酶抑制药物逆转。常用的药物：①顺式阿曲库铵，其组胺释放作用轻微，主要经 Hofmann 途径消除，代谢不依赖肝肾功能；②维库溴铵，中效阻滞药物，对心率、血压无明显影响；③罗库溴铵，起效时间短于 1min，可用于快速顺序诱导，舒更葡糖可快速逆转其阻滞作用。

琥珀酰胆碱是目前唯一的去极化肌松药，起效（1min 内）及作用时间（5～10min）短，常用于困难气道快速顺序诱导及缓解喉痉挛。气管插管剂量为 1～1.5mg/kg，起效后先表现为肌肉短暂兴奋（肌肉颤搐），再出现肌肉松弛。大剂量或重复使用琥珀酰胆碱可导致 Ⅱ 相阻滞。消除经血浆假性胆碱酯酶代谢，故使用新斯的明等胆碱酯酶抑制药物可延长阻滞时间。可能导致一过性眼内压及颅内压增高。严重并发症是诱发恶性高热，因此避免用于有恶性高热家族史的早产儿。

第四节　早产儿气道管理

早产儿眼科麻醉常采用全身麻醉。适当的气道管理，维持充分的通气和氧合可以保障围手术期患儿的生命安全，也是全身麻醉管理的重要部分。

一、早产儿呼吸道解剖特点

早产儿头枕部较大，仰卧时可导致颈部屈曲，气道梗阻和声门暴露困难。在患儿肩胛下垫一个小毛巾有助于气道保持通畅。经鼻呼吸是早产儿的主要呼吸方式，面罩通气时应注意避免压迫、阻塞鼻孔。舌体较大，容易造成上呼吸道阻塞。面罩通气时应避免托下颌用力过大，推移舌体而人为阻塞呼吸道。会厌相对较大、较软且可能卷曲，对声门覆盖较多，影响声门暴露。喉部及声门位置较高且前移，位于 C_3 椎体水平，喉镜检查困难。

相对于口咽而言，较大舌体增加气道阻塞和喉镜检查困难；喉位于颈部较高的位置（偏向头部），直接喉镜较弯喉镜片更有用；会厌形状短肥与喉入口成角，喉镜暴露困难；声带成角，盲插时，导管不易滑入气道而在声带前联合部受阻；喉呈漏斗状，其最狭窄部位在环状软骨处。

气道最窄处位于声门下的环状软骨，插管时，气管内导管（endotracheal tube，ETT）通过声门后可感觉受阻，此时应更换小号 ETT，不应强行通过以免造成气管损伤。早产儿气管长度短且直径小。新生儿气管长约 5cm，气管内导管容易意外脱出，且头颈部活动时 ETT 位移可达 1cm，更容易深入至一侧主支气管或脱出。气管内分泌物增多时，容易导致气道压力增高、气道梗阻及通气减少。

二、全身麻醉下呼吸管理

依据手术时间长短，早产儿眼科的全身麻醉下的通气方式分为面罩、喉罩（laryngeal mask airway，LMA）和气管插管三种。

（一）面罩

面罩通气方式维持麻醉可避免刺激咽喉和气管的操作，对麻醉深度要求不高，可保留患儿的自主呼吸，缩短麻醉苏醒时间。但面罩通气和眼科的手术操作会相互妨碍，可能导致面罩密闭不良，导致吸入麻醉气体污染环境。因此，建议麻醉维持时使用喉罩或气管内插管通气方法。面罩大小可覆盖患儿的口鼻和颏部，而不遮盖眼。

（二）喉罩

麻醉诱导前检查麻醉机并设定呼吸参数。准备麻醉药物和合适的器材。口咽通气道选择长度经口角达下颌角距离。依据出生后时间，早产儿喉镜片选择 Miller 0～1 号，以及新生儿可视喉镜。喉罩选择可弯曲型 LMA，体重低于 5kg 的早产儿选择 1 号 LMA，体重 5～10kg 的患儿选择 1.5 号 LMA。

（三）气管插管

早产儿气管导管的型号选择如表 8-4-1 所示，并准备吸引设备以便清理气道黏液。

表 8-4-1　早产儿气管导管型号选择

患儿体重（g）	气管内导管型号，ID（mm）
<1000	2.5
1000～2000	3.0
2000～3000	3.5
>3000	3.5～4.0

麻醉诱导时，患儿头颈部呈中立轻度仰伸位，避免过伸导致喉与气管呈锐角，引起通气和声门暴露困难。诱导前预氧 2min 以上。如患儿进入手术室时已有静脉通道可选择静脉麻醉诱导，否则可在吸入麻醉维持下，先建立静脉通道。吸入麻醉方法可选择缓慢浓度递增给药或直接吸入 8% 七氟烷。患儿呼吸抑制后应给予辅助通气并维持呼气末正压通气（PEEP）4～5mmHg。面罩通气时注意通气压力控制在 20mmH$_2$O 以内，避免气体进入胃部导致扩张，增加反流误吸风险。置入喉罩或气管插管前，应维持足够的麻醉深度，避免患儿屏气或喉痉挛发生。插管时间控制在 30～45s，避免长时间缺氧导致氧饱和度下降。喉罩置入后，应检查并适当调整 LMA 位置，避免漏气或气道阻力高，必要时可改行气管内插管。早产儿 ETT 的插管深度为距唇部 7～10cm，监测 ETT 位置的方法包括观察导管内出现雾气、双侧胸部活动及双肺呼吸音是否对称，以及观察 PetCO$_2$ 数值和图形。气管插管后应检查气囊漏气情况，避免气囊压力过高。

LMA 和 ETT 确认位置后应妥善固定，确保在手术中不会移位或脱出。

三、机 械 通 气

早产儿全身麻醉可选择小潮气量的麻醉机。在连接患儿气道前，常规进行呼吸球囊和麻醉机的检测。检查呼吸球囊是否漏气。检查麻醉机的重点在于低压报警（防管路漏气或断开）和高压报警（防管路或气道梗阻），氧和氧化亚氮的机械联动装置及二氧化碳吸收罐。早产儿麻醉机呼吸环路设定可选择半紧闭环路或开放环路，选用新生儿或儿童专用一次性呼吸环路。

早产儿机械通气模式通常采用压力控制通气（pressure-controlled ventilation，PCV）。该模式根据吸气压力和 PEEP 设定调节潮气量，依据呼吸频率和吸气时间调节吸呼比，减少吸气压峰值，避免高压通气导致肺损伤。术中应随时观察潮气量并适当调整设定参数。此外，可以选择同步间歇指令通气（synchronized intermittent mandatory ventilation，SIMV）和压力支持通气（pressure support ventilation，PSV）模式，可以在患儿存在自主呼吸情况下减少呼吸做功，避免呼吸肌疲劳。近年来新型的通气模式，即容量保证通气（volume guarantee，VG）和压力调节容量控制通气（pressure-regulated volume control，PRVC），可以自动调节吸气压力以达到设定的目标潮气量，以最低吸气压力达到最佳肺泡通气，减少肺损伤和对循环的干扰。

早产儿呼吸参数设定包括吸入空氧（1:1）混合气体 2L/min，呼吸频率为 30～40 次/分，潮气量为 10～15ml/kg，吸呼比为 1:（1～1.5）。机械通气目标为提供充分的通气和氧合，维持 $PetCO_2$ 为 30～40mmHg 和 SpO_2 达 95% 以上。

（马尔丽　陈　果）

参 考 文 献

黄益，唐军，史源，2020. 新生儿机械通气时气道内吸引操作指南. 中国当代儿科杂志，22（6）：533-542.

李杨，彭文涛，张欣，2015. 实用早产儿护理学. 北京：人民卫生出版社.

邵肖梅，叶鸿瑁，丘小汕，2019.实用新生儿学. 第 5 版. 北京：人民卫生出版社.

第九章 早产儿视网膜病变围手术期管理

第一节 早产儿围手术期监测及管理

早产儿生理储备功能低下，呼吸和体温调节中枢发育不全，器官功能发育不成熟，常伴有各种合并症，因而其围手术期并发症的发生率高。围手术期完善的体温、呼吸循环功能、代谢及疼痛的监测，便于早产儿术后的管理，降低围手术期并发症。

一、体温监测

早产儿体温调节中枢发育不成熟，体表面积大，皮下脂肪少，无寒战反应，只能通过褐色脂肪以化学方式产生热量。另外，早产儿体内能量储备少、对血糖调节能力差、皮肤蒸发的不显性失水多，易发生低体温。早产儿麻醉后，血管扩张，外部环境之间的温度与身体的温度逐渐融合，也会导致体温下降。术中机械通气增加散热，也容易出现体温减低。低体温（<35℃）可导致呼吸抑制、肺动脉阻力增加、代谢障碍（低血糖、酸中毒或高钾血症）、麻醉苏醒延迟、心律失常甚至皮肤坏死。同时也应注意预防体温过高，并及时进行处理。因此，维持早产儿体温于正常范围十分重要。

早产儿的核心体温为 36.7～37.3℃，以食管、直肠温度为准。腋窝温度监测方便，比核心体温低 1℃，其测定值与鼻咽部温度、鼓膜温度、食管温度同样有效。体温过低时，需监测能反映真实核心温度的食管、直肠、膀胱和鼻咽温度。直肠温度被认为是核心温度的金标准。探头插入直肠深度为 5cm，动作轻柔，避免造成肠道损伤或穿孔。食管温度也是新生儿常用测量部位，食管上部的温度容易受邻近呼吸道的影响。

为维持早产儿的正常体温，应对术后的早产儿进行保暖，为机体代谢活动提供能量。保温措施如下：

（1）维持室温 25℃以上，当新生儿暴露于冷的环境中，如果不迅速采取保暖措施，其核心温度会以每分钟 0.1℃的速度下降，早产儿体温下降的速度更快。

（2）头部保暖：早产儿的热量很大部分通过暴露的头部丢失。头部保暖能避免热量的丢失。给体重<2000g 的早产儿戴针织材质帽子能减少低体温的发生。

（3）聚乙烯包裹：国际急救与复苏联合会（International Liaison Committee on Resuscitation，ILCOR）推荐胎龄<28 周的早产儿使用聚乙烯（塑料薄膜）包裹，可以包裹早产儿颈部以下。聚乙烯包裹通过提供环绕身体的微环境，减少早产儿耗氧量和皮肤的水分丢失，降低早产儿低体温的发生。

（4）辐射式保暖床：其装有远红外装置，发出的热量主要集中在新生儿区域，已达到保暖目的。

（5）加热凝胶床垫：由无水乙酸钠和羟乙基纤维素构成，加热后在 1min 内变暖，最高温度为 40℃，可保暖 2h。早产儿心肺复苏时使用加热凝胶床垫能预防早产儿低体温的发生。

（6）吸入加温加湿气体：《欧洲早产儿新生儿呼吸窘迫综合征管理共识指南》声明，心肺复苏胎龄＜28 周的早产儿，吸入加温加湿气体有助于保持早产儿的体温。

新生儿核心温度超过 37.8℃，腋窝温高于 37℃，即为体温升高。体温升高时，应及时明确诱因，并及时对症处理。体温升高时，应避免使用抑制腺体分泌的术前药物，如阿托品；适当降低手术室温度；采用物理降温、输液降温及药物降温等方法。

二、呼吸功能监测

早产儿肺发育不成熟，表面活性物不足，易发生呼吸系统并发症（如呼吸窘迫、呼吸暂停）。同时，早产儿解剖因素（如头大颈短、颈部肌肉发育不全、口小舌大、咽腔狭小及垂直、喉腔狭小呈漏斗形、软骨柔软、鼻孔较狭窄等）导致其容易出现呼吸道梗阻。早产儿通气换气功能差，呼吸储备功能有限，肺顺应性差，耗氧量大，因而对缺氧耐受差。因此，围手术期呼吸功能监测需持续至术后。

早产儿的呼吸功能主要通过监测氧气与二氧化碳之间的交换功能，评估通气储备及氧合功能。目前常用的呼吸监测方法有脉搏血氧饱和度（SpO_2）监测、呼气末二氧化碳分压（$PetCO_2$）监测、经皮氧分压（$TcPO_2$）及经皮二氧化碳分压（$TcPCO_2$）监测和血气分析。

（一）SpO_2 监测

SpO_2 监测是通过对比氧合血红蛋白和还原血红蛋白对 660nm 和 940nm 两种波长的光吸收比率测定 SpO_2，并显示连续的脉搏波动。SpO_2 的监测数值不是瞬时读数，而是经数次心动周期后所得的测量值。因此，SpO_2 的监测值对 SpO_2 的突发变化不敏感，具有滞后效应。监测时选择适合患儿的探头。早产儿 SpO_2 监测的常见部位有手（脚）掌、指（趾）末节、耳垂、腕部及脚踝。探头伸直后粘贴于耳垂表面的监测结果与手指末梢 SpO_2 结果有良好的一致性，且简便易行。

监测 SpO_2 时需注意以下几点：

（1）SpO_2 与动脉血氧分压相关，但当 $SpO_2 > 90\%$ 时，测得的氧分压可能不准确，应做血气分析。

（2）SpO_2 数值与监测的血管有关，各种原因导致血管搏动不佳时，SpO_2 数值会有差异。$SpO_2 > 85\%$ 时，测值较真实。$SpO_2 < 85\%$ 时，数值偏离较大，测值不准。

（3）怀疑存在动脉导管未闭伴右向左分流的早产儿，导管前后的 SpO_2 不同，应监测患儿右上肢及任一下肢。

（4）监测部位循环灌注不足（低温、低血压或血管收缩）及体动时，测量值的准确性会受到影响。因此，监测 SpO_2 时，应同时观察口唇和肢端是否有发绀表现。

（二）PetCO$_2$ 监测

动脉血二氧化碳分压（PaCO$_2$）监测是测量二氧化碳分压（PCO$_2$）的金标准，但为有创操作，临床应用不方便。PetCO$_2$ 监测与动脉血气分析相比，具有无创、简便、连续等优点，在我国已成为监测呼吸功能的常规手段之一。PetCO$_2$ 监测可用来评价肺泡通气功能，能反映患者心肺系统及通气中的问题。

PetCO$_2$ 监测是通过二氧化碳对红外线光的吸收值来测定其浓度，同时显示 PetCO$_2$ 波形。监测内容包括 PetCO$_2$、吸入 CO$_2$ 值、呼吸频率和节律及呼吸功能状态，直接反映患儿通气情况，并间接反映心排血量、肺血流量和代谢状态。

监测 PetCO$_2$ 时需注意以下内容：

1. PetCO$_2$ 监测须通过气管插管或经鼻采样，限制了其适用范围。体重<12kg 的患儿，相对无效腔大，通过 ETT 近端的气体采样测得的 PetCO$_2$ 常低于真实值。PetCO$_2$ 测值可提示 PaCO$_2$，两者相差低于 5mmHg（肺泡无效腔部分）。在小儿麻醉中常采用旁路的二氧化碳监测代替放置于主导管的二氧化碳监测装置，可减少无效腔量。

2. 监测 PetCO$_2$ 可以提示气管导管位置，位于气管内或进入食管。PetCO$_2$ 降低提示呼吸环路中断（环路断开、气管导管脱出或打折、严重支气管痉挛）或肺灌注降低（包括心排血量下降、肺血流阻塞）；PetCO$_2$ 增加提示低通气、恶性高热导致代谢增加或碱石灰失效等导致 CO$_2$ 重吸入。

（三）TcPO$_2$ 和 TcPCO$_2$ 监测

TcPCO$_2$ 和 TcPO$_2$ 监测具有无创、可持续监测、操作简单等优点，适用于首次动脉血气检测结果提示无酸碱失衡且需要呼吸支持的早产儿，特别是极低和超低出生体重儿。早产儿皮肤薄嫩、皮下脂肪较少、皮肤通透性好，使气体更易弥散，监测数值更为准确。同时，TcPO$_2$ 及 TcPCO$_2$ 在监测无气管插管的患儿 PaCO$_2$ 及 PaO$_2$ 时具有一定的优势，尤其在早产儿合并肺部疾病的患儿中，通气量降低，无效腔量增加，通气/血流比失调会导致取样错误及 PetCO$_2$ 测值不准确。

TcPCO$_2$、TcPO$_2$ 监测在使用过程中需严密观察，以免引起局部烧伤和压力性坏死。在温度为 44℃时可促进组织代谢增加，同时适合于成年人和儿童。对于足月新生儿，建议使用 42～43℃，对于皮肤薄嫩的早产儿更适用于 42℃，且可连续监测长达 8h，因对皮肤损伤小而避免反复更换位置。但温度越低，经皮仪器反应时间越长，易导致经皮与动脉血气之间差异增大。因此，临床上建议对于早产儿应每隔 2h 更换电极位置，避免局部发生皮肤烧伤。

（四）血气分析

当早产儿呼吸功能较差时，须行动脉血气分析。婴幼儿易发生酸碱失衡、代谢紊乱，对发生严重酸碱失衡的早产儿应进行血气分析。避免过高的吸入氧浓度（FiO$_2$），<44 周的新生儿动脉氧分压（PaO$_2$）应维持在 50～70mmHg。低氧血症和酸中毒会使肺血管反应性收缩，右向左分流增加，使 PaO$_2$ 进一步下降。因此，血气分析在危重患儿中具有重要意义。

但早产儿抽取动脉血标本比较困难，限制其应用。研究证实，可用早产儿的末梢静脉血代替动脉血行血气分析。动静脉血 pH、碱剩余值、二氧化碳分压方面无统计学意义。虽然动脉血氧含量和静脉血氧含量有很大差异，但二者呈正相关。此方法可代替动脉血估测二氧化碳和体内酸碱状况。

（五）其他监测方法

呼吸监测还包括吸入氧浓度、呼吸参数（潮气量、每分通气量、气道压力）及视诊胸廓活动度和听诊肺部呼吸音。

（六）围手术期呼吸管理

（1）高浓度供氧可能引起肺损伤或加重早产儿视网膜病变，术中应给予空氧混合气体，监测 SpO_2 在 95% 左右即可。在患儿麻醉诱导和苏醒期间，需要提供充分的氧储备，需要吸入纯氧使 SpO_2 维持在 100%。

（2）患儿取去枕平卧位，头偏向一侧，肩部垫薄枕，使头后仰或取侧卧位，保持呼吸道通畅，防止舌根后坠。若发生舌根后坠，立即将患儿头后仰，托下颌或放置口咽通气道，以开放气道，同时吸氧，严重者需加压面罩给氧或行气管插管。

（3）患儿行气道操作（气管插管及拔管）前应准备好吸痰用物、面罩及气管插管用具。分泌物过多的患儿应及时吸痰，注意动作轻柔，以免损伤黏膜。吸痰过程中须注意观察患儿心率及 SpO_2 的变化。

（4）呼吸抑制。围手术期呼吸抑制常见于术后，主要由镇静、镇痛、肌松等药物残余作用所致。患儿出现呼吸抑制时可适当刺激患儿以诱发其自发呼吸，若无效应针对原因使用拮抗剂处理，并注意再次发生呼吸抑制。

（5）预防窒息。早产儿呕吐后须立即将头偏向一侧，及时吸引，防止呕吐导致窒息。

三、循环功能监测

早产儿心肌未成熟，心室狭小且顺应性低，主要通过心率来维持心排血量。另外，早产儿心脏对各类药物较为敏感，循环波动大。缺氧时，易出现心跳过缓，进而不能维持机体的代谢活动。静息状态下，新生儿心率低于 60 次/分，将无法提供足够的心排血量，需及时处理。早产儿常合并先天性心脏病，且对麻醉药物较敏感，因而其发生循环功能异常的可能性较大。因此，麻醉后循环功能的监测必不可少。循环功能监测包括心电监测、血压监测及心脏超声评估等。

（一）心电监测

心电图是心脏电活动的记录，显示心动周期，包括 P 波（心房去极化）、QRS 复合波（心室去极化）和 T 波（心室复极化）。心电图主要观察患儿心率和节律，提示电解质异常。其中，Ⅱ导联 P 波更明显，利于发现、诊断心律失常，常选为监测导联。脉搏血氧饱和度监测仪的脉氧波提示心脏泵血频率，称为脉率。其基线可随呼吸周期上下浮动，代表血液充盈情况，粗略提示患儿的外周循环灌注状态。研究证实，新生儿采用 3 导联心电图监测的心率比脉搏血氧饱和度监测仪获得的心率准确，且反应更迅速。

早产儿麻醉后心率应维持在 100 次/分以上，早产儿心率减慢可能是缺氧的早期体征。早产儿缺氧所导致的心动过缓早于脉搏血氧饱和度监测仪显示的 SpO_2 下降。相反，心电监测提示心动过缓转为正常节律则能较早地显示缺氧的改善。另外，应注意术中因眼心反射诱发的心动过缓及其他各类心律失常。术中牵拉眼肌、压迫眼球及增加眼内压的操作均可以诱发眼心反射。眼心反射的治疗措施包括立即停止操作，静脉注射阿托品（0.01～0.02mg/kg），手术操作前可预防性给予阿托品 0.01mg/kg。

（二）血压监测

动脉血压是心排血量（心率及每搏量的乘积）和外周阻力的乘积，与循环血容量密切相关。麻醉期间，无创血压监测常用于指导液体输入量。监测新生儿无创血压时，应选择合适的新生儿血压袖带，袖带宽度一般以遮盖上臂的 2/3（肩顶到鹰嘴）为宜。早产儿每搏输出量相对固定，血压维持更多依赖心率和恰当的容量灌注。早产儿视网膜手术中循环波动较小，可能影响血压的原因在于患儿术前禁食时间及合并疾病，血压波动较大的时期多在于诱导后阶段。血压维持以平均动脉压为标准，术中应维持在 30mmHg 以上。

监测无创血压时需注意以下内容：

（1）袖带过窄可导致测量数据假性增高，而过宽则会导致读数假性降低。

（2）血压袖带常放置于患儿的上臂处，必要时也可放置于婴儿的前臂、脚踝、小腿或大腿。但测量数据可能不同于上肢血压，故选择其他部位血压监测时应先测量一次上肢血压作为对比，并关注血压的连续变化。

（3）测量侧肢体运动、严重低血压、心律失常（如心房纤颤或频发期前收缩）等会导致测量失败或数据错误。

（4）频繁快速反复测量会导致静脉充血，建议设定为每 5min 1 次。

（5）对危重患儿，必要时可行有创动脉血压监测。

（三）经胸或经食管心脏超声评估

经胸或经食管心脏超声可协助评估新生儿容量、心肌收缩力，也可进一步测定心脏的射血分数、每搏量，是围手术期循环管理的重要组成部分。

（四）液体管理

早产儿循环维持对血容量的依赖性较高。计算患儿术中补液量时应考虑患儿生理需要量、术前丢失量及术中丢失量。早产儿眼底手术失血少，液体丢失少，需注意术前避免长时间禁饮。建议术前禁饮时间为 2h。

早产儿输液的安全范围小，在早产儿输液过程中，应掌握输液的速度及量。补液不足可引起循环灌注不足，补液过度可导致充血性心力衰竭和肺水肿，可通过输液泵或微量泵控制输液速度。根据患儿心率、血压、尿量及相关实验室检查，结合患儿体重计算输液量。早产儿生理需要量可按照"4-2-1"原则计算，即第一个 10kg 体重按照 4ml/（kg·h）计算，第二个 10kg 体重按 2ml/（kg·h）计算，以后每千克按 1ml/（kg·h）计算。体重＜2000g 的早产儿推荐输注速度至少为 4ml/（kg·h），心肺疾病患儿以 6ml/（kg·h）为宜，液体不足时以 10ml/（kg·h）为宜，脱水或休克患儿短时间输入液体速度可提高至 20ml/（kg·h），而输血或血浆代用品应＜20ml/（kg·h）。输液应首选含糖液，避免发生低血糖，影响神经反射，诱发苏醒延迟。输液同时应观察尿量，维持尿量 1～2ml/（kg·h）。

四、早产儿疼痛的评估与管理

早产儿疼痛管理具体见第七章第七节。

第二节　早产儿围手术期并发症

早产儿诸多器官不成熟，尚处于发育过程中，如有效表面活性剂的产生不足，视网膜血管易受氧毒性损伤，易出血和发生缺血性脑损伤，导致早产儿易受诸多疾病的影响。早产儿相关疾病如呼吸窘迫、脑室内出血、动脉导管未闭、坏死性小肠结肠炎等，导致早产儿围手术期并发症的发生率高。因此，应警惕早产儿围手术期并发症，提高围手术期安全。

一、呼吸系统并发症

（一）新生儿呼吸窘迫综合征

新生儿呼吸窘迫综合征（NRDS）常见于早产儿，是早产儿死亡的主要原因。NRDS 最主要的原因为肺发育不成熟、肺表面活性物质不足。肺表面活性物质的产生受发育调控，早产是导致肺表面活性物质缺乏的最常见原因，因而早产儿出现 NRDS 的风险较高。

1. 病理生理　肺表面活性物质能降低肺泡表面张力，促进肺泡扩张，减少肺泡萎陷和肺不张的发生。当肺表面活性物质不足时，患儿无法产生肺泡膨胀所需的吸气压力，引起弥漫性肺不张，导致肺顺应性的下降和功能残气量的降低。同时，部分血流进入不张的肺，造成通气/血流比失调，导致低氧血症。肺血管阻力的增加会导致右向左分流（通过动脉导管和卵圆孔），进一步加重低氧血症。低氧血症常伴有呼吸性和（或）代谢性酸中毒。

2. 临床表现　NRDS 的主要临床表现为肺功能异常和低氧血症。临床主要表现为呼吸急促，鼻翼扇动，肋间、剑突下及肋下凹陷，发绀（右到左分流）。体检可见患儿面色苍白、脉搏微弱、听诊双肺呼吸音低。

3. 诊断　NRDS 的诊断以临床表现为基础，同时应结合胸部 X 线片。NRDS 的典型影像学特征为肺不张导致肺容积缩小及支气管弥漫性磨玻璃影表现。动脉血气分析常提示低氧血症。$PaCO_2$ 起初正常或轻度升高，严重时会显著升高。

4. 预防和治疗

（1）术后给予早产儿良好的护理：维持体温为36.5～37.5℃，密切监测液体平衡和电解质水平，避免液体输注过多，维持合理的血压和灌注，提供充足的营养。

（2）呼吸运动强的早产儿，术后应尽早使用持续气道正压通气（CPAP）。CPAP应选用双鼻导管或面罩，起始压力为6～8cmH$_2$O，然后根据临床表现、氧合和灌注情况进行调整。如果吸入氧浓度（FiO$_2$）需求<0.4，可持续使用。对于吸入氧浓度（FiO$_2$）需求≥0.4的早产儿应行气管插管，同时使用外源性肺表面活性物质。

（3）术前使用肺表面活性物质的早产儿，FiO$_2$需求≥0.3时应维持气管插管状态，继续使用肺表面活性物质。FiO$_2$需求<0.3、呼吸运动强、动脉血气pH>7.25时，可拔除气管导管，并行CPAP治疗。如拔管失败，则应重新插管并再次使用肺表面活性物质。

（4）其他呼吸支持措施无效时须气管插管行机械通气，使用目标容量通气模式（volume-targeted ventilation，VTV），此可缩短机械通气时间。当常频通气后仍有严重呼吸衰竭时，可考虑使用高频振荡通气（high frequency oscillation ventilation，HFOV）。

（二）呼吸暂停

早产儿呼吸暂停指早产儿呼吸暂停时间>20s，常伴有心动过缓（<100次/分）、氧饱和度降低、皮肤青紫或苍白、肌张力减低。早产儿呼吸暂停多发生于术后2h，但也可发生于术后12h。

1. 原因

（1）主要原因：早产儿脑干发育不全导致对高碳酸血症与低氧血症的通气反应异常。

（2）诱发因素包括早产儿孕龄<45周；孕龄46～60周伴支气管肺发育不良、坏死性小肠结肠炎及既往有呼吸暂停病史；呼吸道解剖结构异常，如会厌囊肿、气管和支气管软化或狭窄；贫血（血红蛋白<100g/L）；出生时低体重；有窒息病史；肺不张；脓毒血症；低温；中枢神经系统疾病；低血糖或其他代谢紊乱。

（3）麻醉因素：麻醉药的残余作用，包括吸入麻醉药、静脉麻醉药、麻醉性镇痛药及肌松药，可诱发早产儿术后发生呼吸暂停。

1）吸入麻醉药：均有呼吸抑制作用，如术后残留，可降低潮气量，减慢呼吸频率，诱发呼吸暂停。

2）麻醉性镇痛药：按体重给药时，早产儿相对用量大，较儿童或成人更容易引起呼吸抑制，表现为呼吸频率减慢和瞳孔明显缩小。

3）肌松药：早产儿神经肌肉结合点未发育成熟，肌松药的残留作用可影响神经肌肉功能的恢复，导致呼吸疲劳和呼吸衰竭。

2. 临床表现　早产儿呼吸暂停时，常伴有心动过缓（<100次/分）、氧饱和度下降，严重可出现皮肤青紫或苍白、肌张力减低，甚至心搏骤停。

3. 预防和治疗

（1）术后呼吸暂停发生率高的早产儿，应常规吸氧，监测脉搏血氧饱和度、心电图、呼气末二氧化碳分压，必要时监测至术后12～24h。

（2）术后经鼻导管或面罩吸氧，若呼吸道梗阻导致呼吸暂停，需迅速吸引口腔内分泌物。气道通畅后，观察自主呼吸是否恢复，根据情况进行辅助或控制通气。若症状不缓解，可放置口咽通气道。症状仍不能缓解，可放置喉罩或行气管插管。

（3）发现早产儿出现呼吸停止，应立即开放气道，进行辅助通气，并判断病因。若考虑麻醉药物残余作用，可给予相应拮抗剂。镇痛药（阿片类）过量造成的呼吸抑制，可采用纳洛酮拮抗；非去极化肌松药的残余作用造成的呼吸抑制，可采用抗胆碱酯酶药和抗胆碱药联合逆转；吸入麻醉药残余，可控制或辅助通气，维持正常的二氧化碳分压，通过增加肺泡通气量而增加吸入麻醉药的排出。必要时需考虑再次插管行呼吸机治疗，直至药物代谢完全，呼吸规律并稳定。

（三）呼吸道梗阻

1. 呼吸道梗阻常见原因、临床表现及预防和治疗

（1）原因

1）解剖因素：新生儿头大颈短，颈部肌肉发育不全；口小舌大，咽部狭小且垂直；喉腔狭小呈漏斗形，喉软骨柔软，声带及黏膜柔嫩，易发生水肿；鼻孔狭窄，分泌物、血液黏膜水肿或不适宜的面罩易导致鼻道阻塞。

2）分泌物过多或呕吐反流物阻塞气道。

3）喉水肿：气管插管、手术操作等引起不同程度的呼吸道黏膜水肿会阻塞气道。

4）喉痉挛：常见于浅麻醉下气道内操作、分泌物刺激气道等。

5）舌后坠：麻醉药残留，肌力尚未完全恢复，易出现舌后坠阻塞气道。

6）支气管痉挛：常见于近期上呼吸道感染，气管或支气管内吸痰。

（2）临床表现

1）气管插管：患儿表现为气道阻力增加，气道压升高，潮气量减少。气道部分阻塞时，$PetCO_2$ 降低，上升支和下降支坡度变缓，平台期缩短。气道完全阻塞时，$PetCO_2$ 变为 0，波形呈直线，双肺听诊无呼吸音。

2）非气管插管：患儿呼吸困难，胸腹部反常呼吸运动，吸气性喘鸣，严重时可出现"三凹征"，鼻翼扇动，甚至只见呼吸运动，无吸入气流进入肺内。$PaCO_2$ 会迅速升高，PaO_2 会进行性下降。

（3）预防和治疗

1）保持呼吸道通畅：舌根后坠时，可面罩辅助通气，放置口咽通气道，必要时放置喉罩或行气管插管。

2）防止误吸，充分吸引口腔分泌物。

3）药物治疗：可通过加深麻醉，解除喉、气管、支气管痉挛；也可行药物如氨茶碱、糖皮质激素等治疗。

2. 喉痉挛 指喉部肌肉反射性痉挛收缩，使声带内收，声门部分或完全关闭导致不同程度的呼吸困难。

（1）原因

1）解剖因素：婴幼儿喉腔窄小，声门下区的黏膜很疏松，分泌物易在此积聚，拔管时刺激易引起喉内、外肌的收缩不协调，从而出现喉痉挛。

2）诱发因素：①气道内操作，浅麻醉下吸痰、放置口咽或鼻咽通气道、气管插管或拔管刺激；②气道内异物刺激，气道内血液、分泌物或反流内容物刺激。

（2）临床表现：喉痉挛的程度不同，其临床表现也不同。主要表现为吸气性喉鸣、呼吸道梗阻；吸气用力增加，气管拖拽；胸腹矛盾运动。具体临床表现及分度如下：

1）轻度：吸气性喉鸣音低，无明显通气障碍。

2）中度：吸气性喉鸣音高、粗糙，气道部分梗阻，呼吸"三凹征"（锁骨上窝、胸骨上窝及肋间隙凹陷）。

3）重度：具有强烈的呼吸动作，但气道接近完全阻塞，双肺听诊无呼吸音，寂静肺，发绀，意识消失，瞳孔散大，心搏微弱，甚至出现心搏骤停。

（3）预防和治疗

1）积极预防，包括术前给予抗胆碱药，抑制腺体分泌；及时清除呼吸道分泌物、血液等；避免浅麻醉下行口腔、咽喉和气道内操作。

2）停止刺激和操作，面罩加压给予纯氧，必要时面罩下行持续气道正压通气。

3）加深麻醉，如静脉给予丙泊酚，加深麻醉后，充分清除咽喉部分泌物，保持呼吸道通畅。

4）重度喉痉挛可静脉或肌内注射琥珀胆碱，控制通气或行气管插管。紧急情况下可行环甲膜穿刺给氧或行高频通气。

3. 喉水肿　常发生于气管导管拔除后，发生率为插管患儿的 1%～4%。婴幼儿较成人更易发生插管后喉水肿。

（1）原因

1）解剖因素：新生儿喉腔小，轻微的水肿即可引起严重的气道梗阻，而且新生儿声门下区域的黏膜组织疏松，容易水肿。

2）麻醉因素：气管导管过粗或气囊注气过多；插管损伤；带管时间过长。

（2）临床表现：拔管后喉水肿的主要症状为喘鸣、胸廓凹陷、声嘶、犬吠样咳嗽及不同程度的呼吸困难。通常发生在拔管后 30min 内，6～8h 是发展的高峰期，一般在 24h 后缓解。

（3）预防和治疗

1）选择合适的气管导管。插管时，动作要轻柔，插管时注意患儿头部的活动度。

2）静脉给予激素（如地塞米松）可减少水肿。

3）预计水肿发生率高的患儿，拔管应慎重。

4）保持气道的通畅。面罩吸氧，如症状不能缓解，应重新插管保障通气。重新插管通气时导管的口径应比原来小一号，并要求在插管后施加 25～30cmH$_2$O 压力时能在喉部听到漏气，以免发生远期并发症。

4. 支气管痉挛　指各种原因引起的支气管进行性收缩，主要表现为支气管平滑肌痉挛性收缩，气道变窄，通气阻力突然增加，呼气性呼吸困难，最终导致缺氧和二氧化碳蓄积。

（1）原因

1）哮喘病史。

2）近期呼吸道感染。

3）反流误吸。

4）麻醉因素：使用具有兴奋迷走神经、增加呼吸道分泌物和促使组胺释放的麻醉药物；麻醉或手术操作的刺激，诱发支气管平滑肌痉挛性收缩；浅麻醉状态；气管或支气管内吸引。

（2）临床表现：气道阻力突然增高，甚至高压下面罩通气无法挤入气体。双肺听诊可闻及喘鸣音。全支气管痉挛时，双肺听诊无呼吸音。严重者会出现缺氧和二氧化碳蓄积，甚至出现血流动力学异常。

（3）预防和治疗

1）避免使用诱发支气管痉挛的药物。采用局麻药进行完善的咽喉部和气管表面麻醉，可有效防止气管插管刺激诱发的支气管痉挛。静脉给予 1～2mg/kg 的利多卡因也可减少气管应激反应。

2）消除诱因，立即停用具有兴奋迷走神经、刺激呼吸道增加分泌物和促进组胺释放的药物，停止气道内物理性刺激如气管内吸痰。

3）肌松拮抗剂主要通过抑制胆碱酯酶的分解，使乙酰胆碱在毒蕈碱样和烟碱样受体部位聚集而产生作用。激动毒蕈碱样受体可导致心动过缓、分泌物增加、支气管收缩。因此，对于支气管痉挛患者，应慎用肌松拮抗剂。

（4）药物治疗

1）拟肾上腺素能药物：①肾上腺素和异丙肾上腺素具有兴奋 β_2 受体而扩张支气管的作用，但有兴奋心脏 β_1 受体的作用；②β_2 受体选择性药物（如沙丁胺醇）为治疗急性支气管痉挛的首选药物。

2）茶碱类药物：具有舒张支气管平滑肌、扩张支气管的作用。

3）激素：通过抗炎、阻断气道炎症反应，降低气道高反应性。

4）其他辅助药物：如利多卡因可降低气道反应性，有助于支气管痉挛的治疗。

（5）纠正低氧和二氧化碳蓄积：严重支气管痉挛伴低氧和（或）高碳酸血症需行呼吸机支持治疗。

（6）维持水、电解质、酸碱平衡及循环稳定。

（四）肺不张

1. 原因

（1）患者因素：早产儿肺发育不成熟，肺表面活性物质不足，患儿无法产生使肺泡膨胀所需的吸气压力，引起肺不张，导致肺顺应性及功能残气量降低。

（2）麻醉因素：术中及术后应用阿片类药物、镇静剂，抑制呼吸道排痰功能，导致分泌物阻塞小支气管；术毕未使双侧肺充分膨胀、术后镇痛不完善、患儿呼吸动度差使肺扩张受限；术后未及时排痰、吸痰。

2. 临床表现　临床症状取决于肺不张的病因、程度和范围。患儿表现为不同程度的呼吸困难，严重者伴有发绀、缺氧甚至血压下降，重症者可发生心搏骤停。患侧肺区呼吸音消失，有时呈管状呼吸音。

3. 预防和治疗

（1）保持呼吸道通畅：充分吸痰，避免痰液阻塞气道。

（2）吸氧：若吸氧不能有效纠正低氧血症时，可用面罩加压辅助通气支持，必要时需行气管插管和机械通气控制呼吸。

（3）气管内吸痰：必要时经气管导管或在纤维支气管镜直视下吸痰。

（五）肺水肿

早产儿肺发育不成熟，顺应性差，当肺血管外液体量过度增多时，容易导致肺水肿。

1. 原因

（1）输液因素：包括输入的液体过量和（或）单位时间内输液过快。

（2）麻醉因素：气管插管过深致一侧肺不张，肺复张后可能会诱发肺水肿。另外，反流误吸、过敏、呼吸道梗阻（如喉痉挛）也会诱发肺水肿。

2. 临床表现　早期出现呼吸困难、呼吸急促、发绀、颈静脉怒张、喘鸣，听诊可闻及干湿啰音。晚期出现严重的呼吸困难，气道内出现大量粉红色泡沫痰，继续发展将导致休克、神志模糊、心律失常。全身麻醉期间，在辅助通气时会出现呼吸阻力的增大及肺顺应性的降低。

3. 预防和治疗

（1）预防：正确评估水和电解质代谢失衡情况；正确评估补液量，调控输液速度。

（2）治疗：充分供氧、清除呼吸道的泡沫痰、适当利尿，以及使用气管内插管、持续气道正压通气或 PEEP。

（六）反流误吸

由于新生儿的生理及解剖特点，在麻醉苏醒期有发生反流误吸的风险。

1. 原因

（1）解剖及生理因素：新生儿食管功能不完善，食管短小，括约肌菲薄，食管与胃交界处较松弛，食管远段（第三段）蠕动容积相对不足，在合并胃内压增加的情况下很容易发生反流（如哭闹、面罩加压供氧、胃潴留及先天性胃肠道发育畸形等）。另外，新生儿咳嗽反射未发育完善，且早产儿和呼吸困难婴儿的呼吸及吞咽动作不协调。因此，新生儿反流误吸率高。严重的反流误吸可致吸入性肺炎、气道痉挛及呼吸困难，甚至危及生命。

（2）胃排空延迟时，胃内存积大量胃液，容易引起反流。

（3）面罩加压给氧，正压通气时，氧气进入胃内，导致胃内压迅速升高，容易引起反流。

（4）应用松弛食管括约肌的药物，如抗胆碱类、阿片类、吸入麻醉药。

2. 临床表现

（1）急性呼吸道梗阻：无论吸入为固体食物或胃液，都可引起急性呼吸道梗阻。完全性梗阻可导致窒息、缺氧、血压升高，若不能解除梗阻，会导致心功能下降，甚至出现心搏停止。

（2）Mendelson 综合征：即误吸后出现的哮喘样综合征，表现为进行性缺氧、发绀、心动过速、广泛支气管痉挛和呼吸困难。肺部可闻及哮鸣音或湿啰音。

（3）吸入性肺不张：吸入物阻塞支气管或支气管黏膜分泌物的增加，可使不完全性梗阻成为完全性梗阻，导致肺不张。

（4）吸入性肺炎：吸入胃内容物或其他刺激性液体，可引起化学性肺炎。临床表现为吸入物进入肺组织 1～2h 后，出现呼吸困难、发绀和低血压。肺部闻及湿啰音，可伴有哮鸣音。严重者可出现呼吸窘迫综合征。

3. 预防和治疗

（1）预防

1）减少胃内容物，提高胃液 pH，如放置胃管吸引以排空胃内容物。

2）麻醉诱导时，力求平稳。过度通气时，压力不要过大，给氧时间不宜过长。

3）保护气道，尤其当气道保护性反射消失或减弱时，可行快速顺序诱导，同时压迫环状软骨。选择带套囊的气管导管。

（2）治疗

1）保持呼吸道通畅：一旦发生反流，立即将患儿置于头低脚高位，并将头偏向一侧，迅速吸出口咽、鼻咽腔内的分泌物和异物。必要时行气管插管，气管内吸引，保持呼吸道通畅。

2）纠正低氧血症：一般氧疗不能纠正缺氧时，须使用呼吸机支持。大量酸性胃液会破坏肺表面活性物质，损伤肺泡 II 型细胞，形成透明膜，导致肺泡萎陷，增加肺内分流。因此，需应用呼气末正压通气。

3）短期使用糖皮质激素可减轻炎症，改善毛细血管通透性和缓解支气管痉挛。

4）维持循环稳定，必要时输注白蛋白或血液制品，可使用利尿剂和强心类药物。

5）必要时行支气管灌洗，尽量吸尽气管内异物后用生理盐水注入气管内反复冲洗。

6）应用抗生素。

二、循环系统并发症

（一）低血压

新生儿心血管系统发育不全、代偿能力差，主要靠增加心率来维持心排血量。麻醉药物对循环系统存在不同程度的抑制作用，尤其早产儿，易出现低血压、心动过缓。

1. 原因

（1）心脏原因

1）阻塞性疾病：完全性肺静脉异位引流、主动脉弓离断、左心发育不良。

2）非梗阻性疾病：动脉导管未闭；心律失常，如完全性传导阻滞、室上性心动过速。

3）心肌结构异常：冠状动脉异位起源、心内膜弹力纤维增生、心肌炎、原发性心肌病、糖原累积病及心包疾病，如心脏压塞、心包炎。

（2）非心脏原因：低血容量、感染、不同原因导致的休克、贫血、严重缺氧、气胸、间质性肺水肿、先天性膈疝、肾上腺皮质功能不全、酸中毒及代谢性疾病，如低钙、低血糖或高血糖。

2. 临床表现　低血压主要表现为脏器低灌注的临床体征，如皮肤湿冷、苍白、脉搏细速、大汗、少尿。

3. 预防和治疗

（1）积极治疗原发疾病，如纠正休克、酸中毒、低钙血症，纠正心律失常，维持心功能，改善心肌缺血和氧耗等。

（2）维持患儿心率。麻醉药可削弱新生儿压力感受器的反射机制，并可持续至术后，致使新生儿对失血的反应能力差。

（3）维持血容量是术后的关键措施，必须确定术后是否有血容量的继续丢失，根据需要及时补充。

（4）给予血管活性药物，如多巴胺、肾上腺素。

（二）急性心力衰竭

1. 原因

（1）心脏原因：危重先天性心脏病如复杂紫绀型先天性心脏病和分流性心血管畸形、早产儿动脉导管未闭、持续性肺动脉高压、严重心律失常等。

（2）非心脏原因：肺部疾病（如支气管肺发育不良、呼吸窘迫综合征、肺水肿等）、输血输液过量。

2. 临床表现

（1）左心衰竭

1）呼吸系统：主要表现为呼吸急促、憋气，严重时可出现心源性哮喘，咳嗽、咳痰。

2）心血管系统：主要表现为心动过速或过缓，心律及血压的改变。

（2）右心衰竭

1）上腹胀满：右心衰竭的早期症状。

2）颈静脉怒张：右心衰竭的明显征象。

3）水肿：心力衰竭性水肿多先见于下肢，呈凹陷性水肿，重者可波及全身。

4）发绀：右心衰竭者多有不同程度的发绀。

3. 预防和治疗

（1）急性左心衰竭的治疗

1）体位：可使双腿下垂以减少回心血量，降低心脏前负荷。

2）吸氧：适用于低氧血症和呼吸困难明显，尤其指端血氧饱和度<90%的患儿。应尽早吸氧，使患儿动脉血氧饱和度≥95%。必要时可采用无创性或气管插管呼吸机辅助通气治疗。

3）正性肌力药物：多巴胺、多巴酚丁胺、肾上腺素、磷酸二酯酶抑制剂（如米力农、洋地黄类）。

4）利尿剂：首选呋塞米，心力衰竭进展和恶化时，可加大剂量。

5）血管扩张药物：适用于急性心力衰竭的早期阶段。药物主要有硝酸酯类、硝普钠等。血管扩张剂应用过程中要密切监测血压，根据血压调整合适的维持剂量。

6）阿片类药物（如吗啡）：可减少急性肺水肿患者焦虑和呼吸困难引起的痛苦。此类药物也有扩张血管、降低前负荷、减少交感神经兴奋的作用。

7）血管收缩药物（如去甲肾上腺素）：可明显收缩外周动脉，适用于应用正性肌力药物仍出现心源性休克或合并显著低血压时。该类药物使血液重新分配至重要脏器，收缩外周血管并提高血压，但以增加左心室后负荷为代价。

（2）右心功能不全的治疗

1）容量：维持合适的前负荷，升高静脉压，保证体循环灌注。

2）增强右心功能药物：①首选米力农，增加右心收缩力，减低肺血管阻力；②血压偏低者可选用多巴胺、肾上腺素，增加右心及左心做功；③控制肺部炎症、纠正低氧和高二氧化碳、充分镇静、避免机械支持。

（三）持续性肺动脉高压

新生儿持续性肺动脉高压（persistent pulmonary hypertension of the newborn，PPHN）是指出生后肺血管阻力持续增高，导致心房和（或）动脉导管水平血液的右向左分流及严重低氧血症等症状。

1. 原因

（1）围生期窒息或肺实质性疾病：PPHN继发于肺实质性疾病，伴或不伴窒息的胎粪吸入综合征、呼吸窘迫综合征、肺炎或败血症等。

（2）严重的新生儿湿肺：因选择性剖宫产而致严重的新生儿湿肺，当给予无正压的高浓度氧（如鼻导管）后出现吸收性肺不张时，会增加氧需求，重者会出现PPHN的临床表现。

（3）先天性膈疝并发肺动脉高压：先天性膈疝常并发肺发育不全和PPHN。

（4）肺泡毛细血管发育不良：该病常伴有肺静脉分布和结构异常，表现为严重的呼吸衰竭和PPHN。

（5）心功能不全伴肺动脉高压：宫内动脉导管关闭引起血流动力学改变，出生后出现肺动脉高压和右心衰竭。左心功能不全引起肺静脉高压，可继发肺动脉高压。

（6）围生期药物应用：母亲产前应用非甾体抗炎药而致胎儿在宫内动脉导管关闭，以及孕后期应用选择性5-羟色胺再摄取抑制剂，均与新生儿PPHN有关。

2. 临床表现　PPHN患儿常表现为明显发绀，吸氧后一般不能缓解。通过心脏听诊可在左或右下胸骨缘闻及三尖瓣反流所致的收缩期杂音。因肺动脉压力增高而出现第二心音增强。当新生儿在应用机械通气时，呼吸机参数未变而血氧合不稳定，应考虑有PPHN可能。

3. 预防和治疗　PPHN的程度从轻度低氧伴轻度呼吸窘迫到严重低氧伴心肺功能不稳定。PPHN的治疗目的为降低肺血管阻力，维持体循环血压，纠正右向左分流和改善氧合。除治疗原发疾病外，应给予支持治疗。

（1）一般支持：给予最佳的环境温度和营养支持，避免应激刺激，必要时镇静和镇痛。

肌松药可能会增加病死率，应尽量避免使用。

（2）对确诊 PPHN 的治疗原则

1）保持最佳的肺容量，因人工呼吸机高通气使二氧化碳分压降低而减少脑灌注，应该避免。

2）维持正常心功能。

3）纠正严重酸中毒，使 PPHN 急性期血 pH＞7.25，以 7.30～7.40 为最佳，应避免过度碱化血液。

4）使用肺血管扩张剂。

5）必要时使用体外膜肺（ECMO）。

三、代谢并发症

（一）低血糖

新生儿低血糖是指新生儿血糖低于正常新生儿的最低血糖值，《美国新生儿低血糖管理指南》指出，新生儿血糖水平应持续＞2.5mmol/L，出生后 24h，血糖水平应持续＞2.8mmol/L，若低于该水平，则为新生儿低血糖。我国学者认为不论胎龄与日龄，若血糖低于 2.2mmol/L 则诊断为新生儿低血糖。新生儿糖原储备少，禁食与应激状态下的小儿易发生低血糖。

1. 常见原因

（1）暂时性低血糖：早产儿糖原与脂肪存储不足，肝糖原存储主要发生在妊娠后 4～8 周。因此，胎龄越小，糖原储备越少，而且新生儿糖异生和酮体生成酶活力较低。

（2）葡萄糖消耗增加：应激反应、窒息、严重感染、硬肿症、呼吸窘迫综合征和酸中毒时，儿茶酚胺和糖皮质激素增多，刺激肝糖原分解，同时伴有代谢率增加，无氧酵解使葡萄糖利用增多，消耗糖原，使血糖水平下降。其他原因如低体温等，由于热量摄入不足，葡萄糖利用增加，导致低血糖。

（3）疾病原因：如高胰岛素血症、内分泌缺陷（甲状腺功能低下、胰高血糖素和生长激素缺乏等）。

2. 临床表现　大多数低血糖患儿缺乏典型的临床症状或无症状。少数有症状者，临床表现为反应低下、烦躁、多汗、低体温、苍白、阵发性发绀、嗜睡、呼吸暂停、全身松软无力及震颤，甚至惊厥。

3. 预防与治疗

（1）预防：结合患儿病史（如窒息、严重感染、硬肿症、呼吸窘迫综合征、小于胎龄儿、低体重儿、早产儿）及时做出诊断。积极测定血糖，尽早监测血糖是发现新生儿低血糖的主要诊断方法，若准确方法测得血糖＜2.2mmol/L，即可诊断。

（2）治疗

1）无症状性低血糖，可静脉输注葡萄糖 6～8mg/（kg·min），每小时监测血糖，根据血糖水平调节输注速度，稳定后逐渐停用。

2）症状性低血糖，立即静脉输注葡萄糖溶液 200mg/kg，速度为 1ml/min（必要时可反复静脉注射），随后输注葡萄糖溶液 6～8mg/（kg·min）维持。30min 后复查血糖，根据血糖水平调整输液速度。若不能维持血糖水平，可在 24h 内提高输注速度，每次提高 2mg/（kg·min），直至 12～15mg/（kg·min），血糖正常后，逐渐减慢输注速度。

3）若出现顽固性低血糖，可加用氢化可的松 10mg/（kg·d）或肌内注射胰高血糖素 0.1～0.3mg/kg。

4）早产儿对糖的耐受性差，易出现高血糖，输注葡萄糖溶液时应注意输注速度。

（二）高血糖

新生儿高血糖症指新生儿全血血糖＞7.0mmol/L 或血浆血糖水平＞8.0mmol/L。血糖增高导致的高渗状态可诱发脑室出血或因渗透性利尿导致的脱水和低钠血症。因此，围手术期应常规进行血糖监测。

1. 原因

（1）血糖调节功能不成熟，是新生儿尤其是极低出生体重儿高血糖的最常见原因。新生儿对葡萄糖耐受的个体差异大，胎龄越小，体重越轻，耐受性越差。极低出生体重儿即使以 4～6mg/（kg·min）的速率输注葡萄糖溶液，也容易出现高血糖。同时，新生儿尤其极低出生体重儿，胰岛 B 细胞功能不完善，对高血糖反应迟钝，胰岛素对葡萄糖负荷反应低下，以及存在相对性胰岛素抵抗，易出现肝脏产生葡萄糖和胰岛素浓度及输出之间的失衡。

（2）应激性：在窒息、寒冷损伤、严重感染及创伤等危重状态下，血中儿茶酚胺、皮质醇、高血糖素水平明显升高，糖异生作用增强会导致高血糖。

（3）医源性输注高浓度葡萄糖溶液或脂肪乳，尤其输注速率过快时，易引起高血糖。应用某些药物（如肾上腺素、糖皮质激素）也可导致高血糖。氨茶碱可抑制磷酸二酯酶，使 cAMP 浓度升高，后者激活肝葡萄糖输出，使血糖升高。其他增加血糖浓度的药物还有咖啡因、皮质类固醇、苯妥英钠等。

（4）新生儿糖尿病。

2. 临床表现　轻者可无症状。高糖血症显著或持续时间长可发生高渗血症，血浆渗透压增高、高渗性利尿、水和电解质大量丢失，患儿表现为脱水、多尿、体重下降等高渗性利尿症状。严重者可导致颅内出血。新生儿糖尿病可出现尿糖阳性、尿酮体阴性或阳性。重者可出现苏醒延迟，各种反射迟钝，嗜睡甚至昏迷。

3. 预防　早产儿尤其极低出生体重儿应用50%葡萄糖溶液时，输液速率应低于5～6mg/（kg·min），并监测血糖水平，根据血糖水平调节输液速率。轻度、短暂（24～48h）高血糖可通过减慢葡萄糖溶液输注速率进行纠正。应积极治疗原发病、纠正脱水及电解质紊乱。当高血糖不易控制且空腹血糖水平＞14mmol/L 时给予胰岛素，初始输注剂量为 0.01U/（kg·h），逐渐增至 0.05～0.1U/（kg·h），每 30min 监测血糖，以防低血糖发生，血糖正常后逐渐停用。

4. 新生儿高血糖症的治疗

（1）医源性高血糖症应根据病情暂时停用葡萄糖或减少使用的量，严格控制输液速度，并监测血糖加以调整。肠道外营养应从葡萄糖基础量开始，逐步增加。胃肠道外营养同时加用氨基酸溶液和内脂质，以减少葡萄糖用量。

（2）重症高血压症伴有明显脱水表现时，应及时补充电解质溶液，迅速纠正血浆电解质紊乱状况，并降低血糖浓度。

（3）当血糖＞150mg/dl时，葡萄糖溶液输注速度应立即减慢至4～8mg/（kg·min），避免静脉注射任何含葡萄糖的溶液。当减慢速度仍不能使血糖维持在较低安全水平时（如血糖250～300mg/dl）可以静脉给予胰岛素0.05～0.2U/（kg·h），使血糖降至正常水平，并密切监测血糖水平。

（4）空腹血糖浓度＞14mmol/L（250mg/dl）尿糖阳性或高血糖持续不见好转者可试用胰岛素1～3U/（kg·d），每天1～2次，密切监测血糖和尿糖改变，以防止低血糖症的发生。

（5）持续高血糖，尿酮体阳性，应行血气监测，及时纠正酮症酸中毒。

（6）去除病因，治疗原发病（如停用激素、纠正缺氧、恢复体温、控制感染、抗休克等）。

（三）低钙血症

新生儿低钙血症是指血清总钙低于1.75～2mmol/L（7.0～8.0mg/dl）或游离钙低于0.9mmol/L（3.5mg/dl），易发生在新生儿早期。

1. 原因

（1）早期低血钙：是指发生于出生后72h内，常见于早产儿、小胎龄儿、糖尿病及妊娠高血压疾病母亲所生婴儿。可能是细胞破坏导致高血磷，血磷与钙结合导致血钙降低。

（2）晚期低血钙：是指发生于出生后72h后，常见于牛乳喂养的足月儿，主要是因为牛乳中磷含量高，钙/磷失衡导致钙吸收差，同时新生儿肾小球滤过率低，肾小管对磷重吸收能力强，导致血磷过高，血钙沉积于骨，发生低钙血症。

（3）疾病原因：①母体甲状旁腺功能亢进，多见于母亲甲状旁腺瘤。由于母体血甲状旁腺激素水平持续增高，孕妇和胎儿高血钙，使胎儿甲状旁腺被严重抑制，从而出生后发生顽固而持久的低钙血症，可伴低镁血症；②暂时性先天性特发性甲状旁腺功能不全，是良性自限性疾病，母体甲状旁腺功能正常，除用钙剂治疗外，还须用适量的维生素D治疗数月；③先天性永久性甲状旁腺功能不全，系新生儿甲状旁腺先天缺如或发育不全所致，为X连锁隐性遗传，具有持久性的甲状旁腺功能低下和高磷酸盐血症；④继发性低钙血症多与蛛网膜下腔出血、脑室出血、新生儿化脓性脑膜炎、新生儿黄疸、围生期窒息、新生儿感染性肺炎和新生儿腹泻等有关。

（4）其他：①因过度通气（如呼吸机使用不当）导致的呼气性碱中毒或使用碳酸氢钠等碱性药物，可使血中游离钙变为结合钙；②换血或输注库存血，血液中抗凝剂枸橼酸钠也可结合血中游离钙，使血中游离钙降低；③长期使用髓袢利尿剂（如呋塞米），导致高钙尿症，使血钙降低。

2. 临床表现　新生儿低钙血症临床表现的严重程度与血钙水平无关。特别是早产儿，在严重低钙血症时，可无临床症状。对于极低出生体重儿，血清游离钙水平为0.8～1mmol/L，也可没有任何临床症状。低钙血症时神经肌肉兴奋性增高，可出现手足抽搐、肌张力低、肌痉挛、喉鸣、震颤及惊厥。新生儿抽搐发作时常伴不同程度的呼吸和心率改变，或因胃肠平滑肌痉挛引起严重呕吐、便血等胃肠症状。最严重的表现为喉痉挛和呼吸暂停。查体可有踝阵挛征阳性、腱反射增强、肌张力稍高。

3. 治疗

（1）抗惊厥：静脉补充钙剂对低钙惊厥疗效明显。惊厥发作时应立即静脉推注 10% 葡萄糖酸钙，若抽搐症状仍不缓解，应加用镇静剂。使用方法：10% 葡萄糖酸钙每次 2ml/kg，以 5% 葡萄糖溶液稀释 1 倍后静脉注射，其速度为 1ml/min。必要时可间隔 6～8h 再给药1 次，每天最大剂量为 6ml/kg。注意事项：血钙浓度升高可抑制窦房结引起心动过缓，甚至心脏停搏。因此，静脉注射时应保持心率 >80 次/分。同时避免药液外溢至血管外而发生组织坏死。

（2）补充镁剂：使用钙剂后，仍不能控制惊厥，应监测血镁水平。若血镁 <1.2mEq/L（1.4mg/dl，0.583mmol/L），可肌内注射 25% 硫酸镁，每次 0.4ml/kg。

（3）减少肠道内磷的吸收：可服用 10% 氢氧化铝溶液，每次 3～6ml，因氢氧化铝可结合牛乳中磷，从而减少磷在肠道的吸收。

（4）调节饮食：因母乳中钙磷比例适当，利于肠道钙的吸收，故应母乳喂养或应用钙磷比例适当的配方乳。

（5）甲状旁腺功能不全者需长期口服钙剂，同时给予维生素 D。

四、围手术期体温异常

（一）低体温

新生儿正常核心（肛温）温度为 36.5～37.5℃，正常体表温度为 36.0～37℃。我国将核心温度低于 35℃ 定义为低体温。

1. 原因

（1）生理因素：新生儿体表面积相对较大，皮肤很薄，血管较多，易于散热。另外，新生儿体温调节中枢发育不完善，导致体温调节功能不全。当环境温度降低，保暖措施不够或热量摄入不足时，很易发生低体温。

1）受寒冷刺激：新生儿体表面积相对较大，散热大于产热，环境温度低于中性温度以下时，未有效保暖，不能维持体温，常使皮温降到 35℃ 以下，形成低体温。

2）摄食不足：新生儿肝脏储存的糖原量很少，如果摄食不足，在出生后 18～24h 即可耗尽。

3）缺氧和神经系统功能障碍：新生儿产热的主要部位为棕色脂肪，棕色脂肪中脂肪酸的代谢分解需要有完善的神经系统功能和充分的氧供应。新生儿在缺氧和神经系统功能障碍时，棕色脂肪不能利用，化学产热过程常不能进行，易出现体温不升。

4）疾病影响：新生儿患败血症、肺炎等感染性疾病时，进食减少，热量摄入不足。休克、酸中毒和微循环障碍等影响棕色脂肪分解，使体内产热减少，易引起低体温。

（2）手术因素：手术野长时间显露、静脉输注未经加温的液体或血液、长时间机械通气时吸入气体的温度和湿度未经适当调整等均易导致低体温。

（3）麻醉因素：麻醉药物可使全身各器官的代谢率下降，产热减少。同时，全麻药物有抑制体温调节中枢的作用。另外，麻醉状态下，血管扩张，散热增加。使用肌松药时，机体无法通过寒战产热。

（4）环境因素：手术环境温度过低导致患儿辐射散热增多。手术室内气流如层流设备也可使对流和蒸发散热量增加。

（5）其他因素：术前禁食、禁饮及热量摄入减少，基础代谢率下降，使患儿在进入手术室前体温已有降低。

2. 预防及处理　加强患儿的体温监测，积极采取措施预防低体温。

（1）减少散热：通过控制室温、加强覆盖皮肤可减少热量散失。避免不必要的暴露。

（2）主动加温：包括辐射加温、保温毯、静脉输液或输血时加温（尤其大量输液输血时更为必要）、充气加温及循环水垫。人工鼻在麻醉回路中的应用可通过减少热量的丧失而维持体温。

（二）体温升高

新生儿核心温度超过 37.5℃，腋窝温度高于 37℃，即为体温升高。

1. 原因

（1）患者因素：患儿本身疾病引起的体温升高，如感染性休克、惊厥等。

（2）麻醉因素：术前药物（如阿托品）用量过大，抑制出汗，导致体温升高。麻醉回路中钠石灰产热不能及时、有效地发散，重复吸入使呼吸道温度升高。

（3）环境因素：手术室温度过高、手术覆盖物过厚等。

（4）其他因素：保暖设备错误应用（如加温毯设置温度过高）、辐射加热设备距离患儿过近、输血输液反应。

2. 预防及处理

（1）严格控制手术室温度，麻醉期间监测中心体温。

（2）一般处理

1）物理降温：体温过高，加强体表周围通气，对流降温或使用冰袋等物理降温。也可使用 30℃温水擦拭，避免使用乙醇。

2）输液降温：若物理降温效果不明显，可适当加快输液，必要时可使用利尿剂，增加尿液排泄。严重高热可以给予冰袋局部外敷或冰水擦拭，以及输入冰溶液。

3）药物降温：可使用地塞米松。

（3）对症治疗：如控制惊厥、抗休克治疗等。

第三节　早产儿心肺复苏

2018 年，国际急救与复苏联合会（ILCOR）对心肺复苏和心血管急救指南进行了更新，包括《2018 AHA 心肺复苏和心血管急救指南更新：心搏骤停期间和之后立即使用抗心律失常药物进行高级心血管生命支持》《2018 AHA 心肺复苏和心血管急救指南更新：儿童高级生命支持》和《2018 国际复苏联合会（ILCOR）心肺复苏和心血管急救治疗推荐要点》，但未对新生儿心肺复苏指南进行更新。早产儿心肺复苏属新生儿心肺复苏的范畴，因此早产儿心肺复苏指南仍参考《2015 AHA 心肺复苏和心血管急救指南：新生儿心肺复苏》。本章内容主要涉及住院治疗期间早产儿的心肺复苏。

一、建议级别和证据水平

心肺复苏的证据水平和建议级别都比较低，因此ILCOR 根据美国心脏协会（AHA）最新定义采用建议分级评估系统（GRADE）为心肺复苏中的多个步骤进行评估。具体分级见表 9-3-1。

表 9-3-1　AHA 建议级别和证据水平分级体系*

建议级别（强度）	证据水平（质量）‡
1 级（强）益处 >>> 风险	A 级
撰写指南建议时推荐采用的表述：	■ 来自一项以上的 RCT 的高质量证据‡
■ 是推荐的	■ 高质量 RCT 的元分析
■ 是有效的/有用的/有益的	■ 一项或以上由高质量注册研究证实的 RCT
■ 应实施/执行/其他	
■ 相对有效性的表述†：	
推荐/需要使用治疗方案/策略 A 而非治疗方案 B	
优先选择治疗方案 A 而非治疗方案 B	
2a 级（中）益处 >> 风险	B-R 级（随机）
撰写指南建议时推荐采用的表述：	■ 来自一项或以上的 RCT 的中等质量证据‡
■ 是合理的	■ 中等质量 RCT 的元分析
■ 可能是有用的/有效的/有益的	
■ 相对有效性的表述†：	
可能推荐/需要使用治疗方案/策略 A 而非治疗方案 B	
优先选择治疗方案 A 而不是治疗方案 B 是合理的	
2b 级（弱）益处≥风险	B-NR 级（非随机）
撰写指南建议时推荐采用的表述：	■ 来自一项或以上设计良好、执行良好的非随机研究、观察性研究或注册研究的中等质量证据‡
■ 可能/或许是合理的	■ 这类研究的元分析
■ 可能/或许可以考虑使用的	
■ 有用性/有效性尚未知/不明确/不确定或未获公认	
3 级：无益（中）益处 = 风险（通常只用于 LOE A 或 B）	C-LD 级（有限数据）
撰写指南建议时推荐采用的表述：	■ 设计或执行有局限的随机或非随机观察性或注册研究
■ 不建议	■ 这类研究的元分析
■ 是无效的/无用的/无益的	■ 对人类受试者的生理或机制研究
■ 不应实施/执行/其他	
4 级：有害（强）风险>益处	C-EO 级（专家意见）
撰写指南建议时推荐采用的表述：	■ 基于临床经验的专家共识

续表

建议级别（强度）	证据水平（质量）‡

- 可能有害
- 导致危害
- 与发病率/死亡率增加相关
- 不应实施/执行/其他

建议级别（COR）与证据水平（LOE）是独立确定的，即 COR 和 LOE 可随意匹配。如果某建议的证据等级为 LOE C，并不代表其为弱建议。指南中提到许多重要临床问题缺乏临床试验支持。尽管没有 RCT，但可能存在非常明确的临床共识，认为某一特定检查或治疗是有用的或有效的。

＊ 干预措施的结果或效果应该具体明确（临床效果改善或诊断精度提高或预后信息增加）。

† 对于相对有效性建议（COR 1 和 2a；仅 LOE A 和 B），支持使用比较动词的研究应该对所评估的几项治疗或策略进行了直接比较。

‡ 评价质量的方法在发生演变，包括对标准化的、广泛使用的、经过验证的证据评级工具的运用，以及在系统性审查中，有了证据审查委员会的参与。

COR，建议级别；EO，专家意见；LD，有限数据；LOE，证据水平；NR，非随机；R，随机；RCT，随机对照试验。

二、新生儿心肺复苏

（一）新生儿心肺复苏适应人群

新生儿心肺复苏主要适用于从母体内到母体外转变过程中需行心肺复苏的新生儿，也适用于围生期后及出生后数周内需行心肺复苏的新生儿。早产儿心肺复苏属新生儿心肺复苏的范畴，医务工作者对刚出生或出生后首次入院需心肺复苏的婴儿行心肺复苏时，均应采用新生儿心肺复苏。

（二）新生儿心肺复苏所需条件

实施新生儿心肺复苏的必要条件包括对新生儿风险的评估、召集合适人员处理风险的制度、快速提供心肺复苏基本条件的有效组织方法及标准的心肺复苏技术动作。

新生儿行手术治疗时，医务工作者中应有掌握新生儿心肺复苏技能的人员，能熟练进行通气和胸外按压。同时，具备心肺复苏的专业技能（包括胸外心脏按压、气管插管）的专职人员应能随时到场。鉴于早产儿行手术治疗时存在意外需行心肺复苏的可能，因此手术室应能迅速组织一个具备新生儿心肺复苏专业技能的团队。

（三）新生儿心肺复苏初始步骤

常通过以下 3 个问题对新生儿做出快速评估：

（1）新生儿是否足月妊娠？

（2）新生儿肌张力好吗？

（3）新生儿有呼吸或哭声吗？

如果 3 个问题的回答都是肯定的，那么新生儿可以进行常规监护。如果 3 个问题中的任一回答为否定，需尽快将新生儿转移至保暖环境，并依次接受以下 4 项措施中的一项或多项处理。

A. 开始初始步骤（保暖；维持正常体温；摆正体位；如果分泌物量大和（或）阻塞气道时，应清除气道分泌物；保持皮肤干燥；进行刺激）。

B. 通气和氧合。

C. 开始胸外按压。

D. 使用肾上腺素和（或）补充容量。

60s（"黄金一分钟"）内必须完成初始步骤、再评估、进行通气（如有需要）（图 9-3-1）。

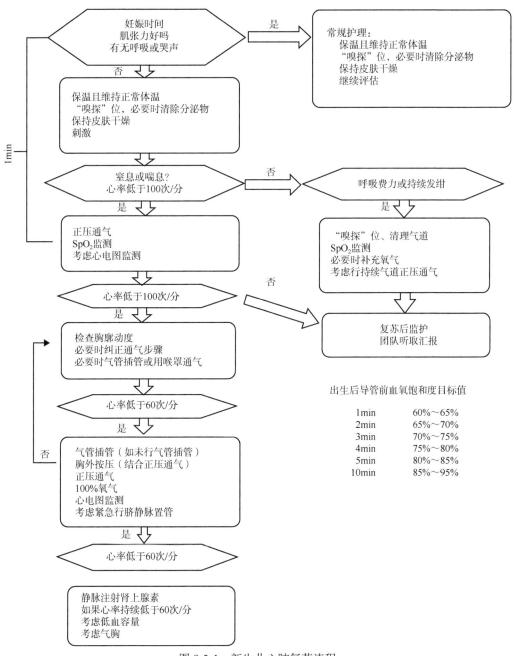

图 9-3-1　新生儿心肺复苏流程

尽管"黄金一分钟"的标准并非精准的定义，其旨在强调避免延误通气的重要性。当新生儿未能对心肺复苏初始步骤产生反应时，通气是成功复苏的最重要步骤。进行初始步骤后，是否进行下一步方案，同时取决于2个重要生命体征：呼吸（呼吸暂停、喘息、呼吸费力或呼吸通畅）和心率（是否小于100次/分）。一旦开始通气或补充给氧，应同时评估心率、呼吸及脉搏血氧饱和度，心率的增加是治疗方案有效的表现。

（四）心肺复苏起始步骤

早产儿心肺复苏的起始步骤是保持早产儿正常的体温，将其放置于"嗅探"位，以保持气道开放，必要时行吸引以清除气道分泌物，保持其皮肤干燥，并给予刺激使其呼吸。

（五）保持正常体温的重要性

低温与多种严重并发症（如脑室内出血、呼吸系统并发症、低血糖及脓毒血症）相关，而早产儿极易受到低体温的损害。同时，体温也是预后和复苏质量的重要预测指标（Ⅰ级，LOE B-NR）。因此，保持早产儿正常体温极为重要，推荐将早产儿温度维持在36.5～37.5℃（Ⅰ级，LOE C-LD）。

临床表明，辐射产热和塑料包裹可以改善但不能降低早产儿发生低温的风险。早产儿其他保暖措施包括提高室内温度、使用保温床垫及对心肺复苏所用的气体进行加温湿化。综合使用上述措施可以防止孕龄<32周新生儿低温的发生（Ⅱb级，LOE B-R，LOE B-NR，LOE C-LD）。与辐射产热和塑料包裹相比，加用保温床垫、加热湿化复苏所用气体及增加室温联合使用保温床垫都能有效地降低早产儿低温的发生。对于高温的潜在危害，高温也需要被重视，应避免温度超过38℃（Ⅲ级：Harm，LOE C-EO）。

低体温的新生儿在心肺复苏后升温时，应缓慢提高体温，避免体温升高过快引发呼吸暂停和心律失常。意外发生低体温（体温低于36℃）的住院新生儿，尚缺乏证据支持快速升温（高于0.5℃/h）还是缓慢升温（低于0.5℃/h）。因此，两种方式都被认为是合理的（Ⅱb级，LOE C-LD）。

（六）清理气道

当早产儿出现呼吸道梗阻或需要行正压通气（positive pressure ventilation，PPV）时，应立即使用球形吸引器或吸引管进行吸痰。但应避免不必要的吸引，避免吸引鼻咽部时诱发心动过缓。行气管插管的新生儿，经气管插管吸痰会使肺部并发症进一步恶化，同时会降低氧合和脑血流速度。因此，早产儿吸痰时应引起足够的重视。

如果早产儿出现肌力低、呼吸动度差，应在辐射保暖环境中行复苏起始步骤。如果经过复苏起始步骤后，早产儿呼吸停止或心率低于100次/分，则需要行正压通气。如果早产儿气道出现梗阻，应尽快行气管插管、机械通气以维持氧合，同时应进行气道内吸引。

（七）心率评估

新生儿的心率评估通常用于评价自主呼吸的有效性并决定后续的干预措施。心肺复苏过程中，新生儿心率的增加是心肺复苏有效性的最敏感指标。因此，能够快速、可靠且准确测量新生儿的心率尤为重要。既往指南推荐，在心肺复苏的过程中，倾向于心前区听诊的查体方法，脉搏氧饱和度作为辅助手段，用于无创、连续及快速的心率测量。

2015 年 ILCOR 对测量新生儿心率的研究进行了系统性评价，其中包括比较临床评估与心电图测量的 1 项研究，以及比较心电图测量与脉搏氧饱和度测量的 4 项研究。结果表明，临床评估既不可靠，也不准确。通过听诊和触诊，通常会低估新生儿的心率。4 项研究表明，3 导联心电图监测的心率可靠且快于脉搏氧饱和度所测值。尽管脉搏氧饱和度和心电图测量的心率差别不大，但脉搏氧饱和度会低估新生儿的心率，可能会导致不必要的干预。

因此，在新生儿心肺复苏过程中，用 3 导联心电图快速准确地测量新生儿心率更合理（Ⅱb 级，LOEC-LD）。但心电图的使用并不能替代脉搏氧饱和度对新生儿氧合的评估。

（八）氧气需求的评估和氧气管理

可预见的心肺复苏、正压通气、新生儿超过 5～10min 持续中心性发绀及补充给氧时，应监测脉搏氧饱和度。

足月儿心肺复苏起始步骤使用空气（海平面水平位置的氧浓度为 21%）是合理的。若需给予氧气，则应从低浓度开始，逐渐提高氧浓度，使新生儿导管前氧饱和度数值位于顺产健康足月儿氧饱和度的四分位范围。

早产儿（孕周＜35 周）心肺复苏起始步骤时，使用高浓度氧（超过 65%）或低浓度氧（21%～30%）对其出院存活及预后无影响。另外，两种氧浓度在预防支气管肺发育不良、脑室内出血或早产儿视网膜病变方面也无差异。当使用氧气旨在用于联合治疗时，新生儿出生后的最初 10min 内，使用高浓度氧和低浓度氧，其导管前氧饱和度数值相近。

不考虑使用空气或高浓度氧（包含 100%）开始心肺复苏，大多数新生儿在稳定后使用的氧浓度约为 30%。早产儿（孕周＜35 周）心肺复苏时，应使用低浓度氧（21%～30%），同时应逐步调整氧气浓度，使新生儿导管前氧饱和度数值位于顺产健康足月儿氧饱和度的四分位范围（Ⅰ级，LOE B-R）。早产儿初始复苏时不建议使用高浓度氧（氧浓度＞65%）（Ⅲ级：无成效，LOE B-R）。在不能改善早产儿重要预后指标的情况下，不推荐将早产儿暴露于高浓度氧之中。

（九）正压通气

如果在实施复苏初始步骤后，新生儿仍有呼吸暂停、喘息或心率仍＜100 次/分，应开始正压通气。

1. 初始呼吸　新生儿出生后，肺从含流体状态转变成充满空气状态后，长时间持续膨肺有利于肺功能残气量的建立，有临床医生推荐在新生儿出生过渡期采用该方法。既往发表的 3 项随机对照研究和 2 项队列研究显示，持续膨肺能降低机械通气的需求（极低的证据质量，因多种干预方式降低其证据等级），但在降低死亡率、改善支气管肺发育不良方面，并无益处。1 项队列研究表明，持续膨肺可降低新生儿气管插管的发生率。目前，缺乏充足的数据证实持续膨肺的短期和长期安全性。新生儿过渡期最佳的膨肺持续时间应超过 5s，但其方法和安全性尚缺乏足够的数据支持（Ⅱb 级，LOE B-R）。

2. 呼气末压力　早产儿和新生儿出现呼吸暂停时，标准治疗方法首选正压通气。气流-充气球囊、自充气球囊或 T 形人工呼吸器是用于正压通气的理想设备。2010 年美国心脏协会心肺复苏与心血管急救指南中，基于在 NICU 采用正压通气的治疗经验，当实施正压通气时，使用呼气末正压通气（PEEP）被认为是有益的，但缺乏有效的公开证据支持该观点。2015 年 ILCOR 重新对 PEEP 进行了评估，其中 2 项随机对照研究证实，早产儿心肺复苏时额外使用 PEEP 并不能改善死亡率，不能减少心血管药物使用及胸外心脏按压，不能更快地提升心率，不能减少气管插管，也不会影响 Apgar 评分，但这些研究没有充分的证据支持上述结论。2015 年 ILCOR 强调了 2010 年指南内容，再次指出早产儿使用正压通气时，推荐使用 5cmH_2O PEEP（Ⅱb 级，LOE B-R）。因此，在使用自充气球囊时，需要额外加用一个呼气末正压阀门。

3. 辅助通气设备　可以使用气流-充气球囊、自充气球囊或 T 形人工呼吸器进行正压通气（Ⅱa 级，LOE B-R）。最佳的选择取决于设备资源的可行性、专业程度和个人偏好。在无压缩气源的情况下，自充气球囊仍然是实施正压通气的唯一设备。与气流-充气球囊或 T 形人工呼吸器不同，自充气球囊无法给予持续气道正压通气。即使有呼气末正压阀门，也不能在正压通气时提供 PEEP。因此，应多练习并有效地使用气流-充气球囊。除使用简便外，T 形人工呼吸器在机械通气模式下能始终提供膨肺的目标压力和更长的吸气时间，但是缺乏有效的证据证实上述优点能改善新生儿的临床预后。

使用呼吸机监测仪可以预防气道压力的过高和潮气量的过大，呼气末二氧化碳的监测可以协助评估在尝试面罩正压通气时实际的气体交换情况。到目前为止，使用上述设备的有效性，尤其在改善新生儿重要的预后指标方面尚缺乏效力（Ⅱb 级，LOE C-LD）。

4. 气道建立

（1）喉罩：是声门上的通气工具，可用于新生儿或孕周≥34 周早产儿的有效通气。喉罩在体重＜2000g 或孕周＜34 周的早产儿中的使用数据有限。新生儿心肺复苏期间，喉罩可以作为面罩通气不成功，无法完成有效通气须行气管插管的一种替代方法（Ⅱb 级，LOE B-R）。新生儿或孕周≥34 周的早产儿心肺复苏时，气管插管不成功或无法行气管插管时，推荐使用喉罩（Ⅰ级，LOE C-EO）。在胸外心脏按压期间或紧急给药时，并无研究对喉罩的使用情况进行评估。

（2）气管插管：新生儿心肺复苏过程中，气管插管的指征包括球囊面罩通气无效、实施胸外心脏按压或新生儿合并特殊情况（如先天性膈疝）。气管插管后通气的有效指标是通过气管导管行正压通气时，心率会迅速增加。呼气末二氧化碳的监测是评估气管导管位置的最可靠方法。对于心排血量足够的新生儿，无法监测到呼气末二氧化碳则强烈提示气管导管误入食管。特别危重的新生儿，肺血流少或无血流（如心搏骤停期间）时，即使气管导管位置正确，也会出现无法监测到呼气末二氧化碳的情况，因而可能会导致不必要的拔管和再次气管插管。临床评估（如胸廓运动、双侧呼吸音对称、气管导管内雾气凝结）也可以作为气管插管位置正确的指标。气管插管的操作时间取决于操作者的技术和经验水平。

5. 持续气道正压通气（CPAP）　3 项纳入 2358 例孕周＜30 周新生儿的随机对照试验表明，与气管插管正压通气相比，复苏初始步骤开始 CPAP 更有益。心肺复苏初始步骤使用 CPAP 能降低气管插管的发生率，减少机械通气的持续时间，具有减少死亡率和（或）

降低支气管肺发育不良的潜在益处，且不会明显地增加脑室内出血。基于上述证据，呼吸窘迫且有自主呼吸的早产儿应首选 CPAP，而不是常规气管插管行正压通气（Ⅱb 级，LOE B-R）。

（十）胸外心脏按压

如果新生儿心率低于 60 次/分，即使通气充分（如果可能通过气管插管通气），也应该行胸外按压。因为通气是新生儿心肺复苏最有效的措施，但胸外心脏按压可能干扰有效通气。因此，抢救人员在开始胸外心脏按压前，应确保进行最理想的辅助通气方式。

胸外心脏按压部位应在胸骨下 1/3 交界处，按压深度为其胸廓前后径的 1/3（Ⅱb 级，LOE C）。目前，新生儿常用的胸外心脏按压方法为双拇指按压法（图 9-3-2）和双指按压法（图 9-3-3）。双拇指按压法：用双拇指按压并用其他手指环抱其胸部并支持背部。双指按压法：用双指按压，另一手支持其背部。因为双拇指按压会产生更高的心脏收缩压和冠状动脉灌注压，且抢救人员不容易疲劳，因此更倾向于推荐该方法（Ⅱb 级，LOE C）。

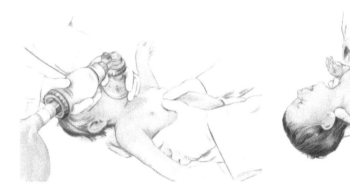

图 9-3-2　双拇指按压法　　　　　　图 9-3-3　双指按压法

推荐胸外心脏按压和通气应协调进行，避免同时进行。在胸外按压后放松过程中，应让胸廓充分回弹，但抢救人员的拇指不能离开胸壁。ILCOR 和指导小组仍支持按压与通气比为 3∶1，每分钟行 120 次操作，即按压 90 次、通气 30 次，以达最大的通气效果（Ⅱa 级，LOE C-LD）。因此，每个动作持续 0.5s，且在每次通气后首次按压时都会伴有呼气。新生儿因气体交换障碍导致循环衰竭进行复苏时，推荐按压与通气比为 3∶1。但如果是心源性原因导致的心搏骤停，抢救人员要考虑采用更高的按压与通气比例（如 15∶2）（Ⅱb 级，LOE C）。

新生儿指南撰写小组支持在实施胸外心脏按压时，将氧浓度提高到 100%（Ⅱa 级，LOE C-EO）。目前，尚无新生儿心肺复苏时关于使用氧浓度的临床研究。动物实验研究证实，心肺复苏时使用 100% 浓度的氧气并无优势。然而，当新生儿心肺复苏需行胸外心脏按压时，应尝试采用高浓度氧气进行有效通气，并努力恢复其自主循环。因此，增加补充氧气的浓度似乎是明智的选择。为减少高氧相关并发症，当心率恢复时，应尽快停止氧浓度补充（Ⅰ级，LOE C-LD）。

目前衡量新生儿心肺复苏进展成功的方法是评估心率的反应。其他方法（如呼气末二氧化碳和脉搏氧饱和度监测）也是评估自主循环恢复的有效手段。对于心搏停止或心动过缓的新生儿，推荐不常规使用单一设备（如呼气末二氧化碳或脉搏氧饱和度）监测自主循环是否恢复，因其在新生儿心肺复苏中的作用并未得到很好的证实（Ⅱb级，LOE C-LD）。

（十一）药物

新生儿在心肺复苏时很少使用药物，其出现心动过缓通常是肺膨胀不全或严重低氧血症的结果。因此，给予充分的通气是治疗的最重要步骤，即使用100%的氧气给予充分通气（通常行气管插管）及胸外心脏按压。如果心率仍然<60次/分，应给予肾上腺素或扩容，或者二者并用。

1. 肾上腺素　推荐静脉使用浓度为1∶10 000的肾上腺素0.01～0.03mg/kg，如果在建立静脉通道的过程中经气管给予肾上腺素，其合适剂量为0.05～0.1mg/kg。因缺乏气管内给予肾上腺素的数据支持，当静脉通路建立后应静脉给予肾上腺素。

2. 扩容　当已知有失血或新生儿有可疑的表现（如皮肤苍白、灌注差、脉搏微弱）及新生儿心率对其他复苏措施无明显反应时，应考虑扩容（Ⅱb级，LOE C）。扩容首选等张晶体液或血液（Ⅱb级，LOE C），剂量为10ml/kg，必要时可重复输注。早产儿行心肺复苏时，扩容不能太快，快速输注大量的液体与脑室内出血有关。

（十二）心肺复苏后管理

心肺复苏成功的新生儿在生命体征恢复正常后仍有再次恶化的风险，因此一旦建立了有效的通气和（或）循环，应维持监护或将新生儿转送到监护密切并能提供预期治疗的环境中。

（十三）纳洛酮

不推荐给呼吸抑制的新生儿在心肺复苏初始步骤时使用纳洛酮，而应该加强通气支持，以恢复其心率与呼吸。

（十四）葡萄糖

已经证实葡萄糖具有潜在调节缺血缺氧后神经功能的作用，较低的血糖水平会增加脑损伤的风险，提高血糖水平可能具有保护作用。然而，目前无法推荐具有特殊保护作用的血糖目标浓度范围。

（十五）诱导性亚低温治疗

在资源充足地区，孕龄>36周、具有中到重度缺氧-缺血性脑病的新生儿，必须在明确的方案下使用低温疗法。亚低温疗法应根据现有的明确方案进行管理，这些明确的方案基于已经使用的、公开发表的临床试验（Ⅱa级，LOE A）。在资源有限的环境中（如缺少人员、设备不足）进行低温治疗，可以考虑在明确的方案下使用低温疗法（Ⅱa级，LOE A）。

（十六）不行心肺复苏和终止心肺复苏

该部分主要涉及管理处于生存边缘或预计有高死亡率及高致残率风险的新生儿，尽管因地区和资源差异导致其在记录和实践中会出现较大的差异。对于受到严重损伤的新生儿，父母的期望在决定开始复苏和继续进行生命支持中发挥着重要作用。不进行复苏和复苏期间或复苏后停止维持生命的治疗，在伦理上是等同的。2010年指南推荐，当无心肺复苏指征或有指征但预后不明确的情况下，应该遵从父母的意愿。可在孕龄的基础上进行产前诊断，以便对新生儿尤其早产儿出生后生存和（或）残疾进行评估。对生命力低下或预计死亡率高及病残率高的新生儿，心肺复苏的决策及实施取决于当地的资源及能力。

1. 不进行心肺复苏　评价孕龄<25周早产儿的生存预后，应考虑多种因素（如准确地评估胎龄、有无绒毛膜羊膜炎及当地新生儿心肺复苏的能力）。孕龄<25周是否行心肺复苏受区域指南的影响。鉴别病死率高和预后差的新生儿，不进行心肺复苏被认为是合理的，特别是在父母同意的情况下（Ⅱb级，LOE C）。不进行心肺复苏及中断心肺复苏或停止复苏后的生命支持在伦理上是相当的，当功能存活可能性几乎没有时，临床医师应毫不犹豫地停止支持措施。以下内容是指南根据目前当地情况进行的总结：

（1）当妊娠期、出生体重或先天性异常与早期死亡相关，以及当在极少的存活者中可能有无法接受的高病死率时（如发育极不成熟：妊娠期<23周或出生体重<400g；无脑儿；染色体异常不可能存活：13三联体），没有心肺复苏指征（Ⅱb级，LOE C）。

（2）高存活率和能接受的病死率相关时，符合行心肺复苏的指征。通常包括妊娠期≥25周及最常见的先天性畸形（Ⅱb级，LOE C）。

（3）生存率小且无法确定预后、病死率相对高、预期对患儿负担高、父母希望进行复苏的患儿，应行生命支持（Ⅱb级，LOE C）。

2. 终止心肺复苏　心肺复苏10min后Apgar评分为0分，是预测晚期早产儿和足月儿死亡率及并发症的很好指标。2010年指南推荐，心肺复苏10min后新生儿的Apgar评分为0分，如果始终无法监测到心搏，停止辅助通气是合理的。尽管如此，继续或终止复苏的决定必须做到个体化。要考虑的因素包括是否做到了最佳的复苏、是否能提供高级的新生儿护理（如低温疗法）及家人的意愿（Ⅱb级，LOE C-LD）。

（十七）简报与听取汇报

目前在有条件的前提下，建议对新生儿进行心肺复苏时采用简报和听取汇报的措施。

（十八）新生儿心肺复苏教育项目的构架

1. 心肺复苏的指导者　研究发现，心肺复苏的指导者在培训医务人员时，其提供的培训相关准备内容和教师或学习者的表现之间没有联系。在有更多的研究可以阐明最佳指导训练方法前，建议对新生儿心肺复苏指导者采用及时、客观、有组织、有针对性的口头和（或）书面反馈的方式进行培训（Ⅱb级，LOE C-EO）。

2. 心肺复苏的实施者　2010年指南提出模拟培训是新生儿心肺复苏训练的标准组成部分。研究探索医务人员或医学生应多久进行一次心肺复苏培训时，结果发现不同的培训次数在住院患者的预后方面无差异（LOE C-EO）。但结果表明每6个月一次或采用更多的次数进行集中培训，培训者在心理动作（LOE B-R）、知识和自信方面（LOE C-LD）表现出一些优势。因此，建议新生儿心肺复苏的培训应比一年两次更频繁。

（郑剑桥）

参 考 文 献

黄益，唐军，史源，等，2020. 新生儿机械通气时气道内吸引操作指南. 中国当代儿科杂志，22（6）：533-542.

李杨，彭文涛，张欣，2015. 实用早产儿护理学. 北京：人民卫生出版社.

邵肖梅，叶鸿瑁，丘小汕，2019. 实用新生儿学. 第 5 版. 北京：人民卫生出版社.

Kattwinkel J, Perlman J M, Aziz K, et al, 2010. American heart association guidelines for cardiopulmonary resuscitation and emergency cardiovascular care science：Part 15：Neonatal resuscitation：2010 American heart association guidelines for cardiopulmonary resuscitation and emergency cardiovascular care. Circulation，122（18_suppl_3）：S909-S919.

第十章　早产儿视网膜病变术后护理

对早产儿而言，针对性强的优质护理可以大大降低其患早产儿视网膜病变的概率，而对于已患病并需要治疗的患儿，其护理也非常重要，由于早产儿的生理特点决定了其脆弱性，对于早产儿视网膜病变的治疗并非只局限于眼科，对于其治疗中的麻醉监护和麻醉前评估及围手术期的麻醉护理非常重要，同时对于顺利完成眼科手术和治疗的早产儿，其术后的护理同样不可马虎，本章针对严重早产儿视网膜病变的患儿进行眼科手术后的护理进行了详细阐述，包括术后各系统的护理要点和诊断处理方式，通过这部分内容降低因护理不当或认知不足造成的早产儿视网膜病变术后出现严重并发症导致重要后果的概率，避免最终导致疾病治疗的失败。只有在麻醉和护理人员与眼科医生的通力合作下，才能保障严重早产儿视网膜病变患儿可以从治疗中获益，同时保障早产儿的生命安全。

第一节　呼吸系统管理及护理

一、解剖生理特点

呼吸系统以环状软骨为界划分为上、下呼吸道。上呼吸道包括鼻、鼻旁窦、咽、咽管会厌和喉；下呼吸道由气管、支气管、毛细支气管和肺泡组成。新生儿、婴幼儿和成人在呼吸道的解剖差异是非常明显的，同时对麻醉结束后气道管理也是非常重要的。

（1）头颅、舌体较大，而颈部较短。

（2）鼻腔较狭窄，易被分泌物或黏膜水肿阻塞。

（3）喉头位于第 4 颈椎（C_4）平面，且向头侧及向前，其长轴向下向前。

（4）呼吸道最狭窄部位是环状软骨处，环状软骨是组成呼吸道唯一的环状结构。气管壁黏膜表面为假复层纤毛柱状上皮，游离层有纤毛，其下为疏松结缔组织，对这些组织的损伤可引起水肿，即使少量的水肿都可显著地减少婴儿呼吸道横截面积，其结果也就是对气流的阻力增加，从而发生喘鸣。

（5）会厌较长和坚硬，呈 U 形，与声门上方向下呈 45°角。因此会厌常下垂，妨碍声门显露。

（6）肋骨呈水平位，呼吸主要是膈肌运动。腹腔内脏器体积大，会阻碍膈肌移动，特别是胃肠膨胀时，所以这就要求我们在面罩辅助通气时一定要注意压力，避免大部分气体进入胃体，影响呼吸及造成新生儿术后并发症，如反流误吸等。

（7）新生儿的呼吸肌易于疲劳。新生儿膈肌的 10% 的肌纤维属于 I 型（慢收缩、高氧化、抗疲劳），足月儿上升至 25%，在产后 8 个月后达到最大值 55%（成人水平）。肋间

肌的 Ⅰ 型肌纤维在新生儿、足月儿和产后 8 个月组中分别占 20%、46%和 65%，产后 2 个月达到最大值。因此，早产儿的呼吸肌更容易疲劳，随着发育的成熟，这种症状也会慢慢消失。

二、呼 吸 管 理

（一）呼吸管理要点

由于早产儿生理解剖的特点、发育不良、畸形，以及眼科手术时间较短，麻醉药物未完全代谢，代谢缓慢和重复吸收等，早产儿术后极易发生呼吸问题，这就要求医务人员要加强早产儿的呼吸管理。

1. 早产儿术后未拔除人工气道的观察要点　应检查人工气道是否固定稳妥，是否通气有效，气管插管深度是否合适，气管插管（喉罩）位置是否移位，患儿胸廓是否起伏良好，口腔分泌物是否有效清理，尽量避免在患儿浅麻醉下进行口鼻腔、气管内操作和拔除人工气道管（如吸痰、气管内给药、安置口咽、鼻咽通气管等）。

2. 拔除气管插管后的观察要点　拔除气管导管后应给予面罩吸氧，观察患儿呼吸频率、节律、口唇颜色，给患儿肩下垫肩枕或取侧卧位。若患儿出现呼吸异常应给予托下颌面罩辅助给氧，如还不能缓解，应通知麻醉医生准备好口咽、鼻咽通气道，抢救药物（如氯化琥珀胆碱、丙泊酚等）及插管用物，必要时配合麻醉医生抢救。

（二）常见诊断/问题及护理措施

1. 通气不足

（1）临床表现：血氧分压与血氧饱和度下降。

（2）病因：吸入氧分压过低、肺泡通气不足、呼吸抑制、呼吸道梗阻、麻醉药物未代谢完全。

（3）处理

1）立即给予鼻导管或面罩吸氧，患儿取卧位，肩下垫肩枕，抬高床头，保持呼吸道通畅。如果是由肺不张引起的低氧血症，单纯提高吸入氧浓度和增加新鲜气体流量是不能明显改善低氧饱和度的，应用球囊手动膨肺，可使脉搏氧饱和度数值很快恢复至正常。如果该方法不能纠正低氧饱和度，则应寻找低氧饱和度的其他原因。

2）气道出现阻塞（观察到三凹征和膈肌过度运动），可以闻及由于声门部分关闭引起的吸气音异常（喘鸣音），随着气道关闭的加重逐渐出现无声，为了纠正这种恶化的情况，应当紧扣面罩，呼吸回路预充纯氧，关闭泄气阀给呼吸回路加压，维持 5～10cmH$_2$O 的压力。必要时，可使用口咽通气道、鼻咽通气道、提下颌和持续正压通气。屏气的最佳治疗方法是吸入纯氧和持续正压通气。

2. 喉痉挛

（1）临床表现：①轻度，吸气性喉鸣声调低（鸡啼样喉鸣），无明显通气障碍；②中度，吸气性喉鸣声调高、粗糙，气道部分梗阻，呼吸"三凹征"（锁骨上凹、胸骨上凹、肋间凹）；③重度，具有强烈的呼吸动作，但气道接近完全梗阻，无气体交换，发绀，意识丧失，瞳孔散大，心搏微弱甚至骤停。

（2）病因：气道内操作，浅麻醉下吸痰、放置口咽或鼻咽通气道、气管插管或拔管对咽喉部产生的刺激；由气道内血液、分泌物或呕吐、反流的胃内容物等刺激诱发导致；药物原因：刺激性挥发性麻醉药（如乙醚）及某些静脉麻醉药（如芬太尼）等。

（3）处理

1）面罩加压纯氧吸入。

2）轻提下颌可缓解轻度喉痉挛。

3）立即停止一切刺激。

4）立即请求他人协助处理。

5）加深麻醉可缓解轻、中度喉痉挛，常用的方法为静脉注射丙泊酚 $1\sim2mg/kg$、阿托品 $20\mu g/kg$ 或增加吸入麻醉药浓度。

6）暴露并清除咽喉部分泌物，保持呼吸道通畅。

7）对重度喉痉挛亦可应用琥珀胆碱 $1.0\sim2.0mg/kg$ 静脉注射或 $4.0mg/kg$ 肌内注射后行气管插管。

8）对于重度喉痉挛，紧急情况下可采用 16 号以上粗针行环甲膜穿刺给氧或行高频通气。

3. 呼吸暂停

（1）临床表现：呼吸停止时间超过 $15\sim20s$，或者呼吸停止时间未超过 15s，但伴有心动过缓（心率 <80 次/分）、发绀、苍白或明显的肌张力下降。

（2）病因：呼吸中枢发育不全、肋间肌和膈肌发育不全、气道易于塌陷、二氧化碳潴留、麻醉药物未代谢完全。

（3）处理：严密观察患儿口唇颜色、胸廓起伏情况、心率和血氧饱和度情况，一旦发生异常情况要立即处理，可以提拉患儿腹部，刺激患儿足底和下颌角以刺激患儿呼吸。如还无法呼吸，应给予面罩辅助通气，直至呼吸恢复，对于术后呼吸暂停的高危患儿，应专人看护，必须完全清醒、呼吸规律才能出监护室。若呼吸恢复差，可气管插管转入小儿 ICU 进行观察，直至呼吸恢复正常后再行拔管。

4. 反流、呕吐和误吸

（1）病因：在诱导期及苏醒期，麻醉时面罩下加压供氧常使胃充气，致胃内压增高造成反流。

（2）处理：发生呕吐或反流时应立即将患者头偏向一侧，并置于头低位，充分吸引口腔、咽喉部位的反流物，防止误吸，必要时给予止吐药物。对发生严重误吸者，应迅速行气管内插管控制呼吸道，并立即行气管内冲洗。必要时应用呼气末正压通气纠正低氧血症，避免和（或）减轻肺部损害所致的并发症。适当应用抗生素预防和治疗误吸后的肺部感染。

三、机械通气管理

早产儿全身麻醉手术中持续予以呼吸机机械通气，术后自主呼吸逐渐恢复，但需要一定的时间过渡，因此术后机械通气的管理非常重要，需要动态根据早产儿情况进行参数调整，逐步停机。

（一）早产儿机械通气的气道管理

1. 体位　保持呼吸道通畅是原则，将早产儿的暖箱床头抬高，头微后仰，不能过度后仰或前伸，翻身时保持患儿头、颈和肩在一条直线上。

2. 气道温湿化　呼吸机湿化功能开启，保持气道温湿化，避免过度湿化或湿化不足，湿化器出现报警时应及时处理。

3. 吸痰　严格掌握吸痰指征，不应定时吸痰，应评估早产儿情况，按需吸痰。如闻及痰响或可见气管导管内分泌物，血氧饱和度下降，早产儿出现烦躁、发绀等情况时，需进行吸痰。选择合适型号的吸痰管，吸痰管直径不超过气管导管直径的2/3。吸痰时动作轻柔，限制每次吸引时间为10～15s，实施负压时间不超过5s。吸引压力足月儿<100mmHg，早产儿<80mmHg。同时，注意观察分泌物的量、颜色、性状等情况。吸引时注意观察早产儿有无发绀、心率下降等，如出现上述情况，立即停止吸引，给予正压通气。

（二）对气管导管的管理

非计划性拔管与导管固定不妥、患儿烦躁或操作护理时过度牵拉导管等有关。需要做好导管的固定，胸片定位确定导管尖端位置后床旁标注气管导管插入的刻度，保持早产儿安静，每班监测导管外露长度，有异常及时调整。固定胶布有浸湿污染的情况时应立即更换。

（三）严密观察病情

1. 监测生命体征　使用监护仪或脉搏氧饱和度监测仪监测心率及血氧饱和度，根据早产儿情况和血气结果调节呼吸机参数，尽可能减少或避免低氧血症。

2. 加强病情巡视　观察患儿意识、反应等，减少对早产儿的刺激，做好发展性照顾。对机械通气耐受良好的表现为安静、无人机对抗，生命体征平稳，无发绀，经皮血氧饱和度及血气分析正常，血液灌注良好，皮肤及肢端颜色正常、温暖。

3. 观察有无机械通气并发症　观察双侧胸廓运动是否对称，双侧呼吸音是否清晰等。如果早产儿出现发绀、氧饱和度下降，同时伴有胸廓运动不对称，呼吸音听诊不清晰等现象，需要警惕气漏的发生。同时，机械通气早产儿存在呼吸机相关性肺炎风险，应严格执行消毒隔离制度，落实手卫生，各种物品严格消毒灭菌，认真执行各项无菌技术操作，抬高床头，加强口腔护理，做好呼吸机管路护理等。

4. 加强基础护理　做好皮肤护理、脐部护理、臀部护理，适时改变体位，预防压疮发生。同时，做好保暖等，维持体温正常，加强营养支持等。

四、无创气道正压通气的护理

早产儿自主呼吸逐步恢复后，根据评估将有创机械通气逐步过渡到无创气道正压通气。

（1）维持持续正压：正压通气的关键是维持持续的压力。根据早产儿鼻孔大小选择尺寸合适的鼻塞或鼻帽，固定松紧适宜。每班检查管道有无漏气，管道连接是否正确，避免打折挤压，保持气体在管道中流动的密闭性和通畅性。

（2）保持呼吸道通畅：注意气体的温湿化，及时添加无菌蒸馏水，及时清理分泌物。

（3）防止胃扩张：使用无创通气后可能会有较多的气体进入胃内，导致胃扩张。护理中需注意观察腹胀情况，需根据情况及时抽吸胃内空气减轻腹胀或放置胃管排气，必要时可保持胃管持续开放。

（4）防止鼻部压疮：根据早产儿情况定期或按需松动鼻塞或鼻帽，减少鼻部压力，观察鼻中隔区域有无损伤，避免局部黏膜受压或变形，但松动期间需要监测早产儿血氧饱和度情况，保持良好的氧合。

五、呼吸暂停管理

早产儿全身麻醉术后最严重的问题就是呼吸暂停。呼吸暂停是指呼吸运动停止超过一定时间，如呼吸停止时间>20s或虽然不到20s，但伴有心率<100次/分或出现青紫、血氧饱和度下降、肌张力降低，则称为呼吸暂停。研究表明，早产儿全身麻醉术后至少发生1次术后呼吸暂停的风险为5%～49%。

（一）术后呼吸暂停的危险因素

1. 矫正胎龄和胎龄　矫正胎龄为最重要的危险因素，胎龄次之，术后呼吸暂停与矫正胎龄呈高度负相关，与胎龄呈负相关。在出生胎龄一定的情况下，其矫正胎龄越大，发生呼吸暂停的可能性越低；出生时胎龄越大，发生术后呼吸暂停的可能性也会降低。

2. 居家呼吸暂停发作史　在家有呼吸暂停发作的患儿更易发生术后呼吸暂停，尤其是住院期间有呼吸暂停发作史、影响呼吸的神经系统紊乱、代谢紊乱或慢性肺部疾病者。

3. 肺部疾病　支气管肺发育不良、反应性气道疾病、肺动脉高压等疾病可影响全身麻醉后呼吸管理；肺部疾病相关并发症也对全身麻醉后呼吸管理产生影响，如肺功能异常、肺动脉高压、睡眠低氧血症（周期性呼吸）、神经精神疾病（如脑性瘫痪和运动障碍等）、喉气管异常等。

4. 其他危险因素　贫血、低体温、神经系统疾病或复杂的原发性疾病史等。

（二）监测时机及持续时间

全身麻醉术后早期（术后最初30min内）发生呼吸暂停是晚期（术后30min至12h）呼吸暂停发生的强力预测因子，对于此种情况应加强监护，但并不能排除早期无呼吸暂停者发生晚期呼吸暂停的可能性。若术后12h内发生了呼吸暂停则应将其转入ICU进行密切监护。

（三）监测方法

监测方法主要为持续心电监护仪监测脉搏血氧饱和度及心电图，护士执行麻醉苏醒监测，另外还包括呼吸暂停阻抗监测、肺阻抗图及肺心图等。对于矫正胎龄≥60周者，按标准的麻醉苏醒监护；矫正胎龄＜60周者，则用持续心电监护仪监测脉搏血氧饱和度及心电图，外加护士执行麻醉苏醒监测。

（四）呼吸暂停的预防

1. 尽量减少不良刺激 安置胃管、吸痰等动作可兴奋迷走神经诱发呼吸暂停。因此，在进行吸痰、鼻饲管置管等操作时应注意动作轻柔，可给予安抚等减轻疼痛刺激。

2. 体位 维持呼吸道通畅是预防呼吸道堵塞而诱发呼吸暂停的重要措施，保持患儿处于鼻吸气体位，可在患儿肩颈下方放置小毛巾以保持颈部自然伸直的状态，不要过屈或过伸。频发呼吸暂停的患儿可尝试俯卧位，俯卧位可改善氧合，促进胃排空，减少对膈肌的压迫，但需密切观察，防止窒息。

（五）护理措施

早产儿因严重视网膜病变常需在全身麻醉下行眼底手术，但因早产儿多器官功能发育尚不成熟，对麻醉手术耐受性差，风险较大，且极易出现上呼吸道梗阻及呼吸抑制等情况，全身麻醉后常需行气管插管以保障通气安全，此时的首要目标为维持氧合。

（1）自主呼吸或面罩通气终止后，应尽量缩短呼吸暂停时间并迅速完成气管插管，连接呼吸机使用较低的参数进行有创机械通气。

（2）合理氧疗。早产儿视网膜血管发育不成熟，对氧中毒非常敏感，术后应吸入空气-氧气混合气，以维持氧分压不超过 $60 \sim 90$ mmHg，SpO_2 不超过 95%。全身麻醉的新生儿，通常根据患儿的病情特点及自主呼吸情况选择合适的通气模式，常用通气模式有 SIMV、A/C、SIMV+PSV 等。

（3）一般处理。密切观察患儿呼吸、心率、血氧饱和度，将患儿置于鼻吸气体位或俯卧位，避免颈部过度屈曲或仰伸，保证呼吸道畅通，尽早发现呼吸暂停，必要时给予氧气吸入，识别并避免可能引起或加重呼吸暂停的诱因。

（4）物理刺激。托背、弹足底或气囊面罩加压呼吸等触觉刺激可非特异性地兴奋呼吸中枢，必要时给予常压吸氧或用复苏囊正压通气，协助患儿恢复有效通气。

（5）其他处理。可根据患儿病情考虑是否使用药物治疗。

第二节　循环系统管理及护理

与足月儿相比，早产儿在发生低氧血症时更可能出现重度心动过缓和心搏骤停，需维持足够的血容量并保持血红蛋白在较高水平，以发挥更好的供氧作用。早产儿手术大量输血（$100 \sim 120$ ml/kg）时，应考虑输入新鲜冷冻血浆以补充凝血因子，库存血中的枸橼酸会结合大量的离子钙，因此输血后需警惕低钙血症的发生。循环系统的管理重点为监测早产儿的循环灌注情况，以免发生严重低血压或休克等，同时也需要监测有无心力衰竭的表现。

一、解剖生理特点

循环系统是维持人体生命的重要组成部分，由于早产儿、婴幼儿、成人在循环系统的解剖生理特点上存在明显差异，因此麻醉处理存在差异和重点关注事项。

（1）胚胎发育 2～8 周为心脏形成的关键期，先天性心脏畸形的形成主要在这一时期，早产儿因发育问题更易发生。

（2）早产儿心率比足月儿更快，主要是由于新陈代谢旺盛，身体组织需要更多的血液供给，而心搏量有限，只有增加心脏的搏动次数才能满足身体生长发育的需要。同时迷走神经兴奋性较低，交感神经占优势，心脏搏动较易加速。随着年龄的增长，心率逐渐减慢。早产儿的脉搏次数极不稳定，易受多种因素影响，如进食、活动、哭闹、发热等。

（3）血压特点，由于心搏量较少，血管管径较粗，动脉血压较低。随着年龄的增长，血压逐渐增高。早产儿收缩压为 45～60mmHg，足月新生儿收缩压为 55～70mmHg，1 岁以内的婴儿收缩压为 70～100mmHg，2 岁以后可用小儿收缩压=年龄×2+80mmHg（年龄×0.27+10.67kPa）公式计算，小儿的舒张压=收缩压×2/3。1 岁以上小儿，下肢血压比上肢血压高 20～40mmHg（2.67～5.33kPa）；婴儿期，上肢血压比下肢血压略高，静脉压的高低与心搏量、血管功能、循环血量有关。上、下腔静脉血液返回右心房是否通畅也影响静脉压。

二、循环系统的监测

由于早产儿生理解剖的特点、发育不良、畸形，以及术中用药、术中牵拉眼球，刺激迷走神经等易造成术后循环问题，这就要求医务人员加强早产儿的循环管理，具体如下：

1. 血压监测　早产儿低血压指收缩压或舒张压低于同矫正胎龄 2 个标准差以下，此外早产儿收缩压<40mmHg 也视为低血压。低血压不是反映组织循环灌注不足的早期指标，当血压维持的机制失代偿后才会发生低血压，因此需要结合其他评估如毛细血管再充盈时间等进行综合判断。监测方法参见第七章。

2. 毛细血管充盈时间　指压早产儿前臂内侧皮肤，撤离压力后观察毛细血管再充盈的时间。正常情况下毛细血管再充盈时间小于 3s，若大于 3s 提示外周灌注差，是休克的早期表现。

3. 尿量　是反映周围循环和组织灌注的重要指标，应维持在1～3ml/（kg·h），使用镇静药物时可能会有尿潴留，需注意观察及处理。早产儿肾脏的酸碱平衡调节能力和浓缩能力较差，无储备 Na⁺ 的能力，常导致水分大量丢失，即使手术失血不多也要补充 40～50ml/kg 液体才能维持血容量。

新生儿血容量不足还可表现为代谢性酸中毒，首先应补充血容量，当 pH<7.2 时才考虑使用碳酸氢钠。

4. 护理
（1）建立有效静脉通道：根据早产儿情况选择通道类型，是外周留置针还是中心静脉置管，保证药物液体的有效输入。

（2）记录出入量：严格控制液体入量和速度，使用输液泵或注射泵输液，避免输入液体过多导致循环负荷过重。

（3）心率及节律评估：术后 24h 是心律失常的高峰期，心动过速见于血容量不足、疼痛、发热及烦躁等；心动过缓见于术后低体温、房室传导阻滞及周围传导系统水肿等。

（4）观察有无心力衰竭表现：保持患儿安静，监测心率、呼吸、面色、经皮血氧饱和度、肝脏大小、小便量，早期识别心力衰竭，积极配合医生处理。

（5）观察有无休克表现：当出现皮肤黏膜青紫或花斑、肢端凉、肌张力降低、心动过速及呼吸困难等则可能出现休克，需要进行扩容等干预治疗，可使用血管活性药物维持循环功能。

（6）监测血气及电解质：评估是否有低血糖、低血钙、低血钾及酸中毒等并积极纠正。

三、常见诊断/问题及护理措施

1. 心律失常

（1）临床表现：心律失常是由于心率过快、过慢或房室收缩不协调等引起，对血流动力学影响的程度视心脏是否正常及心脏代偿功能如何而定，表现为心悸、乏力、头晕，严重者可发生晕厥、休克、心力衰竭，早产儿可突然出现呕吐、嗜睡、心搏骤停等。

（2）病因：如手术刺激、麻醉药物未完全代谢、麻醉操作（拔管、气道内给药、吸痰及放置口、鼻咽通气道等）、低氧血症、感染、疼痛、躁动、电解质紊乱、循环系统发育未完全、先天性畸形等。

（3）处理

1）严密监测患儿心率、节律及生命体征的变化，床旁备好抢救药物及器械，控制合适的麻醉深度，避免麻醉过深引发心肌抑制导致的心率减慢，以及麻醉过浅引起的心率增快。

2）避免刺激迷走神经的操作，吸痰及拔管时动作要轻柔、快速，时间不宜过长，避免反复刺激患儿，在拔管及吸痰时要严密观察患儿生命体征变化，如有异常情况，应立即停止操作，严禁浅麻醉下拔管和吸痰，以及放置口、鼻咽通气管。

3）对于有感染的患儿，在生命体征平稳的状态下，可从下至上轻拍患儿背部以帮助患儿排痰，并适当应用抗生素。

4）对于疼痛、躁动的患儿，可适当给予镇静、镇痛药物，避免患儿发生心律失常，但要严密观察患儿呼吸情况及药物副作用，对症处理。

5）由于全身麻醉需要禁饮禁食，加上手术麻醉刺激及早产患儿自身发育不完全并可伴有畸形，极易发生电解质紊乱诱发心律失常，所以要密切监测患儿电解质情况，对症处理，避免因电解质紊乱诱发心律失常。

6）对于循环系统发育未完全、先天性畸形的患儿应有专人护理，密切监测患儿生命体征，如有异常应立即通知麻醉二线医生，积极参与配合抢救，待生命体征平稳达到出室标准后由麻醉医生和护士共同送回病房交接。

7）保持呼吸道通畅，吸氧，预防低氧血症，根据医嘱用药，如抗心律失常药物，纠正水电解质紊乱，维持循环功能的稳定，必要时除颤。

2. 低血压

（1）临床表现：早产儿低血压在临床上还没有特定的标准，轻度低血压表现为血压低、反应差、哭声弱、疲劳、脸色苍白等，严重低血压表现为血压测不出、动脉搏动细弱、四肢湿冷、颜色苍白、心率减慢、血氧饱和度下降、共济失调、昏迷晕厥甚至休克。

（2）病因：早产儿心血管系统发育不全或畸形，代偿功能差，麻醉药物对循环系统的抑制作用，血容量不足，迷走神经反射，低血糖等。

（3）处理

1）密切观察患儿生命体征的变化、心电图监测及血压监测，专人看护，发现问题及时通知麻醉二线医生处理，遵医嘱用药，如麻黄碱、阿托品、间羟胺等，避免低血压进一步恶化。

2）调节合适的麻醉深度，避免由于麻醉药物发生外周血管扩张、心肌抑制，从而导致低血压（如氟烷、异氟烷、丙泊酚等）。

3）对于血容量不足的患儿，应观察引流量及尿量、血气分析，怀疑有术后出血者立即通知手术医生，可适当补液，加快输液速度，但要严密监测，避免早产儿因液体过多而发生肺水肿、心包积液等。

4）对于伴有缺氧者，增加氧气浓度，辨别是否呼吸通气不足，及时处理；对于体温过低者，可采用调节空调温度、用温毯、输液加温等措施。心电图监测（特别注意 ST-T 变化）时，对于无大出血现象、胸闷痛、呼吸困难者，请心内科医师会诊。

5）尽量避免刺激迷走神经，防止迷走神经反射引起的低血压。

6）监测患儿的血糖，如有低血糖应及时处理，遵医嘱给药（葡萄糖等）。

3. 急性肺水肿

（1）临床表现：清醒患儿常有呼吸困难、呼吸增快、潮气量减少、发绀及听诊有喘鸣或小水泡音、咳粉红色泡沫痰等表现，全身麻醉患儿用肌松药常可掩盖呼吸系统症状，表现为麻醉机在辅助呼吸时突然感到阻力增加或机械通气时气道压突然增加到 40cmH$_2$O 以上，SpO$_2$ 下降，达 90%以下，麻醉期间呼吸道涌出粉红色泡沫痰，双肺湿啰音。

（2）病因：如心脏疾病、体液超负荷、心律失常、心肌缺血、感染、误吸、输血输液反应、过敏反应等。

（3）治疗原则：维持气道通畅，充分供氧和行机械通气治疗，纠正低氧血症、降低肺血管静水压，提高血浆胶体渗透压，改善肺毛细血管通透性。保持患儿镇静，预防和控制感染。应该采取坐位，双腿下垂。

（4）处理

1）体位：取坐位或半卧位，两腿下垂，以减少体静脉回流。

2）氧气：面罩高流量 6～8L/min、50%酒精湿化吸氧，必要时气管插管，保持呼吸道通畅，避免反流误吸。

3）镇静剂：皮下或肌内注射吗啡或哌替啶，对于昏迷、休克、严重肺部疾病患者禁用。

4）利尿剂：静脉注射快速利尿剂，减少回心血量。

5）强心剂：缓慢静脉注射毛花苷 C，严密监测患儿心律的变化，避免发生心律失常。

6）血管扩张剂：降低前后负荷，严密监测患儿血压变化，避免发生低血压。

7）氨茶碱：解除支气管痉挛，稀释后缓慢静脉注射。

8）糖皮质激素：如地塞米松，减少毛细血管通透性，降低周围血管阻力。

9）密切观察神志、面色、心率、心律、呼吸、血压、尿量、滴速、用药反应等。

10）使用输液泵、微量泵控制液体总量及输注速度，严密观察患儿输液反应、过敏反应。

4. 心搏骤停

（1）临床表现：突然神志丧失、呼吸停止或仅有不正常的呼吸（濒死喘息），对大声呼喊等毫无反应，触摸大动脉（如颈动脉、股动脉）搏动消失。心音、脉搏消失，血压测不到。皮肤黏膜突然苍白或灰暗，呈死样面孔，瞳孔散大。

（2）病因：心血管疾病、缺氧、窒息、气道梗阻、心律失常、二氧化碳潴留、低温、严重过敏、电解质紊乱等。

（3）处理

1）测患儿生命体征，发现患儿心搏骤停时应立即呼救，配合麻醉二线医生积极抢救，准备抢救、插管用物及除颤仪。

2）立即建立患儿循环，给予胸外心脏按压，解开患儿衣物，双手在乳腺水平以下环绕胸廓，两个大拇指按压，下压深度为 1/3～1/2，约 4cm，按压频率至少为 120 次/分，按压过程中应尽量减少按压中断，尽可能将中断控制在 10s 以内，按压和松弛时间为 1:1。在此过程中要注意保暖，升高室温，避免患儿低体温、冻伤，按压时不要用力过度，以免造成胸骨骨折。

3）开放气道，舌根后坠和异物阻塞是造成气道阻塞的常见原因。开放气道应先去除气道和口腔内异物。动作要轻柔、快速，时间不宜过长。

4）建立呼吸，打开口腔，将与患儿匹配的面罩放于患儿面部，紧贴皮肤，保障密闭性，双手放于患儿下颌角处，向前向上托起患儿下颌角，使患儿牙齿呈"地包天"状，给患儿通气，通气时要注意压力不宜过高，潮气量不宜过大，以免将过多的气体挤入患儿胃部，造成胃胀气，影响通气，按压与通气的比例为 3:1，必要时配合麻醉医生进行气管插管或使用喉罩。

5）5 个循环的心肺复苏后患儿呼吸、心率仍未恢复，遵医嘱给予除颤（双向波非同步电除颤），初始除颤能量可为 2～4J/kg，后续除颤能量可超过 4～10J/kg，除颤板应选用儿童除颤板，除颤完成后应再接 5 个循环的心肺复苏，直至患儿呼吸、心搏恢复。

6）给予药物（肾上腺素、阿托品、去甲肾上腺素等），并做好记录，呼吸、心搏恢复后要进行下一步高级生命支持。

第三节　体温管理及护理

早产儿具有体温调节功能差、体表面积相对较大、皮下脂肪薄、血管丰富易散热及基础代谢率高、能量储备不足等特点，新生儿不同于年长儿，产热全靠棕色脂肪氧化，而早产儿棕色脂肪只占 1%，极易发生低体温。另外，全身麻醉时可减少低温状态下寒战的发生。而体温降低亦会引起麻醉药物代谢减慢，从而延长麻醉药物的作用时间，导致麻醉苏醒时间延长、苏醒期呼吸抑制及舌后坠等并发症发生率增加。若围手术期保温措施不当，极易出现新生儿肺动脉高压、重要脏器灌注不足、低血糖、缺氧、凝血功能异常及代谢性酸中毒等并发症。

一、体 温 监 测

（一）测量体温的部位

1. 腋下　早产儿由于皮下脂肪少，体温计与腋下皮肤接触欠佳，且不易固定，腋下温度测量也存在诸多不足，故腋下温度不作为日常体温监测。

2. 腹部　腹部表面积相对较大，暖箱中患儿腹部裸露，会导致体温测量不准确，腹部体温测量主要适用于使用腹部温度传感器时，且粘贴部位应选择在脐部周围及尿不湿遮盖部位。

3. 肩胛　因早产儿肩胛间的血管较丰富，有棕色脂肪分布，且不易滑脱，不必更换体位，减少开启暖箱门时间，且该处测温简单、方便、安全，因此肩胛间区体温测量对早产儿而言尤其适合。

4. 肛门（直肠内）　因直肠温度接近机体中心温度，可准确反映机体体温，但测量肛门温度可引起排便反射及直肠损伤，早产儿更易发生，同时肛门温度测量增加了护士的工作难度，故该部位的测量方法不适用于早产儿进行日常体温监测。

5. 背部　背部测量法与腋下测量法一样能较准确地获得早生儿的真实体温，测温时间为 5min，故测量早产儿背部体温可以作为监测早产儿体温的新方法。

6. 颈部　测量部位暴露于体表，不会损伤新生儿，具有测量方便、安全、准确度高等优点，值得在产科和新生儿病房推广。

7. 腘窝　早产儿由于皮下脂肪少与腘窝处皮肤接触欠佳，也很难固定体温计，可导致腘窝体温值偏低。

（二）体温监测方法

目前，早产儿体温测量工具有水银体温计、耳道式体温计、红外线体温测量仪和腹部温度传感器。由于传统水银温度计安全性差，读数易受诸多因素影响，临床应用中存在很大缺陷，而红外线温度仪的实测温度与传统水银体温计所测体温存在差异，需要校正或进一步研制改进，故不推荐应用于早产儿。耳道式体温计测量快速且结果较准确，适用于早产儿的体温测定。此外，远红外线辐射后暖箱自带的腹部温度传感器具有持续监测、减少对早产儿的打扰等优点，也是目前较为推荐的早产儿体温测量方法。

1. 肛门温度测量法　先用液状石蜡润滑已消毒的肛门体温计水银端，然后将肛门体温计轻轻插入肛门 2～3cm，3min 后读数。

2. 颈部温度测量法　用纸巾拭净颈部胎脂及体温计水银端水迹，将体温计水银端斜放于颈部颈总动脉搏动处，紧贴皮肤，早产儿的头稍偏向放体温计侧，夹紧体温计，

5min 后读数。

二、体温管理

（一）体温异常

1. 体温降低的原因

（1）麻醉及药物作用：全身麻醉可明显抑制体温调节功能，降低代谢率，肌松药降低肌肉张力和抑制寒战反应。区域阻断麻醉可松弛肌肉、扩张血管、阻断末梢温度感受器，使患儿体温不断下降。机械呼吸时吸入气体的温度、湿度未予适当调整也可使患儿体温下降。

（2）环境温度低：手术室室温不高，加之患儿皮肤消毒时，体表皮肤大面积暴露和消毒液的作用，导致皮肤表面水分蒸发加快，增加散热，由于产热减少和散热增加的共同作用，患儿体温降低。

（3）低温液体的作用：手术过程中患儿输入与手术间温度等温的液体，起到了"冷稀释"的作用，或者用低温液体冲洗腹腔，术野所用湿敷料温度太低，也是造成术中体温降低的原因。

（4）手术部位、术式及时间：腹腔手术时，体腔暴露时间长，手术创面大，中心温度与周围环境温度梯度较大，热量丢失较多，体温下降明显。腹腔镜手术虽然手术创面小，但由于手术中气腹所用二氧化碳在放出前是冷冻液化的，它的温度低，能使机体迅速降温。手术时间越长，对体温的影响越大，也使体温容易下降。

2. 体温升高多与医源性有关

（1）二氧化碳蓄积：是由于有效的肺泡通气不足，机体代谢产物二氧化碳不能顺利排出而潴留于体内所致。常伴有缺氧。临床表现为脉速，血压升高（严重者血压降低），血管扩张致皮肤潮红，肌张力增强，脑血流量增加致脑压升高。麻醉过程中任何原因引起的通气不足时便可导致二氧化碳的潴留，因此在麻醉期间要做好患儿的呼吸管理工作。一旦发生后，其处理首先是改善肺泡通气，给予有效的人工通气（辅助呼吸），加大潮气量，促使体内潴留的二氧化碳排出和改善缺氧。

（2）过度保温和升温：保温毯使用方法不正确，温度调节过大，手术室室温调节不当，温度保持在 32～34℃。

（二）体温管理方法

1. 手术室保暖　早产儿出生后热量可通过辐射、蒸发、对流等散失，因此手术室保暖显得尤为重要。将手术室温度保持在 32～34℃，相对湿度 55%～65% 为宜。早产儿的体重越轻，保温效果越差，需要的护理越精细。

2. 保温毯和加温输液设备使用

（1）保温毯的使用：目前临床大多使用的保温毯是充气式保温，一般将保温毯打开放置于手术床上，将保温充气机和保温毯连接，并调节温度设置为 43℃，麻醉开始前 10min 开始充气。若体温高于 38℃，降低一档保温毯的温度，避免体温高于 38.5℃。术中根据体温监测情况调节温度的设置，体温控制在 37～38℃。

（2）加温输液的使用：加温输液器将液体加温至 35～37℃后输入，减少血液与输入液体温差，避免冰冷的药液流入人体产生不良刺激，并有效地促进早产儿对营养的吸收，加快药物代谢的速度，缩短早产儿复温时间，消除低温输液给患儿带来的多种并发症，降低感染率，缩短住院时间，对早产儿机体的早日康复作用显著，对提高早产儿生命质量具有重要意义。

（3）转运过程中的保暖：将早产儿从手术间转运至病房时需使用封闭式的转运暖箱，尽量提高转运速度，减少热量流失。使用转运温箱时无论路途远近均需使用，并进行提前预热，使暖箱温度保持在 34℃左右。将早产儿放置在温箱后根据出生体重不同，对温箱温度进行设置。在运送过程中用保温垫及保鲜膜将暖箱包裹，长途运输需使用双层转运暖箱，减少转运过程中热量散失。

3. 术后体温管理　暖箱温度设置：早产儿因产热少、散热多，体温调节功能不完善，加上手术影响，常需要暖箱等设备提供较稳定的环境适中温度，下列表格为不同出生体重或胎龄、日龄早产儿暖箱温度参考值（表 10-3-1，表 10-3-2）。

表 10-3-1　不同出生体重早产儿暖箱温度（适中温度）参考值

出生体重（g）	温度（℃）			
	35	34	33	32
1000	出生后 10d 内	10d 以后	3 周以后	5 周以后
1500	–	出生后 10d 内	10d 以后	4 周以后
2000	–	出生后 2d 内	2d 以后	3 周以后
>2500	–	–	出生后 2d 内	2 周以后

表 10-3-2　不同胎龄、日龄早产儿暖箱温度（适中温度）参考值

年龄段	公式
<1 周	36.6 –（0.34×出生时胎龄*）–（0.28×日龄）
>1 周	36 –[1.4×体重（kg）]–（0.03×日龄）

*Sauer 等研究提出的参考换算公式以周为单位，胎龄 30 周为 0，小于 30 周者为负数（如 27 周为 –3），大于 30 周者为正数（如 33 周为+3）。

举例来说，如果一例出生后 25d，胎龄 32 周，体重 1800g 的早产儿，暖箱温度可以设置为 32℃，而利用胎龄日龄公式计算，则根据第二个表格，选择>1 周，即 36–（1.4×1.8）–（0.03×25）=32.73℃。两种计算方式可能会有一定的差异。即值得注意的是，这两个表格中关于适中温度的建议参考是作为暖箱初调的参数范围，因每个早产儿的情况不一样，因此将早产儿置于此环境温度下后，需要监测其体温及反应等，根据情况个性化调整，以达到最佳的适中温度。

4. 暖箱使用期间的管理

（1）暖箱的选择与放置：暖箱温度受环境温度的影响，尤其是单层箱壁的暖箱，因此应尽量选择具有双层箱壁的暖箱以减少辐射热的损失。室温 24～26℃，湿度 55%～65%。

暖箱应避免放置在阳光直射、有对流风或取暖设备附近，以免影响箱内温度的控制。

（2）早产儿体温监测：使用暖箱的皮肤温度传感器固定在上腹部，可以持续监测早产儿的体温，但仍需要辅助其他体温监测方式如体温计等进行监测，以评估有无低体温或发热的发生。前面提到的暖箱温度为初调参考值，根据早产儿的体温等调整暖箱温度，以达到最佳的适中温度。在患儿体温未升至正常以前，应每小时测体温1次。正常后每4～6h测体温1次。

（3）做好早产儿的发展性照顾，根据病情选择合适的体位，提供"鸟巢"护理，并根据临床需要调节床位倾斜度，在暖箱外铺上遮光布，减少强光线对患儿的刺激，在暖箱附近避免大声说话，开关箱门动作轻柔，减少噪声刺激。

（4）一切护理操作应尽量在箱内集中进行，如喂奶、换尿布、皮肤护理等操作可从边门或袖孔伸入进行，操作完毕及时关门，避免频繁打开箱门，以免箱内温度波动。部分暖箱具有"风帘"功能，打开箱门时可以开启该功能，以减少热量散失引起温度波动。

（5）使用中随时观察暖箱的使用效果，做好交接班，暖箱具有报警功能，发现故障及时终止使用，但仍可能出现未报警的故障，因此对运行中的暖箱需要监测运行状态，必要时使用外置监测装置进行监测。

（6）暖箱使用中为一个相对密闭的系统，打开箱门时需注意保护患儿，防止坠地。

（7）大部分暖箱的内置操作垫具有外拉功能，便于工作人员操作，在回退及关闭箱门时注意患儿肢体、输液管路、引流管路等，防止压伤患儿或夹闭管路。

三、低体温的处理

世界卫生组织定义人体正常核心温度为36.5～37.5℃，36.0～36.4℃为轻度低体温，32.0～35.9℃为中度低体温，<32℃为重度低体温。低体温可以引起早产儿出现硬肿及多器官功能损害，临床表现为内环境紊乱、呼吸暂停、肺出血、弥散性血管内凝血、休克等。因此，应做好保暖措施，防止出现低体温。当监测体温发现有低体温情况时，需要进行复温治疗，复温时循序渐进，避免复温过快使外周血管迅速扩张，回心血量下降，加重休克及低血压等。

复温策略根据早产儿低体温的分度而制定，复温过程中密切监测其生命体征及各系统情况，目前普遍认为复温速度为每小时提高1℃比较适宜。临床多采用暖箱或辐射台加热复温，现使用亚低温治疗仪等专用设备情况也较多见。

对于轻度至中度低体温的早产儿，可以将其放置于预热的暖箱（30℃）复温，逐步提高暖箱温度，使早产儿体温在6～12h恢复正常。对于重度低体温的早产儿，可以将其置于预热温度比实际体温高1～2℃（不超过34℃）的暖箱开始复温，每小时升高暖箱温度1℃，经过12～24h，使其体温恢复正常。

四、发热的护理

（一）保暖过度和感染性发热鉴别

由于早产儿体温受环境温度影响较大，在监测体温发现发热时，需要分析引起体温升高的原因，是环境温度过高的结果还是感染等原因。首先，共同点都是体温监测过高，可以从视诊判断皮肤颜色、精神状况，触诊四肢温度，查体反应情况，通过检测腹温–足温差及实验室检查来综合判断（表 10-3-3）。

表 10-3-3 保暖过度和感染性发热的区别

项目	保暖过度	感染性发热
皮肤	红润，大一点的新生儿可以见到晶形粟粒疹，像露珠状的薄壁小水疱	苍白、青灰等颜色改变
精神情况	正常，姿势伸展	精神萎靡
四肢温度	温暖	较凉
反应情况	健康无特殊	一般状态欠佳（如吃奶时吸吮力不足，肌肉张力降低等）
腹温、足温差	腹壁皮肤温度低于足部皮肤温度，<2℃	腹壁皮肤温度低于足部皮肤温度，>3℃
实验室检查	正常	有异常，如白细胞计数、C反应蛋白、降钙素原升高等

通过综合分析后，如果是保暖过度引起的发热，需要降低环境温度，减少衣物被盖，同时监测体温是否恢复正常。在表格中分析的是保暖过度与感染性发热，需要提醒，发热不仅仅只有这两种，不是非 A 即 B 的关系，如神经系统的严重疾病可能导致中枢性发热，患儿可能没有感染征象。若不属于保暖过度的发热，则需要积极寻找发热的原因，进行针对性处理。

（二）物理降温

物理降温的方式包括降低环境温度、减少衣物、温水擦浴，即增加早产儿的散热。温水擦浴的部位为血流丰富的部位，常用的包括前额、腋下、腹股沟，需要注意避开心前区（避免导致心率减慢、心房颤动等）、避开腹部（避免刺激肠蠕动，导致胃肠功能紊乱等）。对于稍大的婴儿可以选择低于皮肤温度 2℃左右的温水进行擦拭，而对于小胎龄或早期新生儿，主要使用温水擦浴，通过大量的水分蒸发散热，对于水温低于皮肤温度的要求因情况而定。经过处理后需要密切监测体温的变化，必要时可以使用退热的药物。同时注意观察皮肤弹性、尿液情况、有无惊厥等情况。

第四节 血糖管理

糖代谢紊乱是早产儿的常见情况，包括低血糖和高血糖。大部分早产儿临床症状不明显，不易识别，但严重持久的低血糖可引发新生儿全身急性反应与神经系统障碍，造成细胞代谢紊乱，神经细胞水肿或坏死，发生新生儿低血糖永久性脑损伤。血糖显著增高或持续时间过长者可引起渗透性利尿，严重者可引发颅内出血，高血糖持续时间越长，对脑组织损伤越重。因此，做好血糖的监测和管理对于早产儿非常重要。早产儿由于肝糖原储备不足，手术中可能发生低血糖<2.2mmol/L（<40mg/dl），但因应激状态下体内的皮质醇水

平明显增加，可导致应激性高血糖如血糖＞8.3mmol/L（＞150mg/dl）的发生，从而导致血浆渗透压升高而增加脑室内出血的机会，需严密监测血糖变化。

一、解剖生理结构

葡萄糖是早产儿大脑代谢基本主要的能量来源，早产儿血糖调节机制不成熟，容易出现糖代谢紊乱。严重的糖代谢紊乱会对早产儿造成极大的伤害，特别是易造成大脑永久性的损害。积极监测早产儿血糖水平变化，及时纠正血糖紊乱对减少或避免后遗症的发生有重要意义。

糖代谢紊乱包括低血糖症和高血糖症，在早产儿中极为常见。

二、诊断标准及监测方法

目前广泛采用的临床诊断标准是：无论胎龄和日龄，低于 2.2mmol/L 即诊断为低血糖症，低于 2.6mmol/L 为临床需要处理的界限值。全血葡萄糖浓度＞7.0mmol/L 诊断为高血糖，轻中度高血糖指血糖＞7.0mmol/L 且＜16.8mmol/L，重度高血糖指血糖≥16.8mmol/L。

可采取静脉血做实验室生化检查，也可以使用微量纸片法进行床旁血糖检测。为确保血糖值的准确度，所有检测仪器都需要根据厂家说明书的要求进行维护与数据校正，定期进行质量控制，且应对医护人员进行充分培训，避免在血样采集及测量中出现误差，从而导致产生不准确的结果影响临床干预措施。

1. 检测频率　血糖不稳定的患儿一般每 1～2h 检测 1 次血糖，严重低血糖、静脉滴注或泵注葡萄糖起始时可每 30min 至 1h 检测 1 次血糖，血糖达到正常范围后改为 2～4h 检测 1 次，直至血糖稳定 48～72h 后根据新生儿情况减缓频率或停止。

2. 检测血糖要点

（1）用 75%乙醇擦拭采血部位，待干后进行皮肤穿刺。

（2）采血部位通常采用指尖、足跟两侧等末梢毛细血管全血。

（3）皮肤穿刺后，弃去第一滴血，将第二滴血置于试纸的指定区域。

（4）严格按照仪器制造商提供的操作说明书要求和操作规程进行检测。

（5）注意影响血糖检测的因素：由于末梢毛细血管是动静脉交汇之处，既有静脉血成分，也有动脉血成分，因此其血样中葡萄糖含量和氧含量与静脉血样是不同的。血糖仪采用血样大多为全血，因此血细胞比容影响较大，随着血细胞比容的增加，全血葡萄糖检测值会逐步降低。

三、临床表现

无症状性低血糖较症状性低血糖多 10～20 倍，多出现在出生后数小时至 1 周内，或伴发于其他疾病过程而被掩盖。主要表现为反应差、嗜睡及抖动、易激惹、呼吸不规则或呼吸暂停、拒奶、面色苍白、低体温、哭声尖且音调高、反应低下，甚至惊厥或昏迷等。

轻度高血糖可无临床症状，持续的高血糖可导致渗透性利尿，临床表现为多尿、脱水继而体重下降、惊厥等，早产儿因颅内血管壁发育差，高渗血症时颅内血管扩张，易发生颅内出血。

四、常见诊断/问题及护理措施

（一）低血糖

1. 临床表现　低血糖指全血血糖＜2.2mmol/L（40mg/dl）。表现为反应差或烦躁、喂养困难、哭声异常、肌张力低、激惹、惊厥、呼吸暂停等。经补充葡萄糖后症状消失、血糖恢复正常。如反复发作需考虑糖原贮积症、先天性垂体功能不全和胰高血糖素缺乏症。

2. 病因

（1）葡萄糖摄入减少及需要量增加：胎儿在宫内只能利用胎盘从母体获取葡萄糖，分娩过程中母体耗能增加，血中葡萄糖减少，使早产儿获取不足；出生后母乳不足、喂养困难。早产儿摄取量少，代谢需要的能量较高，耗糖量增大，导致血糖水平低下。①葡萄糖产生过少：主要与肝糖原、脂肪、蛋白质储存不足和糖原异生功能低下有关。因早产儿肝糖原储存量不足，且糖原合成酶系统活性低，糖原形成障碍、分解功能差，皮下脂肪及游离脂肪少，供能减少，不能满足代谢所需能量；早产儿发生感染时糖异生缺陷导致肝糖原减少，细菌内毒素亦可导致糖利用增加，严重感染时，棕色脂肪耗竭，血糖来源中断，导致血糖低下。②败血症、寒冷损伤、先天性心脏病：主要由于能量摄入不足，代谢率高，而糖的需要量增加，糖原异生所致。③先天性内分泌和代谢缺陷病常出现持续顽固的低血糖。

（2）葡萄糖消耗增加：多见于糖尿病母亲的婴儿、RH 溶血病、Beckwith 综合征、窒息缺氧及婴儿胰岛细胞增生症等，均由高胰岛素血症所致。

3. 处理

（1）监测血糖水平，及时处理：早产儿低血糖多发生于出生后 12h 内，因此血糖应在早产儿入院后立即监测，虽然低血糖的诊断标准为 2.2mmol/L，但临床处理的界限值为 2.6mmol/L。

对于无症状性低血糖或血糖＞2.6mmol/L 者给予 10%葡萄糖溶液静脉滴注，维持量为 6～8mg/（kg·min），每小时监测血糖 1 次，根据结果调节速度。血糖正常改为每 4h 检测 1 次，24h 后根据患儿病情调整静脉维持葡萄糖溶液的浓度及用量。

对于有症状性低血糖或血糖＜2.6mmol/L 者先给予 10%葡萄糖溶液静脉注射 2～4ml/kg，速度为 1ml/min，然后给予 10%葡萄糖溶液 8～10mg/（kg·min）持续泵入。每半小时进行血糖检测 1 次，直至血糖恢复正常 2h 后改为每 2h 检测 1 次，血糖维持正常 24h 后改为每 4h 检测 1 次，同时逐渐减慢葡萄糖泵入速度，待血糖维持稳定 48～72h 后停用葡萄糖溶液。输液速度严格控制，24h 匀速注入液体。输注时注意密切观察输液部位，防止渗出。

除必要时的静脉采血测血糖外，检测血糖均通过患儿足跟及指（趾）末梢采血，微量法监测血糖，在采血时应严格无菌操作，采血后用无菌棉棒压迫止血，防止采血部位发生血肿及感染等。在足跟采血时注重疼痛管理，使用安抚奶嘴缓解穿刺导致的疼痛。

（2）密切观察病情

1）观察面色、神态、哭声、呼吸、肌张力及抽搐情况，发现异常及时报告并给予处理。

2）监测心率、呼吸、血氧饱和度，如发现呼吸暂停者及时处理。

（二）高血糖

1. 临床表现　高血糖指全血血糖＞7.0mmol/L（125mg/dl）或血浆糖大于 8.12～8.40mmol/L（145～150mg/dl）。轻者可无症状，血糖显著升高者表现为口渴、烦躁、糖尿、多尿、体重下降、惊厥等症状。早产儿因颅内血管壁发育较差，出现严重高血糖（＞33mmol/L）时，颅内血管扩张，除引起脑细胞脱水外，还可能发生颅内出血。

2. 病因

（1）医源性高血糖：其发生率高，由输注葡萄糖浓度过高、速率过快或机体不能耐受所致。

（2）用药影响：治疗呼吸暂停使用氨茶碱时激活了肝糖原分解，抑制糖原合成。

（3）疾病影响：在窒息、感染、寒冷等应激状态下，肾上腺能受体兴奋，儿茶酚胺释放增加及胰岛素反应差均可导致高血糖症。

（4）真性糖尿病：早产儿少见。

3. 处理

（1）维持血糖稳定，严格控制输注葡萄糖溶液的量和速度。对分娩前短期内和早产儿复苏时用过葡萄糖溶液者，先查血糖，然后决定输注葡萄糖速度；在早产儿窒息复苏及低温复苏时，应慎用25%高渗葡萄糖溶液静脉注射，稀释药物用5%的葡萄糖溶液；对于早产儿尤其有中枢神经系统损害时，输注葡萄糖速度勿大于5～6mg/（kg·min）；对消化道外营养的早产儿补充热量时不能单靠提高葡萄糖溶液浓度，而应注意补充氨基酸及脂类以达到全静脉营养的目的。

（2）严密观察病情，注意患者有无口渴、烦躁、尿量增多、体重下降等变化。遵医嘱治疗原发病，补充水、电解质溶液，以纠正电解质紊乱。

（3）加强臀部护理，勤换尿布，保持会阴部清洁干燥，必要时可涂 20%鞣酸软膏以保护臀部皮肤。如皮肤有破损，应给予相应处理。

五、异常血糖处理

（一）血糖＜2.6mmol/L

使用 10%葡萄糖溶液 2ml/kg，以 1ml/min 速度静脉注射，之后以 6～8mg/（kg·min）静脉输注维持，并于 30min 后复测血糖，其后每小时复测 1 次直至稳定后延长监测间隔时间。对于静脉输注葡萄糖后血糖值仍＜2.6mmol/L者，可在 24h 内逐步提高输注葡萄糖速度，推荐每次提高 2mg/（kg·min），直至 10～12mg/（kg·min），同时进行血糖检测并保持喂养，最终依据血糖检测结果逐渐减少输液量，直至停止静脉输注后血糖仍保持稳定。

（二）高血糖

轻中度高血糖可降低输液速度或暂停输液 30min 至 1h 后再次进行血糖检测。若血糖恢复正常，可继续输液，并严密监测血糖变化；若血糖未降，可考虑调整输注葡萄糖溶液的速度及浓度。重症高血糖可使用胰岛素。

（三）注意事项

（1）根据医嘱正确配制液体，保证葡萄糖剂量及浓度准确。

（2）避免医源性高血糖发生：在输注葡萄糖溶液纠正低血糖的同时，应用输液泵控制葡萄糖溶液输注速度。

（3）密切监测血糖的变化，以便及时调整治疗方案。

（4）在输注葡萄糖溶液过程中注意查看输液部位，注意有无渗漏及静脉炎的发生。

（5）外周静脉输注葡萄糖溶液的最大浓度为 12.5%，当大于此浓度时，需通过中心静脉通道输入。

（四）血糖仪质控

（1）建立血糖仪检测质量保证体系，包括完善的室内质控和室间质评体系。

（2）每台血糖仪均应当有质控记录，应每天进行室内质控，包括测试日期、时间、试纸条批号及有效期、测试液有效期及质控结果。管理人员应当定期检查质控记录。

（3）每天血糖检测前都应当对每台仪器先进行质控品的检测。当更换新批号试纸条、血糖仪更换电池、仪器及试纸条可能未处于最佳状态时，应当重新进行追加质控品的检测。

（4）应定期进行血糖检测的室间质量评估。

（蔡　莉　崔　莹　胡艳玲　孙小惠）

参 考 文 献

黄益，唐军，史源，等，2020. 新生儿机械通气时气道内吸引操作指南. 中国当代儿科杂志，22（6）：533-542.

李杨，彭文涛，张欣，2015. 实用早产儿护理学. 北京：人民卫生出版社.

邵肖梅，叶鸿瑁，丘小汕，2019. 实用新生儿学. 第 5 版. 北京：人民卫生出版社.